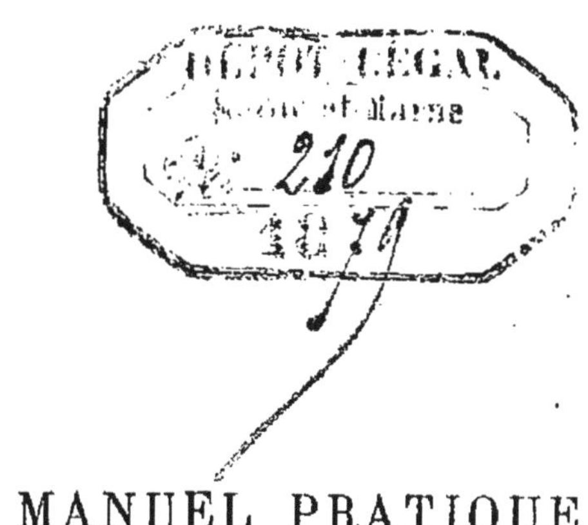

MANUEL PRATIQUE

DE

MÉDECINE THERMALE

COULOMMIERS. — TYPOGRAPHIE PAUL BRODARD.

H. CANDELLÉ

MANUEL PRATIQUE

DE

MÉDECINE THERMALE

MANUEL PRATIQUE

DE

MÉDECINE THERMALE

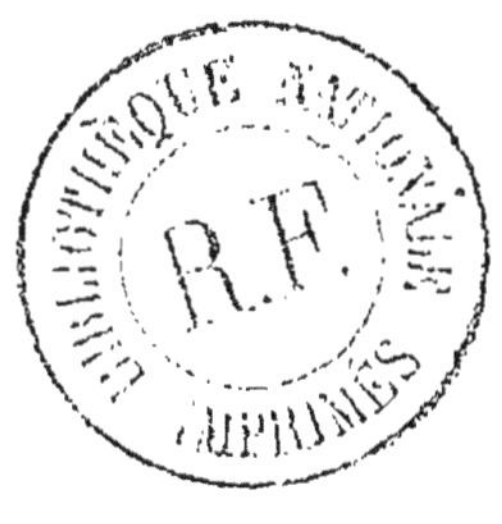

PAR

Le Dr Henri CANDELLÉ

Ancien interne des hôpitaux de Paris,
Membre de la Société d'hydrologie médicale.

PARIS

OCTAVE DOIN, ÉDITEUR

8, PLACE DE L'ODÉON, 8

1879

MANUEL PRATIQUE

DE

MÉDECINE THERMALE

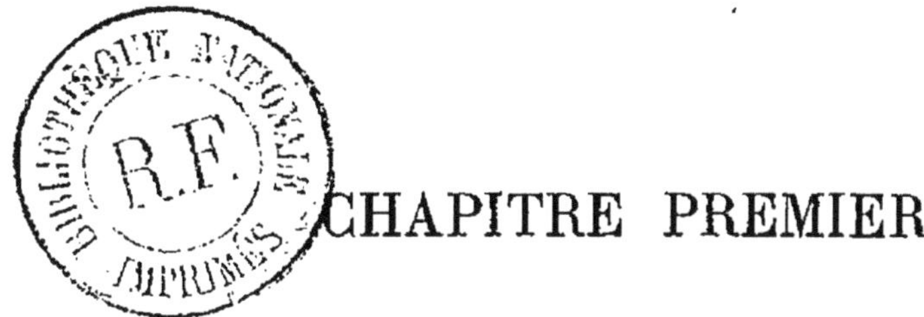

CHAPITRE PREMIER

DE LA MÉDECINE THERMALE ET DES MOYENS QU'ELLE MET EN USAGE

Généralités. — L'ensemble des moyens employés pour le traitement des maladies chroniques dans les stations d'eaux minérales constitue, à proprement parler, la médecine thermale. Nous employons ce terme « médecine thermale ou médecine minéro-thermale », malgré son incorrection apparente, parce qu'il nous semble offrir en réalité un sens précis et bien limité à l'esprit. L'expression « Manuel des eaux minérales » n'aurait répondu qu'imparfaitement au but que nous nous proposons, lequel est, nous appuyant sur des données connues, nous inspirant des ouvrages des maîtres, de formuler des indications qui puissent servir de guide aux praticiens dans les sujets qui se rapportent à la *thérapeutique thermale*. Les ressources que cette thérapeutique offre dans bien des cas sont nombreuses et méritent d'être soigneusement analysées. De ces ressources, les unes ne peuvent être rencontrées qu'auprès de nos stations, d'autres sont pour ainsi dire du domaine public, mais elles se trouvent peut-être offertes aux eaux minérales dans de meilleures conditions, ou du moins ont l'avantage de ne pas y être isolées.

La composition des sources implique leur spécialité d'action, spécialité très-réelle pour beaucoup d'entre elles.

La thermalité, la réunion de toutes les pratiques de la balnéothérapie moderne, l'influence du climat, du déplacement et bien des accessoires qui sont du ressort de l'hygiène aident au but principal et demandent à ne pas en être séparés. On peut ainsi diviser les moyens dont dispose le médecin en trois catégories : les uns sont spéciaux, les autres généraux, les troisièmes adjuvants. Il serait impossible dans l'application de les séparer les uns des autres. Tous concourent à une même fin et contribuent à faire des villes d'eaux de véritables *sanatoria* où, par un ensemble de moyens complexes, les uns empruntés à la thérapeutique, les autres à l'hygiène, on obtient des résultats remarquables dans le traitement des affections chroniques et des diathèses.

En pareil cas, l'hygiène s'allie à la thérapeutique; il serait aussi injuste de le méconnaître qu'il l'a été de rapporter parfois au seul déplacement, au changement dans les habitudes, à des causes morales, la majeure partie des bons effets produits. Il ne s'agit pas ici de plaider une cause gagnée depuis longtemps, mais simplement de signaler une thèse qu'ont parfois soutenue quelques médecins amis du paradoxe, mais peut-être pas suffisamment attentifs à ce que la physiologie nous apprend sur l'action des sulfureux, des alcalins, des arsenicaux, etc., etc.

Quoi qu'il en soit, les affections chroniques si nombreuses, les diathèses qui dominent tant d'existences, qui sont dans le sang de l'immense majorité des familles ont été proclamées depuis longtemps « opprobrium artis medicæ ». Si désarmés habituellement contre elles, nous avons dans les eaux minérales des modificateurs plus puissants que ceux que nous pouvons tirer de la thérapeutique ordinaire; par elles, nous favorisons la reconstitution rapide de l'organisme. Nous activons la circulation et les sécrétions; nous voyons disparaître des engorgements tenaces, et changer le *modus vivendi* intime des éléments histologiques. L'eau médicinale naturelle, de quelque nature qu'elle soit, depuis le moment où elle est introduite dans l'organisme jusqu'à celui où elle est portée au dehors par une des nombreuses voies d'élimination, ne cesse d'avoir une action modificatrice profonde, action dont parfois les effets se font sentir bien après son passage. Il semble dans ce cas qu'une nouvelle direction soit pour ainsi dire imprimée aux forces de la nutrition, et qu'elle ait pour effet de corriger une direction vicieuse due à la maladie diathésique. Indépendamment des faits d'observation, la chose est amplement prouvée par l'emmagasinement à longue échéance de tel ou tel principe dont l'élimination est parfois reconnue plusieurs semaines après. En dehors de ce premier résultat général, plusieurs substances ont pour un organe en particulier une sorte d'affinité élective qui les rend plus aptes à agir contre les maladies de cet organe; enfin, pour aider à ce travail profond et le compléter, l'eau, sous la forme de liquides ou de vapeurs, agit sur les surfaces soit cutanées, soit muqueuses, y produit des excitations tantôt locales, tantôt de tout l'ensemble, sortes de moyens de rappel servant à détourner une fluxion, à réveiller des fonctions assoupies.

Historique. — L'application des eaux minérales à la médecine remonte à la plus haute antiquité. Elles étaient en honneur chez les Grecs, et Hippocrate en fait mention. Mais, de tous les peuples qui ont précédé l'ère actuelle, les Romains sont ceux qui en ont fait le plus large usage. Les vestiges de thermes somptueux que l'on retrouve encore sur tous les points de leur vaste empire, en Gaule, en Italie, en Germanie, les noms mêmes d'une foule de stations qui conservent le caractère de leur époque, en sont une preuve évidente. Il ne faut pas croire d'ailleurs que, dès cette période reculée, la thermalité des eaux fût la seule de leurs qualités qui parût utilisée. Sans doute, les sources chaudes attirèrent d'abord et tout particulièrement l'attention; mais nous voyons dans Pline que l'on connaissait des sources sulfureuses, alumineuses, salines, bitumineuses. Il y en avait, d'après cet auteur, dont la seule vapeur était un grand remède. Enfin, ce n'étaient pas seulement les plaies, les blessures, les douleurs rhumatismales, qu'on les reconnaissait propres à guérir et à soulager, mais on en citait qui étaient spécifiques pour les yeux, d'autres pour la pierre, d'autres qui déchargeaient le ventre et favorisaient l'écoulement des humeurs mauvaises. Ce n'était donc pas un pur traitement externe que l'on instituait auprès de ces thermes, mais l'expérience avait déjà enseigné que leurs sources possédaient des propriétés diurétiques, purgatives et jusqu'à un certain point fondantes. Nous ne trouvons d'ailleurs rien dans les médecins contemporains qui s'élève sur ce sujet au-dessus d'un vulgaire empirisme. Les maladies chroniques avec leur marche, leurs phases, ce cachet de passivité qui les distingue des maladies aiguës, étaient loin d'avoir encore trouvé leur historien.

On était loin aussi de prévoir les grandes causes qui président à leur éclosion, et leur étude ne faisait que partie intégrante et accessoire de celle des affections aiguës. Ce fut donc à coup sûr tout d'abord un courant populaire qui s'établit inconsciemment vers les eaux thermales, courant qui avait sa raison d'être dans le spectacle des cures obtenues et qui se produisait avant que les gens de l'art leur eussent accordé une attention spéciale. La vogue ne manqua pas à ces sources, et dès ce moment plusieurs acquirent une grande célébrité; mais dépassant le but, on leur attribua des effets merveilleux; une foule de légendes coururent sur leur compte, légendes accréditées par l'idée que des divinités salutaires présidaient à leur naissance. Près de Rome, les eaux Albules *froides* étaient regardées comme souveraines pour les blessures. — La fontaine de Tongres, dans les Gaules (aujourd'hui Spa), avec son goût ferrugineux, guérissait la pierre et les fièvres tierces. Etaient fréquentées aussi les sources d'Acqs, chez les Aquitains, et celles des monts Pyrénées; Aix en Provence (eaux de Sextius), Aix en Savoie (eaux des Allobroges), Vichy (Vicus Calidus). Bertrand voit dans le Mont-Dore les Aquæ Calidæ de Sidoine Apollinaire, tandis que d'autres croient que la source citée par le poète était la source de Chaudesaigues. Cette simple énumération peut faire entrevoir les états de service de la médecine thermale dans l'antiquité. Avec la chute de la civilisation romaine disparurent les grands édifices, les bains, les piscines : bien des cités furent ruinées, anéanties, et nombre de villes d'eaux partagèrent ce sort commun.

Au moyen âge, peu de villes thermales se relevèrent de leurs ruines, très-peu d'entre elles jouirent de quelque notoriété. L'esprit était ailleurs, et, comme dit Bordeu, la magie, les songes, l'astrologie judiciaire formaient le fond des connaissances médicales. Quelques stations jouissaient encore d'une vogue restreinte. Les gens d'une province ou deux s'y rendaient pour faire des traitement que dictaient la coutume du lieu et un empirisme brut, bien plutôt qu'une science sérieuse des maladies. Là, on allait aussi chercher des distractions, des jeux, des plaisirs; les joueurs, les baladins, s'y portaient en foule, et on venait les y voir. Ce fut à la Renaissance seulement, sous l'impulsion donnée par Laurent Joubert, médecin de François Ier et de Henri II, en même temps qu'un élan était imprimé par les nouvelles découvertes à toutes les branches des connaissances humaines, que l'on commença à voir plus sérieusement les ressources qu'offraient les eaux minérales. Plusieurs d'entre elles reçurent une grande quantité de soldats blessés pendant les guerres de l'époque. Les premiers essais de règlementation, les premières réformes d'abus et de cette liberté sans contrôle qui régnait aux eaux datent de cette époque et furent repris et complétés sous le règne de Henri IV. Au XVIIe siècle, plusieurs de nos stations en renom furent honorées de la visite de hauts personnages, et, dès lors, la faveur ne les abandonna plus.

Le XVIIIe siècle marque un moment décisif dans l'histoire de nos stations thermales. En même temps qu'à la suite des progrès de la chimie étaient publiées les premières analyses de quelque valeur, que Rouelle, Bayen, Venel, Bergmann reconnaissaient les principes qui entraient dans la composition des eaux, Bordeu, dans son immortel *Traité des maladies chroniques*, ouvrage si justement admiré et encore classique aujourd'hui, se faisait le législateur de cette partie de la médecine. La prospérité de nos principales stations suivit un rapide accroissement dans les premières années de ce siècle. Des monographies importantes, des traités généraux furent publiés. Senac, médecin de Louis XV, avait eu le projet d'écrire un traité; mais ce projet, il ne le réalisa pas. Raulin avait donné le sien en 1774. En 1785, Carrère publia un catalogue de tous les ouvrages publiés sur la matière. Dans des temps plus rapprochés de nous ont paru, pour ne parler que des principaux, les traités de Pâtissier seul, puis de Pâtissier et Boutron Chalard, le *Manuel* de Julia Fontenelle, le *Précis* d'Alibert, ceux d'Herpin de Metz et de M. Constantin-James, puis l'ouvrage classique de M. Durand-Fardel, celui de Pétrequin et Socquet, très-complet, très-instructif sur certaines questions, les *Leçons* de M. Gubler et le *Manuel* de M. le Dr Lebret. La Société d'Hydrologie médicale de Paris, Société qui est aujourd'hui parvenue à sa vingt-troisième année d'existence, a réuni dans ses annales une collection précieuse de mémoires qui sont actuellement une des sources les plus sûres pour les indications et contre-indications de la médecine thermale.

Les stations d'eaux minérales sont placées sous une législation spéciale. Elles sont régies par la loi de 1823, qui a résumé les ordonnances et décrets antérieurs, et à laquelle on a ajouté en septembre 1856 et janvier 1860 quelques dispositifs nouveaux.

Avant la guerre de 1870, quelques stations allemandes attiraient une bonne partie de la clientèle française. C'était surtout vers les sources salines comme Soden, Nauheim, Kreusnach, Kissingen, les bicarbonatées telles qu'Ems, ou bien encore le groupe important de la Bohême, que se dirigeait ce courant. Depuis, par de louables efforts, nos sources similaires, méconnues, ont été mises en lumière; celles qui n'avaient que des installations défectueuses les ont perfectionnées, et il est aujourd'hui acquis que nous n'avons plus rien sous aucun rapport à envier aux pays voisins.

Division du sujet. — Le fait qui frappe tout d'abord quand on cherche à pénétrer l'esprit et à connaître le degré de certitude de la médecine thermale, c'est la multiplicité des maladies auxquelles une seule et même source paraît appropriée. Peut-être bien des travaux pris à un point de vue particulier pèchent-ils de ce côté et amènent-ils ainsi une confusion difficile à dissiper. Mais il y a une justice à rendre aux auteurs modernes : c'est qu'ils ont tout fait pour démêler l'accessoire du principal, montrant très-bien, à côté d'indications banales, celles qui ont un cachet de *spécialisation*, suivant le mot créé par M. Durand-Fardel. C'est cette tendance que nous chercherons à accentuer, voulant faire surtout quelque chose de pratique et négligeant les nomenclatures interminables des affections qu'une foule d'eaux peuvent guérir, soit parce qu'elles sont chaudes, soit parce qu'elles s'administrent en bains, douches, etc., pour nous restreindre aux notions qui doivent vraiment servir à la direction des malades. Dans cette voie, après avoir tracé une esquisse à un point de vue général de la cure thermale, nous envisagerons les diverses pratiques balnéaires et les formes variées sous lesquelles l'eau est administrée, formes qui ont une importance telle que souvent, par les différences dans le mode d'emploi, les indications de deux stations viennent à changer complètement. Puis nous passerons en revue les généralités sur les eaux minérales et les médications qui ont une allure bien tranchée, que nous réduirons à cinq : la médication sulfureuse, alcaline, saline, ferrugineuse, indéterminée, tout en accordant la mention qu'elles méritent aux eaux que la présence d'un principe tel que l'arsenic, l'iode, la lithine, etc., distingue des autres. Nous envisagerons les effets de ces médications au double point de vue physiologique et pathologique, résumant les expériences et les indications connues à ce sujet, indiquant les données rationnelles que l'on peut en tirer. Il serait inutile de nous étendre longuement sur les stations de l'étranger, sauf sur quelques-unes placées tout à fait au premier rang; en effet, la comparaison établie prouve que la France a des ressources par lesquelles elle peut se suffire à elle-même. Cependant un coup d'œil sur la répartition des eaux minérales dans les diverses contrées, quelques détails sur les plus fréquentées d'entre elles avec la mention de celles qui dans notre pays ont avec elles des analogies, le parallèle des eaux de la France avec celles de l'étranger, trouveront une place naturelle dans cet ouvrage.

Les eaux minérales françaises, réunies dans un tableau d'après leur composition et leur classification, seront ensuite énumérées suivant leur disposition régionale. Cet ordre topographique nous a paru offrir quelques avantages. D'abord il facilite les recherches, et puis il peut arriver qu'une même station possède à la fois des eaux de diverse nature et de diverse qualité. Enfin les eaux d'une même région peuvent prêter dans leur ensemble à des considérations intéressantes. Sous le titre *Indications spéciales* sera placé, après chaque station, le nom des maladies pour lesquelles plus spécialement et plus universellement ses eaux sont employées.

Avant d'aborder la partie purement thérapeutique, il est essentiel de résumer le plus brièvement possible les idées qui ont cours sur les maladies chroniques et les diathèses, idées sans lesquelles toute la thérapeutique hydrominérale deviendrait lettre morte. En effet, on ne saurait pas bien le rôle que jouent toutes ces actions altérantes, résolutives, substitutives, plastiques, si l'on ne concevait d'abord comment, dans la production de la plupart des affections lentes, l'organisme est impressionné au début par une cause générale; la délicatesse des indications est telle qu'un même agent employé différemment donne lieu à des effets opposés. La liste des médicaments diathésiques en thérapeutique ordinaire est courte, si même elle existe. Nous verrons qu'en médecine thermale l'appropriation des sources aux diathèses scrofuleuse, arthritique, herpétique, a fait regarder tel ou tel principe faisant partie intégrante des eaux comme leur étant spécialement applicable. Après avoir cherché, dans l'étude particulière des maladies chroniques, à préciser quelles sont celles de leurs périodes, de leurs formes mieux justiciables de chaque source en particulier, nous ne négligerons pas les contre-indications tirées soit de la marche même de l'affection, de quelque vice organique, ou d'une disposition du sujet.

DE LA CURE THERMALE

Avant. — Un malade qui vient faire une saison aux eaux thermales, jeté en dehors de ses habitudes, soustrait à ses affaires et à son milieu, est soumis pendant tout le temps que dure son séjour à un régime particulier. Il importe donc avant tout de donner une idée de ce que doit être cette cure, des précautions qui doivent la précéder, et des effets qui peuvent en résulter, de l'examiner en un mot dans ce qui la prépare, dans ce qui l'accompagne, dans ses effets consécutifs.

On avait autrefois coutume de faire précéder le traitement de certaines pratiques, aujourd'hui à peu près tombées en désuétude. L'idée, inspirée par la doctrine des crises, qu'on devait pousser à l'évacuation des humeurs, à la coction, suivant l'expression ancienne, indiquait comme préliminaires l'usage des purgatifs, des dépuratifs, etc. Aujourd'hui, la question la plus sérieuse est celle du moment que l'on doit choisir pour l'emploi des eaux. Indépendamment des règles qui seront tirées de l'étude de chaque maladie en particulier, il est une loi générale d'après laquelle ce moment devra toujours être le plus éloigné possible d'une crise aiguë. Cette règle ne souffre guère d'exception; tout au plus doit-on mettre plus ou moins d'inflexibilité dans son application. Mais ici la multiplicité des indications découle de la multiplicité même des tempéraments, et la façon dont tel ou tel sujet réagit, la nature plus ou moins inflammatoire des accidents qu'il éprouve, serviront mieux que tout le reste à déterminer à quelle distance d'un accès hépatique, d'une bronchite aiguë, etc., doit être entreprise la cure.

La nécessité des renseignements fournis par le médecin traitant s'impose tout d'abord. Il est difficile sans eux de procéder en toute sécurité. Ces renseignements doivent surtout être donnés au point de vue des diathèses, des antécédents de famille, et contenir en quelques mots l'historique de la maladie. Sans eux, rien n'est plus difficile, parfois même avec un malade intelligent, que de discerner la vérité au milieu des détails souvent contradictoires que l'on obtient.

Pendant. — D'une manière générale, on administre l'eau en boisson à doses graduellement croissantes. On ne peut même approximativement fixer ces doses, car elles varient suivant les stations ; elles ont aussi souvent varié dans une même station à des époques différentes. On prescrit l'eau par verres ou verrées ; c'est là une mesure qui malheureusement n'a rien de précis, en ce sens qu'on en trouve de toutes les capacités. Cependant la dimension la plus généralement admise est celle de 200 ou 250 grammes pour le verre, divisé en quatre parts par des lignes transversales. Il serait utile de s'en tenir là.

Les doses employées par les anciens médecins des eaux thermales étaient en général beaucoup plus élevées que celles que l'on emploie aujourd'hui. Là où l'on donne des quarts et des demis, ils prescrivaient un verre entier et plusieurs verres. On ajoute même que leurs malades ne s'en trouvaient pas plus mal; mais, parfois, d'un côté, les accidents de stimulation qu'ils croyaient devoir provoquer avec une grande intensité pour faciliter les évacuations critiques étaient beaucoup plus fréquents, de l'autre on arrive aussi de nos jours à de fortes doses quand il y a lieu, mais l'expérience apprend que ces fortes doses ne doivent être atteintes que progressivement. On procède quelquefois aussi de la façon suivante : on augmente les doses jusqu'à un certain point, puis on les diminue de nouveau jusqu'à la fin de la cure. Ce système a quelque chose de méthodique au premier abord, mais ne s'appuie en somme sur aucun raisonnement clinique.

Eau en boissons. — S'il était nécessaire de démontrer à quel point et avec quelle variété les idiosyncrasies influent sur le mode d'action des médicaments, rien ne serait plus apte à cette démonstration que l'examen de ce qui se passe dans une cure aux eaux thermales. Ici plus que jamais, et en dehors des grandes lignes diathésiques, des grandes démarcations des maladies chroniques, la médecine devient individuelle.

Il y a, en dehors des contre-indications définies,

des intolérances naturelles, rares il est vrai; il y a des sujets d'un excitabilité inouïe chez lesquels les premières verrées d'eau, les premiers bains suffisent pour amener de très-vifs phénomènes de réaction. On observe que les habitants des villes sont en général plus exposés à se laisser impressionner. Chez eux, en effet, souvent les névropathes dominent. Les habitants des campagnes parfois absorbent de grandes quantités du médicament sans en paraître ressentir le moindre effet. On voit ces derniers de temps en temps faire de véritables *tours de force* en fait de doses sans que leur robuste constitution en soit éprouvée, sans que rien leur fasse porter la peine de leur ignorance et de leur aveuglement. Il faut donc tenir compte des diverses conditions de l'existence antérieure. Il faut qu'une observation attentive décèle les moindres phénomènes de stimulation ou autres survenus durant la cure. Ces derniers sont nombreux et variés suivant les stations auprès desquelles on les observe, mais il en est qui ont un caractère de généralité tel qu'ils doivent trouver leur place ici.

Fièvre thermale. — Ce sont : la *fièvre thermale*, les différentes formes de la poussée, les excitations locales ou d'organes.

La *fièvre thermale* est plus ou moins caractérisée; il est relativement peu commun qu'elle arrive à un certain degré d'acuité; au contraire, rien de plus fréquent que de voir au bout de peu de jours les malades accuser une certaine agitation nocturne et surtout de l'*insomnie*. En dehors de toute complication, de tout réveil aigu d'une affection chronique, elle n'amène pas une accélération du pouls et une augmentation de la chaleur très-élevées. L'eau en boisson, les bains peuvent également la produire. Quant à l'époque où elle se montre, c'est plus fréquemment dans les premiers huit jours, et l'interruption du traitement est à peu près toujours le seul moyen dont on ait besoin pour en venir à bout. Tous les sujets peuvent en être atteints, mais principalement les névropathes et souvent aussi les gens à tempérament sanguin; aussi en a-t-on quelquefois distingué deux formes : la forme angiosthénique et la forme névrosthénique. Les bains d'une minéralisation indifférente, ou simplement d'eau douce, aident à sa résolution. Elle n'est en somme que l'effet du retentissement sur le système circulatoire de la médication minéro-thermale. On voit quelquefois des accès intermittents de fièvre soit quarte, soit tierce, se réveiller avec une très-grande force après un ou plusieurs bains, dans des cas même où les dernières manifestations de l'influence maremnatique remontent à plusieurs années. Les anciens médecins cherchaient souvent à provoquer cette fièvre thermale, et ils voyaient dans sa production le signe d'une action réelle sur l'organisme. Actuellement, elle paraît surtout une entrave à la bonne application du traitement, et, comme telle, on l'évite autant que possible en graduant les doses; on la fait disparaître quand elle s'est montrée par une interruption de quelques jours. Signalée par Petrequin et Socquet comme se montrant dans les stations alcalines, elle est surtout commune aux eaux sulfureuses ; malgré la plus grande fréquence de son apparition dans la première semaine de la cure, on l'observe aussi vers la fin, sans qu'elle ait alors ni une autre origine, ni une autre signification. C'est toujours l'excitation portée à un haut degré qui la cause, et l'on peut dire que, dans bon nombre de cas où elle arrive à une certaine intensité, elle aurait pu être évitée, grâce à plus de prudence et plus de précautions.

Poussée. — La *poussée* est liée à la fièvre thermale, en ce sens qu'elle est souvent un phénomène de même nature, c'est-à-dire de réaction générale, parfois aussi un résultat de l'excitation locale cutanée, ce qui en fait une sorte d'intermédiaire entre la fièvre et les stimulations produites sur les organes dont nous parlerons tout à l'heure. Dans un excellent travail inséré au tome XVII des *Annales de la Société d'hydrologie*, M. le Dr Tillot divise les poussées suivant qu'elles procèdent de l'intérieur à l'extérieur, ou par action purement topique, en pathogénétiques, et de cause externe. Tantôt elles sont dues au séjour prolongé dans le bain ou dans les piscines : c'est ce qui se passe à Louèche, où l'on reste dans l'eau jusqu'à cinq et six heures; tantôt à l'action nettement irritante de telle ou telle source : de ce nombre sont les sources salines de Kreusnach; de ce nombre sont aussi les eaux de Baden (Argovie), où l'on voit se produire des éruptions chez les gens de service, dans les parties en contact avec l'eau; c'est ici le même mécanisme que pour l'eczéma manuale vulgaire. M. Tillot attribue par contre aux eaux cuivreuses de Saint-Christau un caractère pathogénétique, c'est-à-dire résultant de l'élimination par la peau du sulfate de cuivre. Les caractères dermatologiques des poussées changent suivant les stations et aussi suivant les individus. A Louèche, c'est une éruption érythémateuse, scarlatiniforme ou papuleuse à Bondonneau et Coike, sources bromo-iodurées; c'est une éruption miliaire, pustuleuse, à Kreusnach, etc. La poussée peut être liée à la fièvre thermale, et celle-ci se montrer en même temps qu'elle avec une grande intensité. La peau dans son ensemble peut en être le siège, ou bien telle ou telle partie de préférence, ainsi surtout le voisinage des articulations.

Un même sujet peut avoir une poussée plusieurs saisons de suite, sans que chaque fois elle affecte la même forme. Enfin on a observé que certaines années, et par l'effet d'une véritable constitution médicale, la poussée était plus fréquente que dans d'autres années. Les poussées consécutives ont été signalées à plusieurs reprises. M. Caillot a noté ces dernières chez la moitié des individus qui ont fait usage des eaux de Bourbon-l'Archambault. Les syphilitiques qui font usage des eaux sulfureuses présentent également des éruptions qui se rattachent au même ordre de faits. Savoir à quoi il y a lieu d'attribuer ces dernières, est une question qui viendra mieux à sa place à propos de la syphilis.

Réactions locales. — La stimulation, tout en

ayant pour siège la peau ou la circulation générale, peut également se porter sur un organe déterminé, ou bien même s'exercer sur lui à l'exclusion de tout autre effet. Bordeu, Dumas, Baumès, tout en reconnaissant dans les maladies chroniques une marche beaucoup plus obscure que celle des maladies aiguës, une tendance moins marquée de la nature à lutter contre les causes qui les engendrent, n'en ont pas moins délimité les périodes d'une manière identique, et ont aussi admis en elles des crises salutaires ; c'est ainsi que pour eux les principaux émonctoires de l'économie, les glandes, l'enveloppe cutanée, les muqueuses, peuvent devenir à un moment donné les agents actifs d'une transformation favorable. C'est ainsi que chaque organe chroniquement attaqué doit subir une fluxion, un retour artificiel à l'acuité, qui sert de précurseur à des changements plus intimes. Les mots dont on se servait pour exprimer ce travail occulte et profond ont changé. L'évacuation du principe morbifique, sa prétendue coction, n'ont plus aujourd'hui de crédit ; mais les faits d'observation sur lesquels sont basées ces interprétations se présentent encore chaque jour à nous. Tantôt c'est à un pur résultat de l'action locale de l'eau que l'on doit attribuer ce qui se passe : ainsi pour certaines angines que le gargarisme amène souvent : là où l'on ne voyait qu'une pharyngite glanduleuse accompagnée de gêne, d'un peu de douleur sourde, apparaît tout à coup une rougeur vive de la muqueuse gutturale, une difficulté sensible de la déglutition, en un mot une angine artificielle aiguë. Ici également, à la suite d'un traitement local, la muqueuse vaginale, le col utérin sont le siège d'une congestion momentanée. Mais, dans d'autres cas, c'est par une sorte de spécialisation, d'action élective, qu'un organe ressent plus activement les atteintes de l'eau minérale. Les bronches, les intestins, le foie, les voies urinaires, suivant les maladies et suivant les stations, sont le siège momentané de ce redoublement d'activité. Ainsi peuvent revenir avec une violence momentanée les accès hépatiques ou néphrétiques souvent suivis de l'excrétion de calculs. Ainsi surviennent des *grippes thermales* chez des sujets atteints de catarrhe chronique, d'une bronchite de longue date, spécifique ou non. Ces grippes peuvent aussi survenir physiologiquement, c'est-à-dire chez des individus qui n'offraient pas d'affection antérieure des voies respiratoires, et par le simple effet d'une plus grande sensibilité de ces muqueuses aux agents de la médecine minéro-thermale qui trouvent là leur voie d'élimination. De même aussi, les gargarismes dits de précaution, que l'on voit certains individus employer en prévision des maux de gorge à venir, donnent des maux de gorge aigus très-réels à des gens qui en étaient indemnes.

Durée du traitement. — La durée d'une saison thermale n'est pas soumise à des règles inflexibles, comme l'idée en est beaucoup trop enracinée dans le public. Cette durée dépend à la fois des maladies et des sujets en traitement; mais plusieurs préjugés fort anciens à ce sujet seront d'autant plus difficiles à détruire qu'ils s'accordent avec les intérêts des malades, et qu'il n'est guère possible de trouver des gens disposés à se confier pour un laps de temps indéterminé à une direction médicale; de plus, chacun arrive avec son siège tout fait, et a fixé au débarqué même le jour de son retour. L'idée d'une cure en neuf jours, l'antique neuvaine des Espagnols, ne compte guère de partisans, et, si elle a été rajeunie de nos jours, ce n'est qu'en manière de paradoxe; mais on prend beaucoup plus au sérieux le chiffre de vingt et un jours, qu'il est d'habitude très-difficile de faire dépasser. On n'est pas d'accord sur ce qui a donné lieu à cette tradition des vingt et un jours, et tandis que M. Labat y voit comme un reflet des doctrines hippocratiques, une application de la notion des jours critiques qui se chiffraient par sept, quatorze, vingt et un, M. Durand-Fardel croit que cette coutume a pour origine l'intervalle qui sépare deux époques menstruelles; plus tard, on l'a appliquée indistinctement.

Il va sans dire que la durée de la cure est aussi subordonnée au traitement mis en usage dans chaque station; aux eaux purgatives, par exemple, la durée du séjour est habituellement moindre : dix, douze, quinze jours sont la moyenne.

Saturation. — Ce sont surtout les phénomènes de saturation qui peuvent faire juger rationnellement qu'une saison doit se terminer. Or, dans la très-grande majorité des cas, la saturation survient du vingtième au vingt-cinquième jour; quelquefois, il est vrai, la tolérance dure beaucoup plus longtemps.

Cette saturation se manifeste par un profond dégoût de l'eau minérale, qui jusque-là était bien supportée. Le simple fait d'en approcher des lèvres une dose minime provoque alors de franches nausées, et souvent une interruption ne change rien à cette manière d'être. Elle s'accompagne de symptômes généraux, fièvre, lassitude, courbature, qui reproduisent assez bien le tableau de la fièvre thermale.

Tout ce qui précède se rapporte à une cure simple; c'est celle qui est le plus souvent mise en usage; l'habitude, le temps limité, d'autres raisons encore font qu'il n'est guère possible en général, quand des indications complexes se présentent, quand deux traitements doivent être faits l'un après l'autre, d'amener les malades à s'y soumettre. Médicalement, on aurait, il est vrai, bien souvent intérêt à combiner deux ou plusieurs médications minéro-thermales auprès de sources différentes. M. le professeur Gubler, dans ses leçons, a montré tout l'avantage qu'il y aurait à agir ainsi. Il admet des cures parallèles, correctives ou auxiliaires, des cures successives, enfin des cures complémentaires. On peut, quand on craint un effet par trop débilitant, employer simultanément les eaux reconstituantes. Les ferrugineux, dans cette occurrence, rendent de grands services.

Cures complexes. — Dans une même localité, s'il existe des sources de diverse nature, les unes servent de correctifs aux autres. C'est ainsi que la Dominique, à Vals, sert à contre-balancer l'influence des eaux alcalines fortes; en cas contraire, on fait usage des eaux transportées : telles sont Orezza, Bussang, Spa, que l'on conseille très-souvent aux repas ; ou bien les eaux acidules et digestives, Saint-Galmier, Condillac, que l'on emploie fréquemment, que l'on prescrit durant tout le séjour, quand il s'agit d'obvier à des troubles intestinaux assez communs dans les stations de montagnes placées à une altitude élevée.

Les cures successives, auxiliaires, complémentaires ont pour but de combattre successivement deux phases d'une même affection, lorsque par exemple on s'attache tout d'abord dans l'affection calculeuse à diminuer par une médication spoliatrice la quantité de matériaux concrescibles contenus dans le sang, pour ensuite, à l'aide des altérants, faciliter l'évacuation de ces mêmes concrétions.

Ou bien on cherche à attaquer l'une après l'autre deux affections différentes, deux effets d'une même cause générale, que ces deux affections aient préexisté et ne soient pas justiciables des mêmes moyens, ou que, par une sorte de jeu de bascule dont les exemples sont nombreux, à la première ait succédé la seconde comme dérivatif et qu'il faille modérer l'intensité de celle-ci. Le tubercule peut naître sur un terrain arthritique ou dartreux. Son évolution a fait taire les manifestations de la diathèse; mais celles-ci, à la suite d'une cure aux eaux sulfureuses ou autres, peuvent reprendre avec une vigueur insolite et qui met dans la nécessité de les combattre à leur tour.

Régime. — Le régime que l'on doit suivre aux eaux thermales a naturellement pour but d'aider et de ne pas contrarier les bons effets de la médication. Aussi implique-t-il une grande régularité dans les habitudes, un soin particulier à éviter toutes les perturbations brusques, un exercice salutaire, des distractions modérées. Beaucoup de stations sont à une altitude élevée et ont un climat variable ; on comprend aisément qu'il faudra adopter à cette altitude et sous ce climat une hygiène particulière, sous peine de voir entraver par quelque affection intercurrente les progrès de la cure. Si la chose est possible, pendant le même temps on engagera les malades en traitement, à abandonner les préoccupations d'affaires ou autres. Le repos de l'esprit, quand on peut l'obtenir, est déjà une bonne condition morale d'amélioration.

L'alimentation est soumise à des règles particulières dans certaines villes d'eaux, surtout dans celles où l'on traite les affections du tube digestif et de ses annexes. Dans d'autres, elle n'a rien qui mérite d'être signalé : il suffit qu'elle soit saine, suffisamment tonique, que les heures des repas soient bien réglées. L'eau se boit généralement le matin à jeun et aussi dans l'après-midi, dans l'intervalle du repas du matin et de celui du soir. Un détail utile à noter, c'est que dans bien des endroits on n'évite peut-être pas assez la profusion et la multiplicité des mets. Plus de simplicité et moins de variété vaudraient sans doute mieux. Généralement, l'appétit est surexcité les premiers jours, et cette quantité d'aliments variés que l'on absorbe n'est pas toujours étrangère à la production des diarrhées thermales. Le régime des tables d'hôte présente surtout ces inconvénients.

L'eau minérale en boisson a des variétés d'action qui sont en rapport avec les variations de la température extérieure. Suivant que le temps est chaud, frais ou tempéré, les phénomènes de réaction générale ou du côté des organes se prononcent avec plus ou moins de vigueur. On les a quelquefois signalés comme plus prononcés dans les temps chauds. Cependant d'habitude, les temps un peu frais aideront mieux à leur production, ce dont on se rend compte sans peine, si l'on veut réfléchir que dans ce cas les fonctions de la peau sont moins actives, que par conséquent l'eau médicamenteuse doit chercher en partie d'autres émonctoires.

On n'emploie pas communément les préparations pharmaceutiques comme complément pendant la cure thermale ; on laisse bien plutôt celle-ci agir seule ; les malades ont déjà été soumis à d'autres traitements quand ils arrivent aux eaux ; il vaut donc mieux voir l'effet de celles-ci dégagé de tout accessoire, sauf des cas laissés à la décision du médecin. Il y a cependant une exception assez habituelle à ce principe : c'est l'emploi à la station même des préparations mercurielles, dont on obtient mieux ainsi la tolérance. Il va sans dire que nous ne pouvons que dans des articles spéciaux indiquer le plus ou moins d'opportunité des cautérisations et d'autres moyens que l'on a souvent conseillés. En revanche, plusieurs méthodes adjuvantes sont souvent jointes à la cure aux eaux minérales, et, parmi elles, les cures de petit lait, de raisin, de jambon.

Cures de petit lait, de raisin, etc. — Nous n'avons pas en France, même aujourd'hui, de stations uniquement affectées à l'emploi du petit lait, soit en boisson, soit en bains, telles que quelques stations de la vallée du Rhin, Méran dans le Tyrol, Ischl dans la haute Autriche, Vevey, Aigle, Montreux, en Suisse. Ce moyen est cependant usité de longue date à Allevard. En revanche, depuis quelques années, les fruitières se sont multipliées ; elles sont nombreuses dans les Pyrénées, où l'on se trouve bien de faire boire aux malades un ou deux verres de petit lait en même temps que l'eau minérale. Tout le monde sait comment on obtient cette partie séreuse du lait. Le petit lait contient une proportion remarquable de sels analogues à ceux que l'on rencontre dans le sérum sanguin ; il est reconstituant ; il est aussi apéritif et stimule vivement les fonctions digestives. C'est un excellent moyen de régulariser ces fonctions, de redonner de l'appétit, des forces, et à ce titre il mérite d'être utilisé dans les affections qui donnent un cachet de débilité à l'organisme, qui nuisent à l'assimilation. Les bains de petit lait sont avant tout calmants. On les conseille surtout dans les maladies où la surexcitation du système nerveux demande à être modérée.

La cure de raisin a des applications analogues à

celle de la cure de petit lait. Les sels contenus dans le raisin sont aussi essentiellement reconstituants. Ils amènent de légères purgations; en même temps, la réparation des tissus se fait mieux.

Le docteur Carrière, dans son livre, raconte que les gardiens que l'on met dans les vignes en Espagne pour les sauvegarder des voleurs la nuit et qui n'appartiennent pas à la classe la mieux nourrie de la société sortent de là avec un embonpoint tout nouveau contrastant avec leur maigreur antérieure. Les établissements spéciaux pour la cure de raisin sont communs en Suisse et en Allemagne, où cette pratique est très-répandue; il n'en existe pas en France; beaucoup de stations thermales ne peuvent même pas s'adjoindre ce moyen, à cause de leur situation.

La cure de jambon est une idée allemande à peu près inappliquée en France. On la considère comme utile dans quelques formes de la dyspepsie. Il suffit de la mentionner ici.

Après. — Le traitement thermal doit être suivi d'une période de calme dont la durée ne saurait être invariablement fixée. En premier lieu, il est bon de laisser tomber l'excitation que peut avoir amenée la cure; en second lieu, si l'on venait à faire usage immédiatement après de moyens perturbateurs, on ne saurait guère discerner ce qui se rapporte à ces moyens de ce qui est dû à l'action consécutive des eaux. Ainsi, d'un côté la crainte de surexciter un organisme déjà éprouvé, de l'autre la nécessité d'observer en les dégageant de tout élément étranger les effets à longue portée des eaux minérales, prescrivent en règle générale l'abstention de toute nouvelle médication. Cette règle souffre évidemment des exceptions, mais ces exceptions seront jugées par des circonstances intercurrentes. On les déduira de la complexité des maladies, de leur coexistence sur un même terrain, de l'apparition d'une nouvelle indication. Personne ne conteste après un traitement thermal l'utilité d'un séjour au bord de la mer, mais on s'accorde assez, ainsi qu'il résulte de la discussion à ce sujet insérée dans les Annales de la Société d'hydrologie, à regarder les bains de mer comme devant être souvent évités en pareil cas. Ce ne sera donc qu'après un intervalle variant de six semaines à deux mois que de préférence l'on aura recours à eux. Les médecins qui ont une pratique spéciale de la médication marine ne voient pas de danger à son application immédiatement consécutive, pourvu qu'elle soit réglementée et dirigée prudemment. Mais c'est là en somme le plus difficile à obtenir, le public considérant trop souvent les bains de mer comme un de ces moyens auxquels on peut recourir sans direction aucune, et agissant en conséquence. De là des inconvénients nécessaires à éviter.

Effets consécutifs. — Outre leurs effets immédiats, les eaux minérales en produisent d'autres qui les suivent à des intervalles plus ou moins éloignés. Cette question des effets consécutifs des eaux minérales est une de celles qu'il est le plus difficile d'expliquer théoriquement. En fait, on voit tous les jours les bons résultats se montrer plusieurs semaines ou plusieurs mois après ; les ouvrages spéciaux en contiennent des exemples nombreux, et il est incontestable qu'une observation ne peut être concluante que lorsque, outre le récit de ce qui s'est passé pendant la cure, elle enregistre encore ces résultats ultérieurement obtenus. On ne peut donc nier la réalité des effets consécutifs des eaux minérales. On les a divisés en deux catégories : les uns immédiats, servant en quelque sorte de prolongement à l'action thermale, les autres qui sont séparés d'elle par un intervalle qui peut être très-long. Qu'une poussée se montre quand déjà le traitement est fini, qu'une excitation générale ait lieu dans les mêmes conditions soit par suite d'une réaction tardive, soit à l'aide d'une sursaturation, que des selles vertes, selles Carlsbadoises de Joseph Franck, continuent à s'observer après la cure de Carlsbad, voilà de vrais effets immédiats consécutifs, qui sont la prolongation de ceux qu'a produits la cure thermale et qui, comme eux, ont un caractère de superficialité et pour ainsi dire en même temps de violence. Mais ce n'est là que la première période de tout un travail curatif qui se poursuivra ensuite silencieusement et pour l'accomplissement duquel le médicament n'a nul besoin d'être présent. Les exemples ne manquent pas en dehors même de la médecine thermale de ces évolutions qui s'accomplissent à longue portée. Quant aux explications que l'on en donne, elles ne sauraient avoir rien de très-précis. On peut concevoir que les éléments d'un organe profondément altéré, les éléments des tissus qu'une diathèse tient sous son influence ont un mode d'existence vicieux, et que ce mode est changé, que la vie normale est réintégrée sous l'influence du médicament. Sans nous attarder dans ces explications, remarquons qu'il est impossible, en médecine thermale, de prendre une bonne observation sans la constatation de ces effets consécutifs éloignés : ce qu'on a sous les yeux n'est que le prélude de toute une série de modifications qui dans les cas favorables viennent à se dérouler ensuite. Enfin, d'un côté, la nature même des affections que l'on traite aux eaux, diathèses et maladies chroniques, demande qu'on oppose à ces affections des agents s'en rapprochant le plus possible, doués d'une force de persistance, de pénétration intime spéciale ; de l'autre, si l'on devait s'en rapporter aux seuls phénomènes que l'on observe pendant le traitement, et si l'expérience n'avait pas appris ce que, une fois l'impulsion donnée, on peut espérer de l'avenir, il serait la plupart du temps inutile de recourir à de pareils moyens.

MOYENS EMPLOYÉS POUR LE TRAITEMENT THERMAL.

L'eau minérale appliquée sur la totalité ou une partie de la surface cutanée, sur une quelconque des surfaces muqueuses qui lui sont accessibles, sous forme de liquides ou sous forme de vapeurs, agit par simple contact, par percussion, ou bien par absorption d'un ou de plusieurs de ses principes. C'est à multiplier ces divers modes d'application que servent les nombreux procédés dont l'énumération va suivre. Il faut considérer à la fois la température et la composition de l'eau. Suivant que l'eau est au-dessous ou au-dessus du degré isotherme, c'est-à-dire en harmonie avec la température du corps humain, degré que l'on fixe entre 34° et 35°, son action, soit primitive soit consécutive, n'est pas la même. En effet pour l'eau ordinaire et non chargée de principes particuliers, ce degré isotherme est celui où l'indifférence s'établit, où l'on n'éprouve d'habitude ni sensation de froid ni sensation de chaud. Au-dessus, et à mesure que les degrés augmentent, il y a tendance de plus en plus grande à l'accroissement de la calorification de la peau; au-dessous, au contraire, plus on descend, plus la peau tend à se refroidir. Ainsi, selon la loi formulée par Duriau, la température du corps tend à se mettre en harmonie avec la température du bain. Mais ce n'est là qu'un premier effet, et les résultats qui se produisent ensuite sont subordonnés à des conditions de durée et d'application nombreuses, de telle sorte que, après cette première période, une seconde de réaction en sens inverse apparaît dans la majorité des cas. C'est sur cette période de réaction, sur la connaissance de son mode de production selon les procédés employés, qu'est basée la plus grande partie des effets obtenus soit en hydrothérapie, soit en thérapeutique thermale, par l'influence de la température seule ; mais un second facteur intervient ici : c'est la composition même de l'eau. Celle-ci en effet, chargée de sels minéraux, surtout quand ceux-ci y existent naturellement, a une action que l'on doit dès l'abord bien séparer de tout ce que l'on obtient par le bain d'eau naturelle à un degré quelconque. Est-ce par le simple contact, est-ce par le fait d'une absorption réelle, que la chose se produit? La question, longtemps controversée, paraît avoir reçu une solution définitive et vient bien à sa place à propos du bain thermal.

Bain thermal. — Le bain thermal est tempéré à 34° et 35° ; au-dessous, il est tiède ; au-dessus, il devient chaud ; très-chaud, quand on le pousse au delà de 40° et vers 45° ; il contient en général de 250 à 300 litres d'eau et peut être donné soit à eau courante, ce qui est fort rare eu égard à l'énorme dépense qui en résulterait, soit à eau dormante, ce qui est le cas le plus fréquent. L'eau courante est généralement réservée pour les bains partiels. Le premier phénomène éprouvé dans le bain thermal à température moyenne, le plus fréquemment employé, est une sédation, un abaissement de la chaleur et du pouls ; en cela, il ne diffère pas du bain simple ; mais là où il s'en distingue bien nettement, c'est dans les résultats qu'il amène. Tandis que le bain d'eau ordinaire à 34°, surtout quand il est prolongé, est constamment débilitant, le bain thermal est suivi dans beaucoup de stations, et spécialement dans celles où la minéralisation joue un rôle prépondérant, d'une excitation sensible. Cette excitation peut même être portée à un degré tel qu'au bout de peu de jours les bains doivent être momentanément suspendus : cette différence tient sans conteste à la nature des éléments que l'eau renferme : mais comment ces éléments agissent-ils? y a-t-il simple contact? y a-t-il absorption dans le bain?

Absorption dans le bain. — Les opinions ont été longtemps partagées à ce sujet. Les facultés absorbantes de la peau, pour les liquides, pour les sels, pour les substances végétales, paraissaient démontrées à une foule de médecins comme l'explication la plus simple et la plus satisfaisante de l'action de certains topiques, de certains bains dont il semblait peu logique d'attribuer à une simple application locale l'effet sur la constitution générale. Les bains de mer, bains sulfureux, bains alcalins se trouvaient dans ce cas. Ce sujet avait été étudié avec des conclusions contradictoires par Cruickshand, Berthol, Collard de Martigny, par Pouteau, Séguin et Currie. Il a été repris par bon nombre d'expérimentateurs dans ces vingt dernières années, et longtemps encore les conclusions ont été opposées. Deux choses avant tout devaient être constatées : si le poids du corps augmentait ou diminuait après l'immersion, et dans quelles circonstances; si les substances contenues dans les bains se retrouvaient, plus tard, dans l'urine ou dans quelque autre sécrétion. Duriau, dans son mémoire, établit que l'absorption de l'eau qui dès le début est restée indiscutable, que le besoin de miction fréquemment ressenti dans le bain suffirait presque à démontrer, que cette absorption en un mot changeait de proportions suivant la température. Le corps perdait d'autant plus de son poids que le bain était plus chaud; il absorbait d'autant plus que le bain était plus froid. En d'autres termes, suivant le degré thermométrique, il s'établissait soit un courant de l'intérieur à l'extérieur, soit un courant de l'extérieur à l'intérieur, et une augmentation ou une déperdition. La densité de l'urine se trouvait diminuée, enfin la réaction naturellement acide devenait alcaline. L'eau, chargée d'une certaine quantité de sels, facilement reconnaissables par les réactifs, tels que l'iodure de potassium et le ferro-cyanure de potassium, ne paraissait pas les entraîner avec elle, car on n'en retrouvait pas trace dans l'urine et dans la salive. Ces expériences furent répétées et modifiées en sens divers. M. le professeur Gubler, après avoir injecté sur la peau d'un genou entouré d'un appareil imperméable une solution d'iode, retrouva dans les urines la réaction caractéristique des iodures. M. le docteur Willemin démontra par la méthode des pesées et à l'aide d'une balance très-sensible l'augmentation de poids et l'absorption de l'eau; il avança également que, toutes les précautions étant prises contre des causes d'erreur, l'iodure de potassium se retrouvait manifestement dans la sécrétion urinaire. Enfin, comme Duriau, il trouvait l'urine alcaline après le bain simple; mais, contrairement à ce qui avait été soutenu avant lui, il ajoutait que ce même liquide restait acide après un bain d'eau de Vichy. Dans deux rapports successifs, Réveil et M. Grandeau ont contrôlé les résultats obtenus par les divers expérimentateurs.

Il résulte des vérifications auxquelles ils se sont livrés, et c'est l'opinion à peu près universellement admise aujourd'hui : que l'eau, pour pénétrer à travers les pores de la peau, a besoin de dissocier le vernis naturel dont elle est recouverte, sorte d'enduit protecteur qui s'oppose à tout phénomène d'absorption ; que l'eau elle-même est un obstacle à la dissociation de cet enduit, que ce n'est que par la peau sèche, et grâce au séjour des principes médicamentaux, surtout quand ils sont pulvérulents, ou grâce à un frictionnement, qu'une pénétration toujours très-imparfaite a lieu. M. Grandeau croit que les expériences après lesquelles on a retrouvé quelque substance, l'iodure de potassium par exemple, qui avait été mise en dissolution dans le bain, ne sont pas probantes, soient qu'elles aient été imparfaites dans leur exécution, soit que quelque condition du sujet — excoriation inaperçue, contact avec la muqueuse — en ait infirmé la valeur. — La peau à l'état normal n'absorbe donc pas autre chose que l'eau. Ce point de physiologie paraît désormais acquis à la science. Elle est une barrière réelle opposée aux agents venus de l'extérieur. Il faut donc chercher ailleurs l'explication des effets particuliers, tout à fait indiscutables, que l'on obtient par les bains minéraux. C'est le simple contact qui les amène : ce contact, s'exerçant sur une aussi large surface, n'est certainement pas sans influence sur les innombrables ramifications nerveuses, sur les vaisseaux capillaires qu'elle renferme. C'est de la dérivation exercée sur une grande échelle; cette dérivation a pour elle d'agir doucement, d'une manière prolongée, bien différente en cela de celle qu'on emprunte à d'autres moyens, la percussion par exemple. La durée du bain se plie aux exigences de la maladie. Rarement elle dépasse une heure. Dans quelques stations on donne des bains très-prolongés, dans d'autres des bains très-chauds, et jusqu'à 44°. Alors, la durée est beaucoup moindre. Cinq, dix minutes au plus suffisent; au bout de ce temps, on emporte le malade enveloppé dans une couverture de laine, et pendant le repos qui suit une diaphorèse abondante s'établit. Il n'est pas besoin d'insister sur les inconvénients qu'aurait le bain très-chaud plus prolongé. Après le premier moment d'excitation, il se ferait comme un retour offensif vers l'intérieur; des congestions, des hémorrhagies se produiraient.

Les demi-bains, bains de jambes, pédiluves, bains locaux de toute espèce, sont des agents de révulsion avant tout.

Cependant ils peuvent être également des agents d'excitation locale, c'est-à-dire qu'employés sur une partie atteinte de phlegmasie chronique, de gonflement profond, ils peuvent servir par la révulsion énergique opérée sur la peau au dégorgement de cette partie.

Demi-bain. — Pour le *demi-bain*, on est ou à moitié

couché dans une baignoire à demi pleine, ou bien assis sur un escabeau, la partie inférieure du corps plongeant dans l'eau, la partie supérieure suffisamment recouverte. On trouve, dans la pratique des anciens médecins, le demi-bain beaucoup plus usité que de nos jours : ils s'en servaient surtout pour combattre avec succès les accidents de congestion du côté des organes thoraciques, l'employaient dans les bronchites, dans l'affection tuberculeuse. La durée du demi-bain n'excède guère quinze minutes ; sa température est plus élevée que celle du bain thermal et va d'habitude de 37° à 40°.

Bain de pieds. — Le bain de pieds au contraire a conservé toute sa vogue. Il est à eau courante, à 42°-45° et même davantage et dure de quatre à huit minutes. Les pieds et la partie inférieure des jambes sont plongés dans une cuvette où l'eau arrive par la partie latérale et s'écoule constamment par la partie inférieure. Suivant le plus ou moins de sensibilité du sujet, il y a au début une impression plus ou moins pénible : quelquefois le premier bain de pieds est intolérable ; mais l'habitude vient vite. A la sortie, la rougeur de la peau est intense, et l'on sent une chaleur très-vive aux pieds. Quelquefois, mais par exception, la tête, au lieu d'être dégagée, paraît momentanément embarrassée, ce qui peut tenir plutôt au dégagement abondant de vapeurs qui a lieu dans des cabines étroites qu'à toute autre cause. En général, au contraire, c'est une sensation de bien-être que l'on éprouve ; mais, au bout de quelques jours, la peau est parfois amollie et s'excorie un peu. C'est là un excellent moyen, tout mécanique il est vrai, car on ne saurait s'arrêter aux phénomènes d'absorption plantaire dont on a quelquefois parlé. Une forme particulière de bains de pieds, le bain de pieds en pluie, n'est que la douche en arrosoir donnée sur les jambes et les pieds. Dans une foule de stations, le bain de pieds est l'accompagnement obligé de tout traitement : il sert à la fois comme dérivatif et comme tempérant ce que la médication interne, ce que l'eau en boisson pourrait avoir de trop excitant. D'autres parties du corps peuvent être localement plongées dans le bain : c'est ainsi qu'on a le bain de bras, le bain de siège, moyens beaucoup moins mis en usage que les précédents. Le dernier est surtout employé conjointement avec la douche.

Gargarisme. — Nous mentionnerons également à cette place le *gargarisme,* qui n'est que la mise au contact de l'eau minérale avec la muqueuse des premières voies et que l'on a quelquefois désigné sous le nom de bain de gorge. Trœlsch recommande, dans les angines, de bien laisser le liquide en rapport avec le pharynx, et pour cela, au lieu de produire dès le début ce mouvement bruyant, cette agitation de l'eau dans la bouche, que tout le monde connaît, de faire comme un mouvement de déglutition incomplet et de rejeter ensuite l'eau en gargarisant, à proprement parler. Les verres qui servent aux gargarismes sont revêtus d'un couvercle pour conserver l'eau dans toute son intégrité, pour empêcher la perte, soit en chaleur, soit en substances, quand celles-ci sont facilement évaporables. La façon la plus simple de procéder pour le gargarisme est la meilleure, et l'idée en est fort bien définie par l'expression qui le caractérise comme un bain de gorge. On connaît encore d'autres pratiques : le gargarisme laryngien, qui amène le liquide sur les cordes vocales, et le gargarisme laryngo-nasal, qui fait rendre l'eau par le nez comme la fumée de tabac chez quelques fumeurs. M. Krishaber a qualifié ces pratiques de véritables *tours de force*.

Piscines. — Le bain à plusieurs se prend dans les *piscines*, et celles-ci n'ont pas seulement pour avantage de pouvoir réunir un nombre plus ou moins considérable de baigneurs, mais aussi de permettre au bain de se prolonger pour ainsi dire à volonté. La minéralisation des piscines est inférieure à celle de l'eau des baignoires, par suite de la grande surface d'évaporation qu'elles offrent. Mais, aussi, l'air est imprégné de ces produits évaporés, de telle sorte qu'on fait de l'inhalation en même temps que de la balnéation. On a aussi dans la piscine la faculté de se mouvoir, et, dans les plus grandes d'entre elles, l'exercice de la natation est possible. L'eau se renouvelle constamment, car elles sont à eau courante ; la température y est plus égale ; aussi est-on moins exposé aux causes de refroidissement et, en tout cas, peut-on y remédier par le mouvement que l'on se donne. Ces diverses conditions font que l'on peut séjourner dans un bain de piscine beaucoup plus qu'on ne le ferait dans un bain de baignoire ; aussi y reste-t-on parfois jusqu'à cinq et six heures. A Louèche, station justement célèbre, à cause de ses bains prolongés et des succès que l'on obtient grâce à eux, on commence par une heure et même moins pour aller jusqu'à cinq et six heures. Cette immersion prolongée est très-favorable dans les maladies de la peau, et peut-être pourrait-on s'en servir plus qu'on ne le fait dans quelques autres stations. On a fait plusieurs objections à cette pratique du bain en commun. On a d'abord cru qu'il pourrait en résulter des inconvénients graves au point de vue de la transmission des maladies, de la propagation des virus. L'expérience n'est en rien venue justifier ces craintes ; des médecins exerçant depuis longues années dans des villes d'eaux ont déclaré que jamais rien de pareil ne s'était passé sous leurs yeux. Il n'y a donc sous ce rapport aucun intérêt à empêcher le mélange; tout au plus faut-il veiller à ce que les gens qui sont porteurs de quelque maladie repoussante trop apparente ne viennent pas se mêler aux autres. La décence prescrit une vigilance particulière, par suite de la réunion des sexes dans un même bain, ainsi que cela se passe encore dans beaucoup de localités.

La piscine est petite, et alors elle est dite bain de famille, ou de grandes dimensions, c'est la piscine de natation. Dans le premier cas, elle peut contenir de huit à dix personnes; mais la grande piscine, telle qu'elle existe à Aix en Savoie, Dax, Cauterets, Luchon, en contient un bien plus grand nombre.

La ventilation des piscines doit être l'objet d'une

grande attention. Un travail de M. Lefort démontrait que, par suite d'une aération insuffisante, dans certaines d'entre elles l'acide carbonique prenait des proportions dangereuses. Il avait opéré sur les bains que renferme la station de Châteauneuf et avait trouvé pour la piscine Julie jusqu'à 14 pour 100, pour celles du Bain-Chaud et des Galeux 10 cent. cubes pour 100, enfin pour la piscine de la Rotonde 8 pour 100. Les quantités étaient toujours moindres le soir, ce qu'il faut attribuer à l'introduction d'un air nouveau par suite des allées et venues continuelles. Il n'en est pas moins certain que des étourdissements, de la céphalalgie, des vertiges et même des accidents plus sérieux devaient survenir chez des gens qui passaient une ou plusieurs heures dans un tel milieu. Ces observations de M. Lefort, qu remontent déjà à plusieurs années, montraient très-bien les dangers de ces espaces confinés où se prenaient certains bains de piscine; elles ont eu pour conséquence leur surveillance plus grande exercée sur tout ce qui touche à leur ventilation et l'amélioration des installations défectueuses.

Percussion. — Lorsque l'eau est projetée avec une certaine force, aux effets que sa température peut produire selon qu'elle est moyenne, élevée ou basse, il s'en joint d'autres qui sont liés à la méthode même dont on se sert pour administrer l'eau. En d'autres termes, un élément nouveau intervient : c'est la percussion qui joue vis-à-vis de la peau le rôle d'excitant énergique. Cette énergie est en rapport avec la pression de l'eau, la quantité de mètres dont elle est élevée au-dessus des appareils. Huit et dix mètres donnent déjà une impulsion très-forte; mais cette impulsion est modifiée à l'infini par le doucheur lui-même suivant les organes vers lesquels on dirige le jet, et aussi suivant les sujets.

Douche. — La *douche* a cet avantage que, toutes choses égales d'ailleurs, elle permet de supporter des températures plus élevées que le bain. Elle entoure le malade d'une buée de vapeur au milieu de laquelle il respire et qui est chargée de principes minéraux. C'est la seule circonstance qui donne à la douche aux eaux thermales quelque caractère spécial, car par tous ses autres côtés elle s'assimile totalement à celle qui est en usage dans les établissements hydrothérapiques. Il est naturel que l'impression du premier moment soit beaucoup plus saisissante dans la douche que dans le bain, surtout s'il arrive que l'on débute par le froid. Aussi une préparation, un exercice préalable sont-ils parfois nécessaires dans ce dernier cas.

La douche est un moyen qui se prête à une foule de circonstances variées, qui change de signification suivant la température de l'eau, suivant la durée de l'opération, et peut répondre avec une merveilleuse souplesse aux indications les plus variées; de même, entre des mains inexpérimentées, elle peut constituer un véritable danger.

La douche tiède ou tempérée, plus ou moins prolongée, est essentiellement calmante. Dans la douche chaude, il y a une réaction primitive dont on peut faire bénéficier le malade en limitant sa durée à un espace très-court. Quand elle est poussée plus loin, cette réaction s'éteint, la sudation se montre; dans certains cas, cette seconde période peut être utilisée. La douche froide amène au début une contraction vive de la peau, un resserrement des vaisseaux de la périphérie et un refoulement du sang vers les parties internes; mais bientôt ce refoulement est suivi d'un retour, d'un excès de chaleur, de rougeur, sur toute la surface, d'une réaction franche en un mot. Le prolongement de la douche froide pourrait donner à cette réaction des proportions inquiétantes. Les idiosyncrasies ne doivent pas être négligées ici; chez les sujets faibles, réagissant mal, le retour de la circulation peut ne s'effectuer qu'imparfaitement. Aussi doit-on soit prescrire un peu d'exercice au préalable, soit les préparer par un peu d'eau chaude ou tempérée à l'impression du froid. En résumé, appel à la peau sous toutes les formes, soit primitif, soit consécutif, suivant les températures. Réaction provoquée soit au début, soit à la fin de la douche, et entretenue immédiatement après par une promenade d'un quart d'heure à une demi-heure. Révulsion produite localement par la percussion soit sur les membres inférieurs, soit sur un point déterminé d'après la nature même de l'affection. Quand on arrive jusqu'à la sudation, le malade est *emmaillotté* dans une ou plusieurs couvertures de laine, puis couché dans son lit pour que là la diaphorèse s'établisse abondamment; qu'il s'agisse de traiter spécialement les affections articulaires ou de donner de la souplesse aux membres, on joint à la douche la pratique du massage.

Massage. — Cette pratique est ici moins compliquée que dans les établissements hydrothérapiques où l'on a implanté tous les procédés empruntés aux Arabes et aux peuples de l'Orient. Elle consiste en frictions méthodiques faites sur la partie que l'on veut traiter par un mouvement alternatif de va-et-vient et en extension modérée des articulations. Tout cela se fait sous le jet d'eau minérale.

Beaucoup de stations thermales ont le très-grand avantage de posséder en même temps de l'eau à température élevée et très-basse. Aussi sont-elles par là même très-bien disposées pour l'administration des douches de toute nature. La douche peut être donnée isolément ou bien dans la baignoire et alors précéder ou suivre le bain. Elle est générale ou locale.

La douche générale est soit en jet, soit en arrosoir, soit en lames. La première est de beaucoup la plus employée : on peut la donner à demi-jet, à jet plein, à jet brisé, et varier à l'infini à l'aide du doigt les degrés de la percussion. Elle est à température uniforme du début à la fin, ou bien à températures diverses, et alors tantôt c'est la douche alternante, quand on promène alternativement un jet chaud et un jet froid sur le corps, ou bien c'est la douche écossaise, commençant par le chaud, finissant par une demi-minute ou une minute de froid et à la suite de laquelle, par mesure de précaution, on lance pour terminer un léger jet d'eau chaude sur les pieds. L'arrosoir est de grande, moyenne ou petite dimension. Il peut se combiner ou non avec la douche en jet, dont il n'a pas la flexibilité. La douche en lames est la moins usitée.

Douches locales. — Tout établissement un peu complet doit posséder en sus la douche en cercle et l'ensemble des douches locales, que l'on réunit dans un même appareil et qui sont au nombre de cinq :

Bains de siège à épingles,
Douche périnéale,
Douche hypogastrique,
Douche lombaire,
Douche dorsale à épingles.

Celles-ci sont données communément à une température peu élevée, de 28° à 33°. Usitées surtout dans les affections des organes contenus dans le petit bassin, elles servent aussi comme révulsifs.

La douche vaginale se prend soit dans le bain, soit hors du bain. On fait usage d'un appareil spécial ou, dans le bain, d'un tuyau que l'on adapte au robinet d'écoulement. Mais la difficulté qu'il y a, dans ce dernier cas, à modérer la projection de l'eau, fait que l'on se défie beaucoup de ce dernier moyen. On accuse en effet la violence du jet de pouvoir amener certains désordres et raviver des inflammations chroniques. Ce reproche, très-réel, tient surtout au peu de discernement avec lequel les malades agissent souvent, car on doit pouvoir modérer le jet à volonté : on donne souvent la préférence à l'irrigateur simple pour faire des injections dans la baignoire.

La douche ascendante peut servir à vaincre les constipations opiniâtres, certains états d'atonie du tube digestif.

Parmi les douches locales, il faut encore signaler, comme ayant donné lieu à des applications intéressantes, les douches oculaire, auriculaire, nasale, pharyngienne.

La douche oculaire avait été préconisée par Bricheteau pour la thérapeutique ordinaire, en même temps que les applications de glace. Il s'en servait dans les inflammations aiguës et chroniques de l'œil, mais il employait de préférence la glace pour les états aigus et la douche pour les états chroniques. C'est cette dernière donnée qui est passée dans la médecine thermale. Les lavages de l'œil étaient de longue date à l'état de tradition populaire dans beaucoup de stations et auprès de sources déterminées ; les douches sont aujourd'hui utilisées dans des villes d'eau, telles qu'Uriage, Saint-Christau, Bourbon-l'Archambault, etc., contre les blépharites, les conjonctivites chroniques principalement, soit simples, soit se reliant à un état diathésique.

La douche nasale, qui se donne à l'aide d'un embout renflé pouvant boucher complètement une narine, conduit l'eau jusque dans l'arrière-gorge et lui fait faire un circuit complet ; elle rend de grands services dans l'ozène et les inflammations chroniques de la pituitaire.

La douche auriculaire, en vertu de la constitution anatomique des parties, ne peut guère servir qu'à désobstruer le conduit auditif externe, qu'il y ait accumulation de cérumen ou introduction d'un corps étranger. Il faut qu'elle soit donnée très-doucement, pour éviter toute action trop violente contre la muqueuse du tympan. Le vrai moyen de faire pénétrer l'eau minérale dans la caisse serait le cathétérisme de la trompe et l'injection par ce canal. La douche pharyngienne se rattache directement à la pulvérisation.

Inhalation. — Certaines parties qui se dégagent de l'eau minérale, soit naturellement, soit artificiellement, entraînent avec elles une plus ou moins grande quantité de leurs éléments constituants. Ce sont des vapeurs, des gaz, tels que l'oxygène, l'azote, le gaz hydrogène sulfuré, l'acide carbonique ; des particules minérales, comme le chlorure de sodium, l'arsenic, etc. En vertu de leur force d'expansion ou de l'impulsion qui leur est donnée, ces vapeurs, ces gaz, ces substances peuvent pénétrer dans les voies respiratoires, agir sur elles topiquement ou par absorption, et là-dessus s'appuie toute une série de moyens qui se rattachent à l'inhalation et à la pulvérisation.

Par ordre de date, l'*inhalation* est la première ; elle utilise les vapeurs qui se dégagent des sources. Ces vapeurs sont de deux sortes : vapeurs spontanées et vapeurs forcées, c'est l'inhalation à une température élevée. Ou bien à l'aide d'une extrême division de l'eau, on répand celle-ci en poussière ténue dans une salle où se trouvent un certain nombre de malades. C'est l'*inhalation froide* qui a donné la première idée de la pulvérisation. Les salles d'inhalation chaude sont des étuves humides où, comme au Mont-Dore, les malades sont entièrement plongés dans la vapeur d'eau et en sont imprégnés, de telle sorte qu'il n'y a pas seulement respiration d'une atmosphère chargée, mais action générale sur tout l'organisme, sudation, etc. Des gradins sont disposés de bas en haut, et la température, qui est dans les parties inférieures de 25° seulement, s'élève aux parties supérieures jusqu'à 45° ; il est alors possible de graduer la chaleur pour chacun, de maintenir aux degrés inférieurs les gens sujets à des affections des voies respiratoires, que des vapeurs trop irritantes exposeraient à de sérieux inconvénients. Des analyses exactes ont prouvé que l'on retrouvait dans les vapeurs les parties qui entrent dans la composition de l'eau. Saint-Honoré, Lamotte, Allevard offrent des installations d'un autre genre. A Allevard (24°), l'eau sulfureuse arrive en jet jusqu'au plafond et là elle se brise contre une sphère creuse; à Saint-Honoré (18° à 20°), venue des parties supérieures, l'eau se divise en une foule de petits filets; à Lamotte, en 1845, M. Buissard fit installer un disque d'où l'eau jaillissait par une multitude de petits trous et se répandait dans la salle; c'était là un acheminement vers la pulvérisation.

C'est principalement dans les stations pyrénéennes que l'on s'est servi des vapeurs spontanées. A Amélie-les-Bains, l'établissement Pujade est construit sur le griffon de la source Amélie; la vapeur d'eau et les gaz qui s'en échappent pénètrent dans la salle au moyen de quatre bouches métalliques munies de couvercles mobiles qui permettent d'en graduer l'entrée; dans la salle d'inhalation des thermes romains, on trouve deux appareils destinés au dégagement des vapeurs sulfureuses : l'un consiste dans une grande vasque contenant une nappe d'eau qui se renouvelle constamment ; l'autre se compose de deux bassins superposés qui reçoivent l'eau projetée par un tuyau placé à la partie supérieure (Ach. Bouyer). La première sensation que l'on éprouve dans la salle d'inhalation et dès que l'on est habitué à cette atmosphère épaisse est une sédation générale. La respiration est plus libre, le pouls a diminué de fréquence, il y a un bien-être réel; cette première phase est suivie d'une réaction qui se montre tantôt au bout d'une demi-heure, tantôt beaucoup plus tôt ou beaucoup plus tard. En effet, suivant le plus ou moins d'habitude du malade, on voit la réaction se déterminer très-vite ou très-lentement ; aussi est-il prudent de donner aux séances une durée qui ira toujours en croissant et de prescrire de faire au début un très-court séjour dans les salles. Trois périodes sont admises : 1° de sédation, 2° de réaction, 3° d'excitation (Niepce). Parmi les désavantages qu'offre l'inhalation à haute température, le plus grand est d'exposer les malades à des sudations abondantes qui font que leur sortie de la salle où règne une atmosphère artificielle n'est pas sans dangers. La vapeur d'eau mélangée aux autres vapeurs et aux particules minérales est la cause de cet inconvénient, que l'on évite par l'inhalation froide. Dans celle-ci, au moyen de procédés mécaniques, on répand dans l'air l'eau indéfiniment divisée ; cette eau entraîne avec elle les principes qui la constituent, sans qu'il soit besoin pour cela d'une volatilité particulière. Aussi a-t-on fait l'application de ce système à des eaux de minéralisation variée, aussi bien chlorurées sodiques et arsenicales que sulfureuses et sulfhydriquées. On a encore remplacé l'inhalation par aspiration directe des vapeurs spontanées ou des vapeurs forcées à une température élevée, par le humage.

Humage. — Celui-ci est, à proprement parler, l'aspiration par un tube des vapeurs d'eau minérale qui par là pénètrent directement jusqu'à la muqueuse pulmonaire. Le humage est aujourd'hui usité dans beaucoup de villes d'eaux; il y a longtemps que M. Lambron a donné la description de celui qui existe à Luchon, près des griffons mêmes de la source. Cauterets également a remplacé l'inhalation générale par cette inhalation partielle. Il existe à Panticosa (Aragon) un système de humage qui se rapproche beaucoup de l'inhalation froide. L'eau, qui est à 24°, est divisée et pulvérisée par un appareil, et l'on aspire par un tube en forme de conque les produits de cette pulvérisation; nous ne connaissons rien d'analogue en France. Il est probable que ce procédé de humage a quelques avantages sur celui qui est généralement employé. L'eau que l'on aspire n'a sans doute pas ici les propriétés excitantes qui font du humage ordinaire un moyen délicat à employer, très-utile dans les cas de bronchites chroniques, de catarrhes avec emphysème et dyspnée, mais dont la plupart des médecins des eaux s'abstiennent aujourd'hui dans des affections qui demandent plus de ménagements, entre autres dans la phthisie pulmonaire.

De l'inhalation à la pulvérisation, il n'y a qu'un pas. C'est la même idée, le procédé seul diffère. Déjà l'inhalation froide était un acheminement vers le procédé actuel de pulvérisation des liquides.

Pulvérisation. — Les bains à l'hydrofère de Mathieu de la Drôme reposaient sur ce même principe. C'est le Dr Sales-Girons, mort tout récemment, qui, de concert avec M. de Flubé, propriétaire des bains de Pierrefonds, construisit le premier pulvérisateur. Quelques lignes d'historique montreront bien la différence qui existe entre les espérances que cette invention fit concevoir à sa naissance et la place fort belle, mais plus restreinte, qui lui est assignée aujourd'hui. Les salles de pulvérisation sont nombreuses et bien installées en France; parmi les plus connues, citons Enghien, Luchon, Cauterets, le Mont-Dore, Allevard, Saint-Honoré. L'eau arrive dans les appareils avec une pression déterminée (à domicile et avec les appareils portatifs, on fait usage d'une petite pompe). Cette eau s'écoule par un jet mince qui vient frapper soit une toile, soit une surface métallique. Les trois procédés dont on se sert pour la pulvérisation sont le tamis, la palette et le tambour. Le tamis est un disque qui entoure une toile de métal fin à travers laquelle l'eau se divise. La palette est une plaque concave d'un côté, convexe de l'autre, avec un bord tranchant en haut, et c'est sur ce bord que vient se briser l'eau. Le tambour est une petite caisse avec une ouverture latérale à travers laquelle passe le jet pour aller dans l'intérieur rencontrer un disque qui le rompt.

Dans son premier mémoire, lu devant la Société d'hydrologie le 8 octobre 1856, Sales-Girons donna surtout la description de l'appareil et de l'idée qui avait présidé à sa construction. A la fin de l'année suivante il communiqua une série d'observations d'où il résultait que la nouvelle méthode produisait de très-bons effets chez les tuberculeux; la pénétration jusqu'aux ramifications les plus extrêmes des bronches ne faisait pas pour lui un doute, et il avança même que ce moyen avait une supériorité réelle sur l'absorption de l'eau en boisson, « les organes respiratoires étant des organes généralisateurs, et la médication qu'on y fait n'étant pas de la médication locale. » Ce fut cependant sur ces deux points, pénétration de l'eau et action dans la phthisie pulmonaire, que portèrent tout d'abord les contestations. Successivement, Briau, Delore, Demarquay, M. Piétra-Santa firent des expériences à ce sujet. Briau, ayant fait inhaler du ferrocyanure de potassium, en reconnut la présence dans le larynx, la trachée et les voies bronchiques à l'aide du perchlorure de fer, et, renversant l'expérience, il obtint le même résultat chez le lapin. Mais, chez le cheval et le chien, il ne les retrouva plus. Après lui, Delore de Lyon, M. Piétra-Santa, nièrent la pénétration. Celle-ci fut prouvée par Demarquay et par les expériences que fit ensuite Réveil. Demarquay, plaçant une femme trachéotomisée dans une atmosphère d'eau pulvérisée dans laquelle on avait fait dissoudre du tannin, constata au bout de quelques minutes que du papier imbibé de perchlorure de fer et introduit par l'orifice de la canule dans la trachée-artère se colorait en noir. Réveil démontra la présence de l'iodure de potassium dans les urines au bout d'un quart d'heure de pulvérisation de 6 grammes de cette substance dissous dans 250 grammes d'eau distillée. Tout en établissant la pénétration, il fit dans son rapport cette restriction qu'elle n'était pas assez complète pour constituer un moyen thérapeutique bien puissant. Restait la question de décomposition et de perte des principes de l'eau que l'on disait arriver très-rapidement par cette dispersion. Ici encore, Réveil donna la solution. Il prouva, en faisant ses essais successivement sur l'eau de Bonnes et sur celles de Cauterets, de Gazost (Hautes-Pyrénées), d'Enghien, de Gamarde (Landes), que les eaux sulfurées calciques, sulfurées sodo-calciques perdent une grande partie de leur principe sulfuré; que les sulfurées sodiques proprement dites conservent un degré sulfhydrométrique presque égal.

Relativement à une dernière objection que ce poudroiement de l'eau soulevait, à savoir qu'il se produisait un abaissement de température considérable, qui pouvait être nuisible à certains malades, surtout à ceux qui étaient atteints d'affections des voies respiratoires, il établit que cet abaissement était moindre qu'on ne le croyait et que la poussière d'eau se mettait bientôt en équilibre avec l'air ambiant. L'admission du fait physiologique de la pénétration des liquides dans les bronches n'a pas eu pour conséquences l'extension de l'emploi de ce moyen aux maladies de poitrine. Cette application première est au contraire à peu près complètement abandonnée. Cliniquement, on restreint l'emploi de l'eau pulvérisée aux maladies du larynx et de l'arrière-gorge. Il ne faut pas oublier que l'on doit faire entrer en ligne de compte la percussion en même temps que la composition des liquides. Cette percussion est un danger dans certaines laryngites douteuses; elle devient en revanche un adjuvant précieux dans d'autres cas pour réveiller les muqueuses et provoquer de vives réactions.

Acide carbonique. — L'acide carbonique que laissent dégager à l'état libre et en grande quantité certaines sources surtout bicarbonatées est employé en bains, en douches, en inhalation. Le premier, M. Goin en fit l'application en France à la station de Saint-Alban. M. Willemin a obtenu de bons effets des douches de ce gaz dans quelques affections de l'utérus. L'action en est excitante et à ce titre recommandable contre certains états torpides; mais il faut également en graduer très-méthodiquement l'administration de crainte de produire des vertiges, des éblouissements, des congestions. L'acide carbonique inhalé doit être mélangé d'une grande quantité d'air; sans cela, il amènerait très-vite les phénomènes bien connus de l'asphyxie, désoxydation des globules rouges, coloration noirâtre et fluidification du sang. La proportion la plus convenable pour le mélange d'air et de gaz destiné à l'inhalation varie de 2 à 4 ou 5 parties d'acide carbonique pour 95 à 98 parties d'air respirable. On peut quelquefois pousser jusqu'à 8 et 10 pour 100; mais, au delà de ces limites, il y aurait de graves accidents à encourir (Lebret).

Boues minérales. — Les boues dont on fait usage dans quelques stations contre les paralysies, les rhumatismes à forme torpide, sont des boues minérales et des boues végétales; les premières sont les plus usitées. Des sources chaudes détrempent un terrain tourbeux (Barbotan, Saint-Amand) ou un limon fluviatile (Dax); il en résulte une matière épaisse, de peu de consistance et dans laquelle on enfonce facilement. Tantôt les bains de boues se prennent sur place; l'espace est alors divisé en une série de compartiments; les malades restent un temps variable plongés dans le sol boueux dans lequel ils se maintiennent à l'aide de simples cordes dans les installations primitives ou par des appareils plus perfectionnés; d'autres fois, la boue est recueillie et placée dans des baignoires. Ces boues sont récentes ou anciennes; en Allemagne (Franzensbad), ce sont des boues que l'on a fait dessécher l'année précédente que l'on emploie; on peut, en dehors de l'immersion complète, avoir recours aussi aux applications locales, surtout des boues à limon végétal (Dax, Néris, Luchon).

L'explication rationnelle de l'usage déjà fort ancien des boues médicamenteuses se trouve dans leur mode de contact particulier et prolongé avec la surface tégumentaire. Il en résulte une action excitante et consécutivement une action résolutive dont les effets ont été depuis longtemps vantés et sont établis sur nombre de preuves cliniques très-précises.

Topiques. — Les conferves, les algues, les plantes microscopiques de toute espèce, recueillies dans les bassins, dans les conduits ou bien aux griffons, ont servi à la confection de topiques que l'on conseille quelquefois, sans qu'on puisse leur assigner des propriétés remarquables autres que celles de l'eau minérale qu'ils ont retenue.

Arénation. — L'arénation ou bain de sable est un procédé très-usité de longue date dans l'île d'Ischia et que l'on a adopté maintenant sur quelques plages françaises, comme Arcachon (Pereira). Echauffé par les rayons du soleil, le sable garde très longtemps sa chaleur ; grâce à cela, le corps étant plongé dans un terrain sablonneux, il se fait une réaction du côté de la surface tégumentaire ; ce n'est en somme qu'un mode nouveau d'utiliser une température élevée et assez constante.

CHAPITRE II

COMPOSITION ET CLASSIFICATION DES EAUX MINÉRALES

Définition. — La désignation d'eaux minérales, consacrée par l'usage, n'est pas d'une exactitude rigoureuse, car la minéralisation est le caractère commun de toutes les eaux qui ne sont pas l'eau distillée ; mais on désigne sous ce titre les eaux naturelles qui par leur température et les ingrédients qu'elles renferment peuvent servir à un usage thérapeutique. On a substitué à ce terme celui d'eaux médicinales naturelles, qui semble mieux approprié. Il faut donc trouver dans ces eaux quelque chose qui les mette en dehors des eaux potables ordinaires. Ce quelque chose réside soit dans la présence de certaines substances spéciales, soit dans l'exagération des proportions de principes communs, soit dans la dose de calorique dont elles sont douées. Les eaux médicinales naturelles peuvent tirer leur origine des terrains immédiatement sous-jacents et n'être en somme que la reproduction de la composition de ces terrains, tout comme on le voit pour les eaux de toute nature. Ainsi certains sols, houillers, cuivreux, pyriteux, rendent les eaux qui leur sont venues par infiltration, chargées de principes analogues à ceux qu'ils renferment; c'est là un mode de formation très-apparent des eaux dites de lixiviation, les moins communes de beaucoup parmi les sources minéro-thermales répandues sur la surface du globe. Le plus grand nombre au contraire des sources minérales naturelles a une origine plus profonde, plus difficilement explicable. et, parmi les problèmes que leur point de départ a soulevés, il en est sans doute qui n'ont pas encore trouvé leur solution définitive. Ces dernières sources d'origine profonde sont plus spécialement thermales, d'habitude, mais non toujours fortement minéralisées.

Origine. — On s'est demandé d'où venait leur chaleur, d'où venaient les principes qu'elles renfermaient dans leur sein. On attribue aux couches profondes du sol même d'où elles sortent la propriété de fournir les bases qu'elles recèlent; mais, comme pour des terrains analogues on trouve des eaux de composition différente, il faut bien admettre qu'un autre élément intervient dans leur formation. Cet autre élément serait la présence de courants acides, gazeux, faisant irruption avec plus ou moins de violence, dissociant certaines bases, en laissant intactes certaines autres, dans des conditions dont beaucoup nous échappent encore. L'eau, véhicule du tout, provient sans nul doute des infiltrations soit marines, soit terrestres qui, par voie de capillarité, se font jour jusqu'aux parties centrales du globe. La stabilité remarquable de la composition de ces eaux, stabilité qui sans être absolue, puisqu'on a signalé assez souvent des écarts, peut être admise comme un fait général, rend plausible cette façon d'envisager leur production.

Thermalité. — Les eaux minérales sont froides, tempérées ou chaudes, suivant qu'elles sont au-dessous de 20°, de 20° à 35° ou au-dessus de 35°. Les températures les plus élevées que l'on connaisse sont celles des geysers d'Islande (113°), des sources d'Ischia (Italie, 100°), de Hammam-mes-Koutin (Algérie, 88°), etc. Les différences si étendues des températures tiennent au plus ou moins de profondeur d'origine, et aussi aux incidents du parcours, au mélange de sources froides, au plus ou moins d'obliquité dans la direction du centre à la surface. La plupart du temps, les sources émergent au niveau des failles, par des fentes naturelles, au point de jonction de terrains de constitution dissemblable. Ce calorique, au sujet duquel on a émis plusieurs hypothèses, que l'on a regardé comme doué de propriétés mystérieuses, se distinguant par plusieurs de ses qualités du calorique artificiellement produit, ne paraît pas, tout bien considéré, être d'autre nature que ce dernier. Il s'en distinguait, disait-on, en cela que l'eau thermale chaude se refroidissait plus lentement que l'eau chauffée par d'autres procédés; mais des recherches récentes ont prouvé que c'était là une illusion des expérimentateurs, un résultat du besoin que l'on éprouvait de trouver encore dans cette distinction un moyen d'expliquer les effets spéciaux attribués à cette thermalité. Le calorique des eaux thermales a sa source dans le centre même de la terre, soit qu'on le regarde comme dû au voisinage de volcans en ignition : ceux-ci échaufferaient l'eau placée dans leur voisinage, et cette eau, par la force de pression des gaz et des vapeurs développés, remonterait par toutes les scissures que lui offrent les interstices du sol à la surface de la terre ; soit que leur chaleur doive être attribuée à la chaleur naturelle du centre de la terre. On sait en effet aujourd'hui que la chaleur va croissant d'un degré centigrade par 25 mètres à mesure qu'on avance dans la profondeur du sol. Cette température des eaux éprouve des changements subits qui ne peuvent être soumis à une loi régulière et qui ont été reconnus dès la plus haute antiquité. Les observateurs les ont vus se reproduire de nos jours sous les climats les plus divers. Anglada trouva en 1818 et 1819 que les constatations donnaient toutes des chiffres bien inférieurs sous ce rapport à ceux qu'avait recueillis Carrière en 1754. De Humbold et Boussingauld trouvèrent à vingt-trois ans de distance, à la même source des Cordillières des Andes, le premier 59°, 3, le second 64°. Parfois les grandes secousses du sol, les tremblements de terre, amènent des variations brusques et très-prononcées. Il en fut ainsi pour la source de la Reine à Luchon, au moment du tremblement de terre de Lisbonne en 1775 ; elle augmenta tout d'un coup de 41°, 6. Il en a été de même à plusieurs reprises, mais dans des proportions bien moindres, pour certaines sources des Pyrénées.

Electricité. — On a beaucoup parlé dans ces dernières années du rôle que joue l'électricité dans les eaux minérales, et Scoutetten a surtout insisté là-dessus, en prétendant qu'une bonne partie de leurs effets thérapeutiques était due à cette cause. Après avoir constaté la présence d'un courant électrique entre l'eau distillée et l'eau minérale, l'eau potable et l'eau minérale, il montra qu'il s'en développait également dans le bain d'eau thermale. Ainsi, s'étant placé lui-même dans un bain de cette nature, avec une électrode fixée dans l'épaule et l'autre électrode plongée dans le liquide, il vit un courant s'établir, mais il ne faisait en somme que constater un fait physiologique et qui se produit aussi bien dans tout autre milieu. Ce fait est dû à la présence des courants électriques développés dans les muscles et dans les profondeurs des tissus. D'un autre côté, Scoutetten ne vit pas l'existence d'un autre courant électrique très-réel dans le bain minéral et signalé par M. Lambron. C'est celui qui va des parties superficielles aux parties profondes. La conclusion que Scoutetten tire de ses diverses expériences est également peu en rapport avec ce que nous savons du rôle thérapeutique de l'électricité. En effet, il admettait que toutes les sources minérales, au moment où elles émergent du sol, et en vertu des forces électriques qu'elles recèlent dans leur sein, sont douées de la proprieté de produire une excitation sur l'organisme humain. Ce que l'on sait pratiquement de la différence des courants intermittents (excitateurs) et continus (sédatifs) ne permet pas de se ranger à cette manière de voir. Aussi, sans vouloir nier le rôle que peut jouer cet agent mystérieux dans l'ensemble des effets de la médication minéro-thermale, est-il prudent d'attendre de nouvelles recherches avant de se prononcer. L'action de l'électricité n'a pas été dans l'espèce décrite d'une façon même satisfaisante; peut-être bien est-elle d'ailleurs réelle, et c'est ce que l'avenir apprendra.

Composition. — Outre les substances banales contenues dans l'eau ordinaire et qu'elles renferment pour la plupart, les eaux minérales se distinguent ou par de nouveaux ingrédients, ou par des proportions beaucoup plus considérables de substances déjà contenues dans l'eau commune. Les ingrédients nouveaux avaient jusqu'ici été regardés comme se trouvant en petit nombre. Voici le tableau de ceux qu'on rencontre le plus habituellement, emprunté à M. Durand-Fardel et tracé indistinctement, sans avoir égard à leur ordre d'importance :

Acides.	Bases.	Gaz.
Carbonique.	Soude.	Carbonique.
Sulfurique.	Potasse.	Sulfhydrique.
Sulfhydrique.	Lithine.	Azote.
Chlorhydrique.	Chaux.	
Iodhydrique.	Magnésie.	
Bromhydrique.	Manganèse.	
Arsénique.	Fer.	
Silicique.	Cuivre.	
	Matière organique azotée.	

Des procédés nouveaux, la recherche des métaux à l'aide du spectroscope d'après les procédés de Kirchoff et Bunsen, l'analyse par grandes masses de liquide, ont permis à M. Garrigou de multiplier considérablement le nombre de ces substances. Il est difficile d'assigner à ces nouvelles découvertes leur valeur pratique. Les quantités sont infinitésimales, et sans doute la thérapeutique ne retire pas de grands avantages de la présence de tous ces corps. Ces recherches n'en offrent pas moins un grand intérêt et méritent d'être consignées ici. C'est ainsi que, analysant comparativement les diverses sources des Pyrénées, M. Garrigou est arrivé aux résultats suivants :

Les eaux expérimentées ont été celles d'Aulus, Ax, Barèges, Saint-Boès, Eaux-Bonnes, Cadéac, Capvern, Cauterets, Eaux-Chaudes, Gamarde, Luchon, Saint-Sauveur, Salies-de-Béarn, Tramesaygues.

La présence de la potasse, de la soude, du phosphore, celle de l'alumine, du manganèse, du fer ont été constatées partout; on a de plus rencontré : la *strontiane* à Aulus, Saint-Boès, Capvern, Gamarde et Luchon; le *cuivre* et l'*arsenic* partout, sauf peut-être l'arsenic aux Eaux-Chaudes; l'*antimoine* à Barèges, Capvern, Aulus, Cauterets. Le *cobalt*, douteux à Aulus et aux Eaux-Bonnes, existe à Capvern, Saint-Boès, Gamarde et Luchon; le *tellure* à Aulus et Capvern; le *plomb* à Aulus, Capvern, les Eaux-Chaudes, Gamarde, Luchon, Saint-Sauveur. Le *bismuth* n'a été trouvé qu'à Luchon seul; le *cæsium* et le *rubidium* à Luchon, Aix, Tramesaygues; le *rubidium* isolément aux Eaux-Bonnes; l'*iode* à Saint-Boès, Salies, Luchon; le *bromure* à Saint-Boès et Luchon; le *brome* à Salies; le *chrome* à Aulus. Ces constatations que M. Garrigou poursuit infatigablement par les mêmes méthodes qu'il applique aux eaux d'Auvergne après les avoir appliquées aux eaux des Pyrénées, ne permettent jusqu'ici et ne permettront guère de longtemps de tirer des conclusions cliniques au sujet des nuances que l'on avait observées au point de vue de leur action entre des eaux considérées comme similaires ou très-rapprochées; mais elles offrent, en tout cas, un grand intérêt de curiosité. Dernièrement, le même chimiste a signalé la présence du mercure dans les eaux de la Bourboule. Les corps qui jusqu'à nouvel ordre sont reconnus comme ayant une véritable importance médicale sont, tout d'abord ceux qui ont servi à caractériser les grandes divisions d'eaux minérales, comme les sulfures de sodium et de calcium, le bicarbonate de soude, le chlorure de sodium, les sulfates de soude et de magnésie, le fer. Plusieurs d'entre eux constituent des médications bien tranchées auxquelles les éléments accessoires, l'état de dissolution, donnent des caractères différents de ceux que les mêmes corps possèdent dans la thérapeutique ordinaire, mais s'en rapprochant par des côtés communs et parfaitement reconnaissables. Aussi peut-on bien délimiter des médications telles que les médications sulfureuse, bicarbonatée sodique, saline, ferrugineuse. D'autres corps, sans jouer un égal rôle, peuvent cependant exister en quantité suffisante pour être pris en grande considération. Parmi les gaz, l'acide carbonique, se dégageant à l'état libre dans une foule de sources salines, ferrugineuses, alcalines, est produit parfois en si grande quantité qu'on a pu l'utiliser soit en inhalation, soit en bain pour un mode de traitement spécial.

L'arsenic, dont l'importance s'est accrue dans ces derniers temps au point que quelques auteurs, Bazin entre autres, ont créé une classe d'eaux arsenicales, considérées, d'après les idées médicales régnantes, comme surtout applicables à la diathèse herpétique et ses manifestations, l'arsenic a été signalé pour la première fois en 1839, par M. Tripier, dans les eaux de Hammam-mès-Koutin (Algérie). Depuis lors, il a été retrouvé dans un nombre incalculable de sources, et sa présence même aux doses les plus minimes est venue donner dans bien des cas une explication peut-être trop facilement mise en avant de leurs effets curatifs. Il faut évidemment beaucoup rabattre de ce premier enthousiasme, et si l'arsenic, médicament énergique, existe à doses très-notables dans quelques fontaines, ce n'est certainement pas une raison suffisante pour que des traces presque impondérables de ce métal soient invoquées à tout propos comme constituant la plus précieuse des acquisitions pour telle et telle station. En effet, l'arsenic existe à peu près partout, mais il ne mérite pas d'être signalé partout. Les quatre stations qui en France contiennent les doses les plus appréciables de ce médicament sont les suivantes :

	Arséniate de soude.
La Bourboule.	0gr,014 (Lefort).
	0 ,020 (Thénard).
	0 ,028 (Millot, Riche).
	0 ,044 (Garrigou).
Vichy	0 ,003 (Bouquet).
Le Mont-Dore.	0 ,0009 (Lefort).
Plombières ...	0 ,0006 (O. Henry et Lhéritier).
	0 ,0002 (Lefort).

Les propriétés énergiques excitantes et altérantes de l'iode, le rôle qu'on lui a fait jouer dans la thérapeutique, dans l'hygiène, l'influence que l'on a attribuée à sa présence dans les eaux potables, avaient conduit quelques auteurs, entre autres Pétrequin et Socquet, à créer une classe d'eaux iodurées, ou mieux bromo-iodurées, à cause de la présence simultanée du brome. Bazin avait joint les bromo-iodurées aux chlorurées ; cette classe ne renfermerait qu'un nombre très-restreint de sources. L'iode existe dans presque toutes et est emprunté surtout aux conferves et aux matières végétales que les eaux renferment. Elle n'est que bien rarement abondante, et dans des sources qu'il est possible de caractériser par d'autres éléments ; les principales sont : en France, Challes, Bondonneau, Coize ; à l'étranger, Saxon en Valais, San-Gottardo (province de Trévise), Kreusnach.

La lithine a été fort employée dans ces derniers temps contre la goutte et les affections arthritiques. Aussi voit-on quelquefois employer la désignation d'eaux lithinées. Les principales sources qui renferment de la lithine sont Royat, Ems, Vichy. Les sels de lithine sont fortement diurétiques ; ils rendent l'urine alcaline. Mais, jusqu'à nouvel ordre, on n'a pas une assez grande certitude de l'effet des eaux lithinées en médecine thermale. Aussi est-il bon de se tenir sur la réserve. M. Henri Byasson, dans un travail récent sur les eaux potables des Pyrénées, a démontré qu'elles renfermaient toutes des quantités appréciables de lithine. Le cuivre existe à Saint-Christau dans des proportions peu considérables, à Cransac (Aveyron), à Levico (Italie), enfin beaucoup plus abondant dans quelques eaux qui se trouvent en Espagne au voisinage d'abondantes mines de ce métal. Ces eaux peuvent en retenir assez pour devenir toxiques.

Rien n'est plus banal à proprement parler que la présence de la silice et de sels de silice dans une foule d'eaux de toute nature. Les silicates alcalins sodiques et potassiques sont abondants dans les sources des Pyrénées, et Gigot-Suard avait classé ces dernières d'après leur richesse en sels alcalins. Cette division n'a pas jusqu'ici été féconde en déductions bien pratiques ; elle n'est qu'ingénieuse ; mais cependant elle méritait d'être signalée.

Matières organiques. — On trouve encore dans une foule d'eaux minérales des matières organiques ou organisées, des conferves, des algues : ainsi à Néris, à Vichy, dans toutes les stations des Pyrénées, à Plombières, à Saint-Honoré, à Valdieri (Italie) et dans une foule d'autres localités. C'est lorsqu'elles viennent au contact de l'air que ces eaux reçoivent de lui les germes des végétaux microscopiques qui vivent en elle et renferment des quantités d'infusoires. Les conditions de leur développement sont la température et la composition même de l'eau minérale. Le principe qui sera favorable à l'éclosion d'une espèce exclura telle autre, et c'est ce qui explique les caractères différents de ces végétaux suivant les classes d'eaux et les stations dans lesquelles on les observe. A Néris, on signale deux sortes de conferves, l'une des bassins chauds, l'autre dite du bassin de réfrigération. Petit en a également décrit dans l'eau de Vichy; ainsi elles sont abondantes et ont été amplement étudiées dans les eaux sulfureuses des Pyrénées. On en a décrit deux espèces, l'une tenue en dissolution, l'autre en suspension. La première a été appelée barégine ou glairine; la seconde a reçu de Fontan le nom de sulfuraire. C'est par l'évaporation de l'eau minérale que l'on obtient la glairine. La sulfuraire se rencontre partout dans les conduits des eaux, dans le fond des bassins, où on la recueille pour l'employer à des applications topiques. Elle est formée de végétaux microscopiques, confervoïdes, disposés en filaments très-serrés. Au milieu de ces végétaux vivent des infusoires appartenant aux genres monas et leucophres, des helminthes, des crustacés, mais surtout la monas sulfuraria, qui se rencontre le plus fréquemment. M. Lambron ne voit dans ces différentes matières organiques que deux modes de la même substance qui aurait une partie soluble (sulfurose) et une partie concrète (sulfurine).

Classification des eaux minérales. — Une classification repose toujours sur une donnée principale qui doit servir comme de fil conducteur. C'est ainsi que, suivant les points de vue auxquels on s'est placé, on a classé les eaux minérales, soit d'après des données géologiques, d'après des données physiologiques, ou d'après des données chimiques; toutes ces classifications ont cela d'imparfait que, d'après nos notions actuelles, elles sont sujettes à pouvoir être modifiées tous les jours.

La classification géologique (Brongniart) ne pouvait être utilisée en médecine thermale, mais simplement servir à renseigner au sujet de l'origine des eaux, des rapports qui existent entre le principe qu'elles tiennent en dissolution et les terrains qui composent l'écorce du globe.

Palissier avait tenté un essai de classification basée sur la physiologie thérapeutique. Il avait admis des eaux toniques, rafraîchissantes, adoucissantes, calmantes, enfin les classifications purement chimiques, c'est-à-dire reposant sur la prédominance absolue de tel ou tel principe, sans tenir compte de l'importance thérapeutique, ne répondaient qu'imparfaitement à la nécessité d'établir un ordre pratique. Deux idées ont servi concurremment à fixer les limites de démarcation. La composition même de l'eau minérale, l'existence d'un principe dominant entre pour premier élément de classification; mais, pour que ce principe serve de fondement à toute une classe, il faut qu'il soit reconnu jouer un rôle prépondérant dans les actions thérapeutiques. Cette dernière donnée suffit même à l'exclusion de la première pour légitimer la création d'une classe. C'est ainsi que le fer, le soufre, dont les quantités sont autrement minimes que celles du chlorure de sodium et du bicarbonate de soude, doivent à l'action qu'ils exercent d'avoir servi à établir les eaux sulfureuses et ferrugineuses. Ainsi donc, d'un côté la quantité chimiquement reconnue d'un corps en dissolution dans l'eau minérale, de l'autre la valeur thérapeutique de ce même corps : voilà les deux bases sur lesquelles s'appuient toutes les classifications actuelles, qui ne diffèrent entre elles que par quelques variantes. Les divisions principales ont été créées d'après la présence des acides sulfurique, sulfhydrique, carbonique, chlorhydrique et du fer : ce sont les sulfurées, les chlorurées, les bicarbonatées, les ferrugineuses. La classe des sulfatées a été jointe par beaucoup d'auteurs à celle des chlorurées, par la raison que les sels qui la déterminent coexistent la plupart du temps avec une quantité souvent notable de chlorures. Dans les trois premières de ces divisions, suivant que les acides sont combinés avec une des trois bases principales : la soude, la potasse et la magnésie, on a introduit des subdivisions. Dans la classe des eaux ferrugineuses, suivant que le fer est combiné d'un des trois acides crénique, carbonique et sulfurique, on a également formé trois subdivisions.

Dans chacune de ces familles, il y a des eaux types, placées pour ainsi dire au sommet de l'échelle et représentant de la manière la plus accentuée la médication dont elles portent le nom ; il y a des eaux atténuées, diminuées, qui, par transition insensible, perdent les propriétés de leur classe pour en acquérir d'autres, eaux dégénérées ou modifiées, de même qu'à la limite des espèces les types s'effacent et sont moins distants de ceux des espèces voisines. Il y a des eaux qui sont un mélange remarquable des propriétés et de la composition de deux classes : telles sont les chlorurées sulfureuses, comme Gréoulx, Uriage, Aix-la-Chapelle. Enfin bien des fontaines n'ont pas une assez grande simplicité de composition pour pouvoir être facilement renfermées dans tel ou tel cadre, mais au contraire ont plusieurs principes prépondérants, et alors elles sont mixtes ou polymétalliques, selon l'expression de M. Rotureau. Le type de ces polymétalliques est Carlsbad, dont tout le monde connaît la puissante spécialisation.

Il faut tenir compte de toutes ces nuances ; elles donneront souvent la clef des diversités d'action infinies et même contradictoires que l'on signale dans des eaux minérales parfois rangées sous la même enseigne. Il faut se bien pénétrer surtout de ce fait que la nature n'a pas de ces séparations inflexibles que le besoin de méthode force à introduire, mais que tous les degrés sont représentés et vont en s'enchaînant. Par opposition aux eaux polymétalliques, M. Rotureau avait admis les eaux amétalliques, expression moins heureuse, parce qu'elle semble exprimer un fait moins exact. Ces amétalliques, qui ont pour caractère de n'être minéralisées que d'une façon insignifiante, sont successivement devenues les eaux inermes, indifférentes, indéterminées. Ce dernier terme est aujourd'hui adopté. On admet donc cinq classes, qui sont :

- 1° Les eaux sulfureuses
  - sulfurées sodiques.
  - sulfurées calciques.
  - Complexes ou polymétalliques.
- 2° Les eaux bicarbonatées
  - sodiques
  - calciques
    - mixtes.
    - chlorurées.
    - sulfatées.
    - chlorurées sulfatées.
- 3° Les eaux salines
  - chlorurées sodiques
    - bicarbonatées.
    - sulfatées.
    - sulfureuses.
  - sulf^{at}.
    - sodiq.
    - calciq.
    - magn.
      - mixtes.
- 4° Les eaux ferrugineuses
  - carbonatées.
  - crénatées.
  - sulfatées.
- 5° Les eaux indéterminées.

et des médications bien distinctes, en rapport avec ces cinq classes :

La médication sulfureuse,

La médication par les eaux bicarbonatées,

La médication par les eaux salines,

La médication ferrugineuse,

La médication par les eaux indéterminées.

M. le professeur Gubler a donné une analyse des propriétés médicinales de ces diverses eaux mises en regard de leur caractéristique chimique. Ainsi il y a des eaux :

Anesthésiques ;	ce sont les eaux carbo-gazeuses.
Astringentes ou styptiques ;	sulfatées ferriques et ferro-cuivriques.
Diurétiques ;	salines mixtes et salpêtrées.
Dialytiques ;	alcalines et lithinées.
Eupeptiques ;	laxatives martiales.
Stimulantes et anesthésiques ;	gazeuses.
Eupeptiques directes ;	acides.
Absorbantes ;	alcalines et calcaires.
Reconstituantes (lymphe minérale) ;	chlorurées - sulfatées, sodo - potassiques ferro-manganiques.

Ces diverses désignations ne diffèrent de la nomenclature précédente que par les noms qu'elles empruntent aux corps accessoires qui font partie des eaux et dans certaines d'entre elles arrivent à jouer un des principaux rôles.

CHAPITRE III

DES MÉDICATIONS. — DE LA MÉDICATION SULFUREUSE

Les eaux sulfureuses se divisent en sulfurées sodiques et sulfurées calciques, suivant que la base principale est la soude ou la chaux. Les premières, les plus importantes, forment deux groupes géographiques d'inégale valeur : l'un, de beaucoup le plus nombreux, au pied du massif pyrénéen et sur tout le parcours de la chaîne ; l'autre, moins considérable, dans la région qui avoisine les Alpes du Dauphiné et de la Savoie. Quelques rares stations de même ordre sont encore disséminées dans d'autres régions. Elles sont en majorité thermales, quelques-unes froides. Le principe sulfureux s'y trouve sous la forme de monosulfure de sodium, d'après M. Filhol, et c'était l'idée généralement adoptée ; mais M. Garrigou croit que, suivant les sources, c'est tantôt sous la forme de sulfhydrate de sulfure, tantôt sous celle de monosulfure ou d'acide sulfhydrique libre, qu'il se présente.

Quoi qu'il en soit, toutes ces eaux exhalent à leur point d'émergence une odeur franchement hépatique et sont par là même dès l'abord facilement reconnaissables. Elles se distinguent encore en ce que le composé sulfureux qui prédomine par son importance thérapeutique et leur donne leur véritable caractère ne s'y trouve qu'en quantité relativement minime eu égard à la proportion des autres sels dans les eaux de la plupart des classes différentes. On y trouve également de la silice, du chlorure de sodium, des carbonates et des silicates de soude. Le chlorure de sodium s'y rencontre parfois en proportions supérieures à celles du soufre lui-même. Le soufre est dosé au moyen de la méthode sulfhydrométrique, procédé très-simple, que l'on doit à Dupasquier. Si l'on met en contact une dissolution alcoolique d'iode avec une eau sulfureuse à laquelle on a préalablement ajouté un peu d'amidon, tant que l'iode n'aura pas entièrement décomposé le principe sulfureux, il n'en restera aucune portion libre, et la couleur bleue n'apparaîtra pas, ou bien elle disparaîtra rapidement par l'agitation du liquide ; elle se montrera subitement au contraire et persistera aussitôt que la dernière trace du composé sulfureux aura disparu (Pelouze). Cela posé, comme un équivalent d'iode en déplace un de soufre, il suffira de connaître la quantité d'iode et d'avoir pour cela une liqueur titrée. Voici la quantité de sulfure constatée dans les principales sources :

Challes	0,2950	(O. Henry).
Luchon : Bordeu	0,0777	(Filhol).
Luchon : Reine	0,0508	(id.).
Marlioz	0,067	(Bonjean).
Cadéac	0,0750	(Filhol).
Barèges : Tambour	0,0404	(id.).
Eaux-Bonnes : Source-Vieille	0,0210	(id.).
Cauterets : César	0,0231	(Duhourcau).
Cauterets : La Raillière	0,01695	(id.).
Guagno. Corse	0,106	

Mais cette quantité n'est qu'un des éléments d'appréciation pour juger de la valeur et de l'activité de ces sources. Ce n'est pas en effet du principe sulfureux en tant que dose qu'il faut s'occuper ici, mais surtout de son état de conservation au moment de son emploi thérapeutique ; or les sulfurées sodiques sont plus ou moins facilement décomposables, et ce sont en tout cas les plus instables de toutes les eaux minérales. Plusieurs de ces sources sont aussi dégénérées dès leur origine, et le soufre s'y décompose en sulfates sulfites et hyposulfites. Elles sont alors beaucoup moins excitantes, hyposthénisantes dans une foule de cas et trouvent des applications spéciales qui ne participent pas des indications habituelles de la médication sulfureuse. C'est à des stations de cette espèce que l'on voit traiter avec succès certains accidents de la goutte (La Preste), les maladies de la vessie (Moligt), les névropathies.

C'est donc un fait reconnu que le degré d'excitation n'est pas en rapport avec la quantité de sulfure ; qu'il peut être sous la dépendance d'autres causes dont plusieurs nous échappent, mais dont la principale est le plus ou moins d'altérabilité de l'eau ; enfin qu'il existe, sur les limites de cette classe des sulfurées sodiques, toute une catégorie de sources dégénérées qui ne participent pas aux propriétés énergiques des sources principales et ont la plupart du temps des propriétés contraires. Certaines sources de Luchon et d'Ax perdent encore leurs propriétés excitantes par suite d'un phénomène particulier qui a reçu le nom de blanchiment. Ce blanchiment, qui communique aux eaux qui y sont sujettes un aspect trouble surtout à Luchon, tandis qu'elles sont simplement bleues pour les sources d'Ax et louches à Cadéac, est dû à l'action de l'air sur l'eau minérale dans un espace limité. Il consiste dans la précipitation du soufre en nature dans l'eau du bain.

Les bains d'eau blanchie jouissent d'une action calmante qui les rend précieux à côté d'autres sources qui amènent de vives réactions.

Depuis Bordeu, les eaux minérales sulfureuses ont toujours été considérées comme excitantes. Le simple examen de ce qui se passe pendant leur administration suffit à le démontrer. Nulle part la fièvre thermale n'est plus commune qu'aux eaux sulfureuses. Les crises du côté des organes, les angines, les grippes thermales, une sorte de réaction nerveuse qui faisait comparer par Bordeu leurs effets à ceux du café, tout cela indique une suractivité presque immédiate des principales fonctions, et c'est à proprement parler ce que l'on entend dire par ce mot excitation. On ne jugera donc pas du degré où sera portée celle-ci en réalité d'après tel ou tel signe particulier, et, comme l'a dit excellemment M. Lebret à propos des recherches sur l'état du pouls pendant la cure de Barèges, entre cette excitation et la sédation définitive qui doit suivre tout bon résultat du traitement thermal il y a une inconnue qui nous échappe; cette inconnue est ce qui nous importerait le plus à savoir; elle est l'essence même des modifications produites par l'eau sulfureuse dans l'intimité des tissus.

Le principe sulfureux se décompose dès qu'il est introduit dans les voies digestives. Il donne de l'acide sulfurique et des sulfates d'un côté, de l'hydrogène sulfuré de l'autre.

Les eaux sulfureuses constipent le plus habituellement. Porté à haute dose, le soufre devient purgatif; il peut même congestionner vivement la muqueuse intestinale. Andrieux avait observé des selles sanguinolentes, au bout de quelques jours, chez des chiens auxquels il administrait de l'Eau-Bonne.

Il était admis que la circulation était activée, que le pouls augmentait de fréquence. En effet, la fièvre seule paraissait l'indiquer; c'est également par ce surcroît d'impulsion donné au mouvement circulatoire que l'on expliquait le danger reconnu qu'offre l'usage des eaux sulfureuses dans les maladies du cœur. Cependant quelques observateurs, Gerdy, M. Lambron, M. Armieux, par des relevés nombreux, ont cherché à montrer qu'il n'en était rien, que, d'une manière générale, le pouls diminuait plutôt, ainsi que la température; que l'un et l'autre étaient plus élevés au début de la cure. Les recherches de M. Armieux ont porté sur 100 malades de l'hôpital militaire de Barèges; il a trouvé de la diminution sur 56 d'entre eux. La température a pu tomber d'un degré et même d'un degré sept dixièmes. Plus récemment encore, M. Grimaud, inspecteur du même établissement thermal de Barèges, a repris cette question et a vivement combattu les conclusions de M. Armieux. Pour lui, ces expériences ne sont pas probantes, parce qu'il n'a pas été tenu compte des conditions diverses de la cure chez chaque sujet, que les doses très-fortes auxquelles l'eau a été portée, les maladies pour lesquelles elles étaient administrées, tout cela en un mot expliquait une dépression qui n'était pas due exclusivement au traitement thermal. M. Grimaud a plus souvent observé une élévation du 6e au 12e jour, c'est-à-dire dans la période où la crise se produit généralement. Il faut encore se demander ce que signifierait cette diminution du pouls bien constatée et posée en règle dans la majorité des cas. Quelles conclusions devrait-on en tirer, et en quoi pourrait-elle modifier l'idée de cette excitation admise par tous les auteurs et qui résulte d'un *consensus* général de toutes les fonctions. M. Andral, dans des expériences faites à Paris avec de l'Eau-Bonne transportée, a trouvé tantôt de l'augmentation et tantôt de la diminution du pouls, mais plus fréquemment la première. Deux fois sur trois, le nombre des globules du sang a été accru.

Le système nerveux est souvent impressionné. On a

même signalé dans quelques cas soit une sorte d'exaltation cérébrale, ou simplement plus de vivacité, plus de spontanéité. Il semble que ces fonctions aussi éprouvent comme une sorte de réveil. Ce fait n'avait pas échappé aux anciens observateurs. Il doit mettre un peu en garde les médecins, vis-à-vis des individus plus sujets à cette exaltation ; mais, sans doute, un cas de folie développé sous ces influences et signalé il y a peu d'années n'est qu'une exception due surtout à la prédisposition. Il faudrait beaucoup d'autres cas pour admettre ici une relation de cause à effet.

Les voies d'élimination du soufre sous forme d'hydrogène sulfuré sont la muqueuse des voies respiratoires et l'enveloppe cutanée. C'est sans doute à cela qu'il doit son action reconnue dans les affections de ces deux systèmes.

Du côté des voies respiratoires, — le fait a été signalé par Claude Bernard, M. Gubler, — les malades auxquels on a administré du soufre exhalent une odeur sulfureuse, et leurs émanations altèrent le brillant de l'argent métallique. Cliniquement, au début de l'emploi des eaux sulfureuses, la toux redouble d'acuité ; elle devient plus sèche, plus fatigante. L'expectoration est dans bien des cas augmentée d'une manière remarquable. Ces phénomènes sont d'ailleurs passagers. On entend se produire autour des cavités, dans les tissus restés longtemps imperméables, des râles fins, signe d'un travail interne.

Du côté de la peau, les glandes sudoripares se chargent de l'élimination du soufre ; elles peuvent en retenir les principes longtemps après, et les sueurs ont alors une odeur soufrée, même toute médication ayant cessé. Dans les affections cutanées, le traitement par les eaux sulfureuses agit donc *intus et extra*. C'est ce qui les a de longue date rendues d'un emploi commun dans les maladies de la peau, et c'est aussi ce qui a fait sans doute qu'on avait fixé leur spécialisation à la diathèse herpétique.

Les eaux sulfurées calciques, moins alcalines, plus chargées en principes minéralisateurs que les sulfurées sodiques, offrent moins d'intensité dans les phénomènes qu'elles déterminent ; c'est une médication sulfureuse de même ordre, mais atténuée et qui par conséquent convient mieux dans les formes des maladies où l'éréthisme domine. Le dégagement d'hydrogène sulfuré, abondant chez certaines d'entre elles, a servi à des applications spéciales. Certaines sources, appartenant à la famille des chlorurées, se rapprochent des sulfurées et de leurs usages par la présence de ce même gaz. On a même admis à leur propos une classe indépendante, celle des eaux sulfhydriquées, voulant indiquer par là que le principe dominant, celui qui donnait à la médication son caractère, était le gaz sulfhydrique.

MÉDICATION ALCALINE.

Cette médication est représentée au premier chef par les eaux bicarbonatées sodiques. A côté d'elles, les bicarbonatées calciques et magnésiennes, plus spécialement consacrées au traitement des affections lithiques et aux catarrhes des voies urinaires, ont pour ainsi dire une action topique, mais non modificatrice de la cause du sang. C'est parce qu'elles ont un effet puissant sur la constitution de ce liquide et sur les sécrétions qui tirent de lui leur origine que les eaux bicarbonatées sodiques sont surtout remarquables. La plupart de ces eaux joignent à leurs parties constituantes un excès d'acide carbonique qui leur donne un caractère gazeux. Elles sont en partie thermales, mais un plus grand nombre froides. Elles renferment encore des chlorures, des sulfates, des silicates, quelques-unes de l'arsenic. En France, de même que les principales sources sulfureuses sont groupées autour de la chaîne des Pyrénées, les sources qui représentent le mieux la médication bicarbonatée sodique sont situées sur les divers versants du plateau central. Le gaz acide carbonique qu'elles dégagent est en telle abondance auprès de quelques-unes d'entre elles, qu'on l'a utilisé pour instituer des méthodes de traitement particulières. Voici la minéralisation des principales, au point de vue de la quantité de bicarbonate qu'elles renferment :

		Bicarbonate de soude.
Vichy :	Grande-Grille	4gr,833
	Puits Chomel	5 ,091
Vals :	Madeleine	7 ,280
	Désirée	6 ,040
Saint-Nectaire : source du Mont-Cornadore.		2 ,0001
Royat : Grande Source, ou source Eugénie.		1 ,349
Le Boulou (Pyr.-Or.)		3, 720

La médication alcaline représenterait surtout en médecine thermale, d'après M. Durand-Fardel, le mode altérant. Comme telle, elle agirait à peu près silencieusement et ne provoquerait pas ces réactions vives que nous avons vues si communes aux eaux sulfureuses. Son effet serait surtout pathologique. On a également voulu que les alcalins introduits dans l'économie aient une action purement chimique, et, guidés par la théorie, bien des médecins les ont crus indispensables pour cette raison dans des états où l'acidité prédomine. MM. Rabuteau et Boghoss Constant, par des expériences faites sur eux-mêmes, ont démontré que les alcalins sont des modérateurs de la nutrition. Ils diminuent les oxydations, favorisent l'anémie quand ils sont pris à fortes doses ; à petites doses, au contraire, ils n'auraient pas ces inconvénients, les alcalins dans ce cas se transformant dans l'estomac en chlorures. Parvenus dans les sécrétions enfin, on a remarqué qu'ils en augmentaient la réaction quand elle était alcaline, et qu'ils la changeaient dans d'autres cas pour d'acide la faire devenir alcaline. C'est ainsi qu'ils s'opposeraient à la formation des calculs dans les voies biliaires et dans la vessie. Enfin, poussés à l'extrême dans leur administration, les alcalins auraient des inconvénients sérieux. On ne change pas impunément les réactions de toutes les sécrétions, disent MM. Trousseau et Pidoux dans leur *Traité*. Aussi n'exagère-t-on pas impunément l'emploi de tels agents, car, en le poussant trop loin, on arrive à une véritable cachexie et c'est ce qu'avaient pensé les auteurs du *Traité de thérapeutique* quand ils firent dans leur livre le tableau si connu de la cachexie alcaline.

Les phénomènes purement physiologiques qui suivent l'administration des eaux minérales ne sont pas inconnus aux eaux alcalines. Si l'on en croit MM. Pétrequin et Socquet, la circulation capillaire est activée; quant à la circulation générale, elles ont sur elle un effet primitif d'excitation et un effet secondaire de sédation. Du côté du système nerveux, les mêmes auteurs signalent un peu d'excitation au début, « semblable aux fumées du vin de Champagne, chez les femmes. » Il se développe vers la fin une exaspération générale du système nerveux : c'est un phénomène de saturation. Ici comme partout, l'action des émonctoires est très-importante à considérer; la diurèse et la sudation sont notablement augmentées; la réaction des urines n'est plus la même; les sédiments briquetés se dissipent; il y a une véritable spoliation qui s'opère par cette voie. C'est donc en réalité un phénomène critique, dont le processus change suivant le genre d'eau minérale auquel on a affaire. Nous le verrons, pour les sulfatées sodiques, pour Carlsbad par exemple, avoir pour théâtre le tube intestinal au lieu de l'appareil urinaire ou en même temps que lui; mais, si la direction imprimée change, le mouvement reste le même dans sa nature, et c'est toujours par un appel aux sécrétions naturelles ou artificielles que se résout le produit morbide. La substitution ne paraît pas non plus étrangère dans bien des cas à l'action des eaux alcalines, et, si l'on en croit le soin avec lequel les praticiens évitent d'en faire usage dans les crises, les exacerbations, la grande loi de Bordeu du retour à l'état aigu trouverait ici souvent sa place. Il n'y a donc pas à donner au mode altérant dans ce cas une signification particulière. Il peut s'exercer de diverses façons, soit par excitation simple, plus ou moins vive, ou plus ou moins sourde, soit par substitution, soit par irritation sécrétoire. On a considéré également, comme un résultat de l'emploi des alcalins, la fluidification du sang et la fluidification de la bile. Le liquide sanguin serait rendu moins coagulable, plus propre à l'endosmose et à l'exosmose. En quoi consiste cette fluidification? C'est ce qu'il serait très-difficile de déterminer. Une partie des sels que les eaux bicarbonatées sodiques renferment sont des sels normalement contenus dans le sérum sanguin. C'est ainsi que par la dessiccation on trouve dans les cendres du sérum des carbonates et de la soude en excès. Sans doute, à leur action sur la composition du sang, les eaux alcalines doivent surtout de s'opposer non-seulement aux manifestations actuelles de certaines diathèses ou de les dissiper, mais encore d'en prévenir le retour ou d'en éloigner considérablement les déterminations.

Les eaux bicarbonatées sodiques ont une spécialisation d'effets sur les organes contenus dans la cavité abdominale. Introduites dans l'estomac, elles agissent non pas en neutralisant l'acidité du suc gastrique, mais en provoquant une sécrétion en excès de ce liquide et en augmentant au contraire son acidité (Cl. Bernard et Blondlot, Gubler); elles sont de ce fait eupeptiques. La physiologie nous apprend que presque toute l'eau alcalisée ingérée traverse le foie. Celle-ci est donc aussi cholagogue. Les autres glandes de l'abdomen en sont également impressionnées.

Cette augmentation des sécrétions de l'estomac a pour premier résultat de raviver les fonctions digestives, et par cela même d'aider à la reconstitution. Cette reconstitution est réelle. Elle doit s'opérer, ou bien dans les premiers jours du traitement, quand les doses sont administrées avec prudence et d'une façon modérée, ou bien suivre un traitement bien appliqué et fructueux. M. Zénon Pupier a démontré par le procédé de Malassez que le nombre des globules rouges augmentait sensiblement pendant une saison de Vichy. Quant à la cachexie alcaline dont il a été fait un tableau si effrayant, tableau qui hante encore bien des imaginations, elle n'existe pas ici. S'il est vrai que l'abus des alcalins dans la thérapeutique ordinaire peut produire cette cachexie, que les bestiaux auxquels on donne de fortes quantités de bicarbonate de soude maigrissent à vue d'œil, ce sont là des faits d'expérimentation forcée qui n'ont rien de commun avec la pratique thermale. Il est prouvé qu'à doses égales le bicarbonate de soude, à cause de son mode de dissolution, y est mieux supporté. Il est prouvé par l'étude du sang que les globules augmentent; enfin les faits cliniques démentent ces craintes, et les travaux des médecins exerçant auprès de ces stations et dont l'attention était mise en éveil par le bruit qui a été fait autour de la théorie de la cachexie alcaline démontrent que, même chez des individus assez imprudents pour forcer démesurément les doses, elle ne se présente pas.

Le bain alcalin est doux, onctueux. Comme les sels très-concentrés exercent une action dissociante sur la peau, le bicarbonate de soude, plus dilué dans le bain, dissout l'enduit sébacé qui la recouvre. L'eau alcalisée a sur les cils vibrants de l'épithélium une activité remarquable : elle ranime les mouvements de ces petits appendices. L'acide carbonique, dont l'usage en France s'est surtout répandu auprès des stations de cette classe en inhalation, en bain, en douches, est stupéfiant, après une première action stimulante.

MÉDICATION SALINE.

Les trois sels qui prédominent dans les eaux minérales qui constituent cette médication sont le chlorure de sodium, le sulfate de soude et le sulfate de chaux; il y a enfin quelques sources où le sulfate de magnésie est surtout abondant. De ces différents sels, le sulfate de chaux, qui a donné son nom aux sulfatées calciques et qui forme le fonds des eaux séléniteuses, lourdes et peu digestibles, agit d'une manière purement mécanique. Éliminé par le filtre rénal, il précipite avec lui les dépôts sablonneux, les graviers de petite dimension. Les autres substances (chlorure de sodium, sulfate de soude) se mêlent plus intimement aux actions et aux réactions vitales, et les eaux qui les renferment interviennent avec plus d'efficacité dans le traitement des diathèses et des engorgements. Beaucoup de ces eaux contiennent à la fois l'un et l'autre sel, sans compter des sels de potassium, de lithine, de magnésie, des iodures, des bromures, du fer, des matières organiques, etc. Certaines de ces substances trouvent leurs équivalents en diverses quantités dans le sérum sanguin. Ce rapprochement n'est peut-être pas étranger à la puissance avec laquelle elles opèrent la reconstitution de l'organisme, et c'est ce qui a conduit M. le professeur Gubler à les désigner très-ingénieusement sous le nom de *lymphe minérale*. Les chlorurées, comme les sulfatées sodiques, ont des effets antidiathésiques puissants, et peut-être, après avoir amené par l'impulsion qu'elles donnent aux sécrétions la spoliation d'un sérum vicié, peuvent-elles y suppléer par leurs parties similaires.

La médication saline a été longtemps surtout usitée en Allemagne. Kreusnach, Nauheim, Soden, Wiesbaden, Hombourg, étaient les stations qui la représentaient le mieux. Depuis 1870, les stations françaises n'ont rien à envier à celles d'outre-Rhin et satisfont à toutes les indications. Elles présentent entre elles des écarts de minéralisation énormes qui les ont fait diviser en fortes, moyennes et faibles. Ainsi :

		Chlorure de sodium.
Salies	contient.	216 grammes par litre.
Salins (Jura)	—	27,426

		Chlorure de sodium.
Salins (Savoie)	contient.	10,22 gram. par litre.
Balaruc	—	7,0451
Bourbonne	—	5,7
Lamotte	—	3,80

Elles s'emploient en bains et en boisson. Les eaux fortement minéralisées ne peuvent être prises en boisson que coupées ; elles sont pour la plupart froides et assez indigestes. Leur action en bain est des plus énergiques. Elles produisent une révulsion intense du côté de la peau, des poussées, des phénomènes d'excitation générale très-vive et qu'il faut avoir soin de modérer et même d'éviter dans plusieurs affections. Les sources de minéralisation moyenne et de minéralisation légère sont mieux tolérées à l'intérieur, et c'est elles qu'on emploie de préférence, surtout quand elles sont chaudes, comme Bourbonne, Balaruc, Salins en Savoie. On rend encore les bains plus actifs par l'addition des eaux mères. L'eau mère est le liquide qui résiste à la cristallisation quand on prépare le sel marin. Après l'évaporation successive, l'eau chlorurée est mise en ébullition, et il reste un liquide poisseux qui est l'eau mère. On l'avait conseillée à l'intérieur; mais son usage est dangereux et repoussant. On se contente de l'ajouter au bain à la dose de 1 à 20 litres pour un bain entier.

L'eau mère est surtout remarquable par les bromures et les iodures qu'elle contient. Les eaux chlorurées sodiques ont une densité supérieure à celle de l'eau; elles sont les plus stables des eaux minérales. Plusieurs d'entre elles contiennent de l'acide carbonique en excès, au point de les rendre gazeuses comme les bicarbonatées.

Le chlorure de sodium est le sel le plus universellement répandu dans l'organisme. L'urine seule en contient de 4 à 8 grammes par litre. Il est indispensable à la nourriture de l'homme, accroît la proportion des hématies, en un mot possède toutes les qualités d'un reconstituant de premier ordre. En sus, comme il s'élimine à la fois par les reins et l'intestin, qu'il est diurétique et purgatif et qu'il a d'autant plus ce dernier effet qu'il est pris à plus haute dose, il est en même temps résolutif, fondant, selon l'expression ancienne, en ce sens qu'il précipite le mouvement de désassimilation et de renouvellement interstitiel.

Le sulfate de soude prédomine dans toute une classe intéressante d'eaux minérales, mieux représentée à l'étranger qu'en France : c'est le groupe de Bohême, représenté par Carlsbad et Marienbad, qui nous offre les principaux échantillons de cette classe. Il n'y existe pas seul, mais souvent associé à de fortes quantités de chlorure de sodium, de sulfate de chaux, etc. Ce sont en réalité des eaux polymétalliques. On retrouve quelques eaux similaires en France, notamment et en première ligne Brides dans la Savoie, puis Miers dans le Lot. D'autres eaux ont encore le sulfate de soude ou de magnésie en proportion bien plus élevée; mais ces eaux sont de celles qu'on transporte et non pas dont on fait usage sur place. Pour tenir tête aux plus célèbres de l'étranger, Pullna, Birmenstorf, Sedltiz, Friedrischall, nous n'avons que l'eau verte de Montmirail-Valqueyras (Vaucluse).

Bains de mer. — La médication chlorurée sodique comprend aussi les bains de mer. L'eau de la mer renferme des quantités considérables de chlorure de sodium; mais la salure n'en est pas partout la même. Sa température est plus constante et plus élevée que celle de l'eau douce; elle est animée d'un mouvement incessant; elle contient en abondance des détritus de plantes marines; elle laisse dégager des particules innombrables de sel marin que l'atmosphère tient en suspension, de sorte qu'elle agit à la fois, selon la division de Pouget, par sa température, par sa composition chimique, par sa densité, par le mouvement incessant des flots, enfin, selon certains auteurs, mais le fait est très-contestable, par l'absorption cutanée de quelques-uns des principes salins qui entrent dans sa composition.

Le traitement marin répond aux mêmes nécessités que le traitement par les eaux chlorurées sodiques. La minéralisation est très-forte (30 grammes environ). Suivant que l'on prend les bains quand la mer est tranquille, dans un endroit abrité, ou bien en dehors de tout abri et en pleine agitation de l'eau, on fait varier les phénomènes de réaction et de calorification de la peau. Dans le premier cas, c'est une réaction douce, aidée par le mouvement que l'on fait dans l'eau, qui se montre à la sortie. Suivant les plages et les climats, cette réaction est plus ou moins prononcée : elle est plus forte sur les plages situées au nord, comme sur tout le littoral de la Manche par exemple; aussi ces bains sont-ils plus particulièrement toniques. Sur les bords de la Méditerranée, on a affaire à une eau d'une température plus élevée, contrastant moins brusquement avec celle de la surface du corps; aussi l'effet est-il plus calmant et l'usage de ces bains convient-il mieux aux névropathiques en général.

Lorsque la mer est agitée, lorsque les lames qu'elle soulève viennent percuter énergiquement le corps des baigneurs, cette percussion active la circulation périphérique. En même temps, les mouvements que l'on fait pour lutter contre la lame mettent en jeu tous les muscles; il en résulte un exercice salutaire, fortifiant, mais que, en raison de son énergie même, on ne peut conseiller indistinctement à tout le monde. Il peut en effet résulter de là une fatigue, une excitation momentanée trop prononcée, enfin de véritables accès de fièvre. Ces bains à la lame doivent donc être employés avec ménagement. Gaudet les faisait précéder de bains d'eau de mer chauffés à température décroissante durant quelques jours. Ceux-ci ont les mêmes avantages, mais plus atténués, que les bains à la lame.

La France compte sur ses trois mers un nombre très-grand de stations marines. Ces stations sont échelonnées le long des côtes de la Manche, de l'Océan et de la Méditerranée; elles diffèrent par le climat, la température de l'eau, la direction des vents, le plus ou moins de calme de l'air. On ne vient pas seulement aux bains de mer pour profiter de la balnéation;

mais les circonstances accessoires aident et complètent la médication marine. Le séjour seul, grâce au déplacement, aux émanations que l'on respire, à la brise des côtes, a quelque chose d'hygiénique et de reconstituant. Il sera surtout profitable aux enfants lymphatiques, aux gens affaiblis, mais pourra ne pas être favorable dans les cas où il existe une maladie de poitrine confirmée. Cette contre-indication est d'ailleurs subordonnée à des questions de latitude. On n'éloigne les phthisiques que des villes où l'on craint pour eux le renouvellement trop rapide et trop vif de l'air. Une bonne partie des villes qui leur sont affectées comme résidence d'hiver sont par contre situées sur les bords mêmes de la mer, dans des sites suffisamment protégés.

Indépendamment des maladies et des états divers, névroses, anémie, chlorose, affaiblissement constitutionnel général, mauvais état des fonctions digestives, etc., etc., que l'on améliore par les bains de mer, il est une de leurs indications qui prime toutes les autres. La thérapeutique du lymphatisme et de la scrofule dans l'enfance et la première adolescence est tout spécialement de leur ressort. Peu de moyens produisent des transformations plus complètes et mieux reconnues aujourd'hui; aussi est-on de plus en plus disposé à faire profiter de ce séjour les enfants qui s'étiolent dans les villes, et étend-on les bienfaits de cette médication aux petits scrofuleux pauvres, pour lesquels on fonde et on multiplie les asiles.

MÉDICATION FERRUGINEUSE.

Quantité d'eaux minérales contiennent du fer, mais on ne classe parmi les eaux ferrugineuses que celles où ce corps ne se trouve pas mélangé à d'autres principes importants et devient ainsi prépondérant. Les eaux ferrugineuses sont les plus nombreuses et les plus répandues. On en trouve pour ainsi dire à tous les pas; mais toutes les sources ne méritent pas une égale attention. Suivant que le métal est combiné avec les acides carbonique, crénique ou sulfurique, on les divise en carbonatées, crénatées et sulfatées. Leurs qualités changent d'ailleurs dans ces diverses classes.

Les eaux carbonatées renferment en plus ou moins grande quantité de l'acide carbonique libre, ce qui leur donne une saveur piquante et les rend d'une facile digestibilité. Le gaz aide-t-il à l'absorption du fer et le rend-il plus actif dans l'organisme, ainsi qu'on l'a prétendu? Les sels dissous dans l'eau acquièrent plus d'activité quand on leur ajoute de l'acide carbonique. Les eaux crénatées sont également gazeuses: elles doivent leur caractère à l'acide crénique, qui est un acide organique assez semblable à l'acide ulmique de l'ulmus. Enfin les eaux sulfatées non gazeuses sont par cela même plus lourdes, mais souvent très énergiques dans leur action (eaux de Cransac).

Le manganèse, qui est en thérapeutique un succédané du fer, se trouve fréquemment à côté de lui dans les eaux minérales. Pétrequin et Socquet avaient proposé une classe d'eaux ferro-manganiques. Les eaux martiales sont froides ou chaudes; les froides sont en plus grand nombre; on peut en faire usage à la source; mais la plupart sont surtout employées au loin et comme eaux transportées. Elles se conservent sans difficulté, le fer n'ayant rien de cette instabilité remarquable que l'on signale dans d'autres composés des eaux minérales, parmi les eaux martiales chaudes, Lamalou, Rennes-les-Bains. La quantité de métal contenue dans un litre d'eau n'est pas très-grande même chez les plus chargées en principes, et très-inférieure à la quantité que l'on peut prendre en faisant usage d'un des nombreux composés pharmaceutiques actuellement usités. C'est ainsi que dans l'eau de Spa on trouve 6 centigrammes, 8 dans celle de Bussang, Forges a 9 centigrammes de fer, Orezza 12, Schwalbach, Stahlbrunnen 8, 3, et Casteljaloux 4. Malgré cette infériorité, les effets obtenus sont souvent plus palpables, car il ne suffit pas de s'en rapporter à la dose du médicament; il faut encore voir sous quelle forme il s'assimile le mieux. Or il paraît prouvé que les conditions d'une meilleure assimilation se trouvent réunies ici.

Le fer s'élimine en grande partie par les intestins et donne aux fèces une coloration noirâtre. Dans ce cas, il ne va pas plus loin que les premières voies et n'est pas absorbé. Aussi était-on porté à croire qu'il agissait seulement comme stimulant de l'estomac et ne poussait pas ses effets au delà; mais le rôle qu'il joue dans la reconstitution du sang prouve que son utilité ne se borne pas ainsi. Pétrequin et Socquet l'avaient retrouvé dans la bile et le tube intestinal, dans l'urine et le sang menstruel, dans les systèmes pileux et cutané. M. Rabuteau a montré que le protochlorure de fer est absorbable; mais on ignore quelles sont les métamorphoses des ferrugineux dans l'économie. Quant à la façon dont ils modifient la crase du sang, on n'admet plus qu'il va se substituer en nature au fer que les globules ont perdu; mais il provoque la formation de nouvelles hématies. M. Hayem a vérifié par la numération cette augmentation des globules rouges du sang sous l'influence directe des composés ferrugineux.

MÉDICATION PAR LES EAUX INDÉTERMINÉES.

Il existe toute une catégorie d'eaux dont la minéralisation est très-faible, sinon nulle. Ces eaux, que l'on a successivement qualifiées d'inermes, d'indifférentes, ont été définitivement rangées par M. Durand-Fardel sous le nom d'eaux indéterminées, expression de tous points préférable aux précédentes qui laisseraient supposer que leur action peut être mise en doute. Le même auteur les divise en deux séries, celles qui ont une minéralisation faible, et celles dont la minéralisation est nulle, c'est-à-dire insignifiante, thérapeutiquement parlant, comme celle de l'eau potable. Ces eaux indéterminées sont en grande majorité thermales, et c'est aux applications variées de la température que l'on doit rapporter la majeure partie de leurs effets. Quelques-unes, comme Evian, ne permettent aucune explication satisfaisante de leurs effets tirée de leur composition. Cependant on les voit produire de bons résultats, soit en boisson, soit en bains. Dans ce dernier cas, la quantité de liquide ingéré aide à la diurèse et produit un lavage des organes de l'uropoïèse plus efficacement que l'eau ordinaire; elles sont aussi d'une plus facile digestibilité. Les faits cliniques acquis, ceux qui se présentent encore tous les jours servent de preuves suffisantes. On ne retrouve ici aucun des phénomènes de l'excitation observés à divers degrés dans l'emploi des eaux riches en principes minéraux. Tantôt l'effet est sédatif, abstraction faite de la température et de ses qualités excitantes : c'est ainsi que les bains usités dans ces stations sont particulièrement favorables aux névropathes et en général à tous les malades chez lesquels la sédation est indiquée; tantôt elles ont un pouvoir révulsif et tonique général qui s'exerce sur la peau et sur l'ensemble de la constitution, que l'on modifie selon la durée, le degré de chaleur et qui n'a rien ou presque rien d'emprunté aux éléments minéralisateurs; mais il existe dans plusieurs de ces sources des principes, tels que l'arsenic, la lithine, qui, quoiqu'à petites doses, servent sans doute à rendre leur action plus complexe. Maintenant qu'il est démontré par les recherches à l'aide du spectroscope que bien d'autres métaux encore se mélangent aux précédents dans la constitution d'une foule d'eaux, le problème devient encore plus compliqué, mais non au point que les quantités infinitésimales que l'on trouve aient une influence assez grande pour changer totalement la manière d'interpréter les résultats. Ceux-ci doivent toujours être considérés comme dus à peu près entièrement à des agents bien définis : température, quantité de l'eau ingérée, procédés de balnéation, circonstances adjuvantes de climats, de déplacements, d'une foule de causes hygiéniques qui interviennent utilement dans la thérapeutique des maladies chroniques. Les installations dans beaucoup de ces villes d'eaux sont poussées à un rare point de perfection, ce qui contribue encore plus que tout le reste à les rendre utiles. On ne peut cependant pas tout à fait perdre de vue les nouvelles données acquises sur leur composition ; mais jusqu'à nouvel ordre celles-là seules qui renferment soit de l'arsenic soit de la lithine peuvent mériter une place à part. Ces deux corps peuvent servir à classer plus spécialement des eaux par ailleurs rattachées aux indéterminées, telles que le Mont-Dore et Plombières ; ils peuvent coexister dans des sources déjà nettement minéralisées par d'autres principes, et sans admettre une médication dont tous les principaux traits se rattachent soit à l'un, soit à l'autre, on peut cependant, dans l'état actuel de la science, assigner une place à part aux eaux arséniquées et aux eaux lithinées.

EAUX ARSÉNIQUÉES.

L'arsenic, qui se trouve, ainsi que nous l'avons vu plus haut, dans quelques eaux minérales à doses quelquefois presque aussi élevées que dans la posologie ordinaire puisque la source Choussy-Perrière à La Bourboule en contient plus de 28^{mm} par litre, imprime à quelques médications une allure à part et sert à élargir le champ de leurs ressources. Ce médicament semble à proportions égales moins exposer à des accidents toxiques quand il est contenu dans une eau minérale que dans une préparation pharmaceutique; cependant une observation dans laquelle il y aurait eu des phénomènes d'intoxication par les eaux du Mont-Dore a été publiée il y a peu de temps, mais elle n'a pas été trouvée très-concluante. L'arsenic a été utilisé en médecine thermale de la même façon et pour les mêmes cas qu'il l'était déjà en thérapeutique, c'est-à-dire contre les manifestations de la diathèse herpétique, que Bazin le déclare spécialement propre à combattre, et contre les affections des voies respiratoires. Ses usages découlent de ses propriétés physiologiques, bien étudiées aujourd'hui. On sait que l'arsenic est antipyrétique, que c'est un médicament antidéperditeur, un médicament d'épargne. Il diminue la quantité de l'urée et de l'acide carbonique (Rabuteau); une partie s'élimine par la peau, les reins, les muqueuses; l'autre partie subit dans la profondeur des tissus des métamorphoses et des localisations à peine étudiées. Il donne lieu à la production d'éruptions cutanées, éruptions que l'on retrouve à la suite de l'usage des sources de La Bourboule (Vérité). A dose toxique, il détruit les globules sanguins, l'engraissement qui suit son emploi à doses croissantes s'explique par la faculté qu'il a de s'opposer au mouvement de désassimilation. De même, il prévient la fatigue musculaire, rend la respiration plus large, plus ample, en empêchant toujours, par le même mécanisme, les muscles de la poitrine d'épuiser trop vite leur contractilité.

EAUX LITHINÉES.

La lithine s'ajoute comme élément important à certaines eaux. Il est encore difficile de savoir quel rôle elle y joue exactement; mais on a une tendance à la regarder comme pouvant aider avec succès au traitement des affections arthritiques : il serait malgré tout prématuré de vouloir créer une classe d'eaux lithinées. Un très-intéressant travail de M. le Dr Boucomont nous donne, d'après M. Truchot, le tableau des proportions dans lesquelles le chlorure de lithium se trouve contenu dans les principales eaux d'Auvergne :

Mont-Dore..................	8 milligr.
Clermont, source de Jaude.	15
La Bourboule..............	18
Saint-Nectaire.............	22

Châtel-Guyon............	28
Châteauneuf..............	35
Royat.....................	35

Châteauneuf et Royat sont donc les deux sources les plus lithinées de France. En Allemagne, Baden-Baden a 30 millig. de chlorure et Kilausen et Ssliacs 38 millig. à l'état de carbonate. L'affinité extrême de l'acide urique pour la lithine a donné la première idée de son emploi contre la diathèse urique. Cette médication a été surtout préconisée par Garrod; Andrew Ure et Bin ont attribué à la lithine les propriétés lithontriptiques de certaines eaux.

EAUX BROMO-IODURÉES.

Pétrequin et Socquet avaient également proposé une division à part pour les eaux qui contiennent du brome et de l'iode. Les propriétés médicales de l'iode seul paraissaient justifier cette division; mais Bazin, qui l'avait d'abord adoptée, avait plus tard joint ces eaux dans un même cadre aux chlorurées sodiques. En effet, ce n'est que dans de très-rares sources et tout à fait par exception que l'iode peut être considéré comme le principe véritablement dominant.

CHAPITRE IV

RÉPARTITION DES EAUX MINÉRALES SUR LA SURFACE DU GLOBE. — PARALLÈLE DES EAUX MINÉRALES DE LA FRANCE ET DE L'ÉTRANGER.

Les eaux minérales se rencontrent sous toutes les latitudes, dans tous les pays, mais ne méritent vraiment que l'on s'occupe d'elles que lorsque leur installation est en rapport avec les progrès de la médecine moderne. A peine si la vingtième partie des richesses que le globe possède sous ce rapport est utilisée. Sur tous les trajets des montagnes, partout où le sol a été la théâtre de profonds bouleversements, produits d'un travail souterrain qui se continue encore de nos jours, apparaissent des sources de température élevée et empruntant aux couches les plus reculées de l'écorce terrestre les minéraux qui les composent. En Islande jaillissent de véritables fontaines d'eau bouillante. Une des îles Açores renferme une vallée où coule un fleuve d'eau sulfureuse. Les pays les plus lointains, la Chine, le Japon, renferment aussi des richesses ignorées ou dont nous n'avons qu'une très-faible idée. Le long des deux Cordillères, le Mexique, le Pérou, le Chili, possèdent également des sources en grand nombre, jaillissantes, tempérées, chaudes ou froides, et dont les voyageurs nous ont laissé quelques descriptions : parfois elles sont fréquentées par des gens du pays, et un établissement la plupart du temps rudimentaire, quelquefois suffisamment aménagé, sert à recevoir les baigneurs. Seule l'Europe nous offre un ensemble complet des ressources dont peut disposer la médecine thermale, des aménagements qui répondent à tous les besoins, à toutes les indications. Encore est-il vrai de dire que plusieurs contrées sont encore à l'état primitif sous ce rapport et commencent seulement aujourd'hui à suivre l'impulsion donnée. C'est ainsi que la Russie, qui a dans le Caucase une chaîne de montagnes reproduisant si fidèlement, aussi bien dans sa disposition géologique que dans sa richesse en eaux minérales, notre chaîne des Pyrénées, s'est occupée dans ces dernière années seulement de leur captage et de leur appropriation aux usages médicaux. L'Allemagne, l'Autriche-Hongrie, l'Angleterre, l'Espagne, l'Italie et la Suisse présentent seules, à ce sujet, des stations similaires des nôtres et que l'on peut avec quelque fruit faire entrer en ligne de comparaison avec elles. Comme pays voisins également, nous sommes intéressés à connaître les ressources dont ils disposent, et appelés dans l'immense majorité des cas, sinon dans tous, à nous suffire à nous-mêmes, nous ne pouvons toutefois ignorer les points qui rapprochent et ceux qui distinguent les villes d'eaux étrangères des nôtres.

ALLEMAGNE

On a souvent dit que l'Allemagne, tant du Nord que du Sud, nous avait précédés dans la voie du perfectionnement, et pendant longtemps on l'a considérée comme possédant des richesses supérieures aux nôtres. Une heureuse réaction s'est produite depuis quelques années, et l'on pourrait plutôt dire que les Allemands avaient su donner à ce qui constituait leur principal avantage sur nous un développement qui masquait leur pauvreté sous bien d'autres rapports. Il s'agit ici de la médication chlorurée sodique, dont ils avaient reconnu tous les usages et qui florissait chez eux quand elle se trouvait encore en France à l'état rudimentaire. Les stations allemandes peuvent être étudiées d'après leur disposition géographique et divisées en eaux minérales du Sud, du Centre et du Nord.

Dans le Sud, nous rencontrons les eaux minérales de la Bavière, du Wurtemberg et du grand-duché de Bade.

La station la plus fréquentée de la Bavière est **Kissingen**, sur la ligne de Paris à Wursbourg et sur la rive gauche de la rivière la Saale. Kissingen est une petite ville qui offre tout le confortable que l'on peut désirer et où se rend chaque année une affluence considérable. Ses sources sont chlorurées sodiques, et ses deux plus célèbres buvettes sont celles du Rakocsy et du Pandour. Le Rakocsy ne s'emploie qu'en boisson, le Pandour en boissons et en bains. Ce dernier passe pour moins excitant. On compte encore trois autres sources, une dans l'intérieur de la ville, le Maxbrunnen, deux aux environs, le Soolensprudel et le Schœnbornsprudel. Toutes ces sources sont froides ou à peine tièdes, et la cure à Kissingen consiste surtout en boisson. Les propriétés laxatives du Rakocsy sont bien établies; aussi en fait-on un grand usage dans les affections de l'estomac, du tube digestif et des annexes, dans tous les cas de pléthore abdominale, d'engorgements de vaisseaux du système de la veine porte. On applique également les sources de Kissingen, comme toutes leurs congénères, à la thérapeutique de la scrofule. Les bains chauffés, les douches en pluie, l'emploi sur une large échelle de l'acide carbonique complètent le système mis en usage à Kissingen. Comme la plupart du temps en Allemagne, les bains se prennent dans les hôtels ou les maisons particulières; il y a cependant un établissement de l'Etat à la Soolensprudel. Voici l'analyse du Rakocsy d'après Liebig :

Chlorure de sodium	5,2713
— potassium	0,5024
— lithium	0,0207
— magnésium	0,5777
Bromure de sodium	0,0029
Azotate de sodium	0,0032
Sulfate de magnésie	0,8968
A reporter :	7,2750

Report :	7,2750
Sulfate de chaux	0,5765
Carbonate de magnésie	0,0340
— chaux	1,3926
— fer	0,0589
Phosphate de chaux	0,0862
Silice	0,0195
Total	9,4427

Gaz acide carbonique : 2,282 c. c. 58.

Bocklet et **Bruckenau** sont, après Kissingen, les seules stations un peu fréquentées de la Bavière. Elles sont toutes les deux dans le voisinage de Kissingen. Ce sont des sources surtout ferrugineuses dont les eaux peuvent servir de complément au traitement fait dans la station voisine. Bien d'autres sources de moindre notoriété se rencontrent dans la partie méridionale du royaume de Bavière, dans la presqu'île formée par l'Inn et le Danube; mais elles n'ont pas l'importance de celles que nous avons citées plus haut et qui forment au nord des montagnes de la Franconie, non loin de la Hesse, que nous verrons tout à l'heure si riche en eaux de toute espèce et surtout en eaux salines, un groupe véritablement spécial. Le Wurtemberg a deux stations principales, l'une de la classe des indéterminées, **Wildbad Gastein**, sur la lisière du grand-duché de Bade et sur le torrent de l'Enz, affluent du Necker, au pied même des montagnes de la Forêt-Noire. Ses sources, de température moyenne (33° à 35°), sont susceptibles, grâce à des aménagements remarquables, de se prêter à toutes les applications de la médication indéterminée, névroses, hystérie, hypocondrie, rhumatisme chronique, arthritis et vieilles blessures. **Caustatt,** sur la ligne de Stuttgard à Ulm, chlorurée sodique moyenne; trente-deux sources thermales, toutes au-dessous de vingt degrés, avec un peu plus d'un gramme et demi de chlorure de sodium. On porte par le chauffage la température de ces sources au degré soit de Plombières, soit de Vichy, soit de Karlsbad, etc. M. Rotureau se demande avec raison quelle est la portée d'une pareille imitation.

Citons encore **Hall**, au nord, à 190 mètres au-dessus du niveau de la mer, chlorurée sodique (Valentiner); **Liebenzell**, indéterminée, avec trois sources, de 23° à 25°.

Dans le grand-duché de Bade, **Baden-Baden**, aussi célèbre autrefois comme lieu de plaisir que comme cité thermale, à 36 k. de Strasbourg, au nord de Kehl. Bade se trouve dans la vallée de l'Oos, abritée des vents à peu près de tous côtés. — La source principale est la Hauptquelle où l'Ursprüng; sa température s'élève à 67°.

Valentiner lui donne 2 grammes de chlorure de sodium. — Appareils balnéaires dans presque toutes les maisons ou hôtels. — Les eaux de Bade sont surtout conseillées dans la dyspepsie, dans les états d'atonie et de faiblesse des convalescents.

La partie centrale de l'Allemagne nous offre sans conteste, réuni autour de la chaîne du Taunus et de ses ramifications, le groupe minéral le plus remarquable parmi tous ceux que possède cette contrée.

C'est dans le Nassau et la Hesse ou leur voisinage que l'on trouve Hombourg, Kronthal, Nauheim, Smalkalde, Soden et Wiesbaden (chlorurées sodiques); Fachingen, Geilnau, Ems, parmi les alcalines; Schwalbach (ferrugineuse); Mondorf et Weilbach (sulfureuses); Schlangenbach, parmi les indéterminées.

Hombourg (Hesse-Hombourg). — A 14 k. au nord de Francfort-sur-le-Mein. On y compte cinq sources: l'Elisabethbrunnen, Ludwigsbrunnen, Kaiserbrunnen, Stahlbrunnen, Louisenbrunnen, qui toutes contiennent du chlorure de sodium en forte quantité, la source d'Elisabeth 9,86, et celle de l'Empereur, d'après Frésénius, 7,17. Hombourg est une petite ville élégante, jouissant d'un climat très-sain; ses sources sont froides. La Stahlbrunnen est sensiblement ferrugineuse. On boit surtout l'eau de l'Elisabeth et de la fontaine ferrugineuse; on en fait usage aussi en bains, douches, bains de vapeur. On additionne les bains d'eaux mères. C'est surtout dans les indications que présente la diathèse scrofuleuse que les eaux de Hombourg sont employées.

Soden. — Chlorurée sodique, est aussi célèbre en Allemagne par son climat que par la vertu bienfaisante de ses eaux. — On les a de longue date vantées et on les vante encore dans la phthisie, quoiqu'il faille sans doute aujourd'hui beaucoup en rabattre de cet enthousiasme et réduire son emploi à quelques cas de phthisie scrofuleuse. C'est une petite ville voisine de Francfort-sur-le-Mein, au milieu de la vallée du Taunus, dans un site très-agréable. La moyenne de la température y est pour l'été de 18°,75, pour l'année de 10°. L'air y est à peu près constamment calme. Vingt-quatre sources, dont six surtout sont utilisées, ont une chloruration qui va de 1 à 10 grammes; leur température est faible. On boit surtout la Milenbrunnen ou source de la Santé, et la Warmbrunnen. Certaines de ces sources renferment le fer associé en proportions notables au chlorure de sodium, ce qui ajoute à leurs qualités reconstituantes.

Nauheim. — A portée d'une vaste exploitation de salines, sur la ligne du Mein-Weser et à 24 k. nord de Francfort, la station thermale de Nauheim se compose d'un certain nombre de sources thermales qui ont paru et ont été exploitées à diverses reprises. Les deux principales datent, la Kurbrunnen de 1849 et la Karlsbrunnen de 1870; elles contiennent : la Karbrunnen 18,68 de principes fixes, dont 15,42 de chlorure de sodium; la Karlsbrunnen, un peu moins chargée, 12,11 de principes fixes, dont 9,86 de chlorure de sodium. L'effet de l'eau en boisson est purgatif; on boit un ou deux verres ou quelquefois plus. Les bains du Grossersprudel produisent de fortes démangeaisons et des poussées vers la peau. L'action physiologique consécutive a tous les caractères d'une réaction intense. La scrofule sous toutes ses formes, osseuse, ganglionnaire, cutanée et muqueuse, est traitée à Nauheim, et ces eaux sont universellement réputées pour leur spécialisation d'action dans cette diathèse.

Kronthal. — Au pied des monts Taunus et tout près de Francfort-sur-le-Mein, avec deux sources, la Stahlquelle et la Wilhemsquelle, et 3,82 pour l'une, 4,65 pour l'autre de principes fixes.

Smalkalde. — Dans la Hesse, également chlorurée moyenne. Ses eaux sont à une température de 18°,75.

Pour terminer enfin la série justement renommée des chlorurées sodiques de la Hesse et du Nassau, il nous reste à parler de **Wiesbaden**, sur la ligne de Paris à Mayence, à 20 k. de cette dernière ville et à une heuré de Francfort. On y compte vingt-trois sources, dont les principales sont la Kochbrunnen, 68°,7, matières fixes 8,26, chlorure de sodium 6,83, et la Faulbrunnen, matières fixes 4,31, chlorure de sodium 3,40. On boit surtout l'eau de la source du Kochbrunnen à la dose de un à six verres, comme antidyspeptique, tonique, reconstituante. Les effets des eaux de Wiesbaden dans la gravelle ont aussi été signalés; elles font rendre assez souvent des graviers et des calculs rénaux. Elles jouissent enfin d'une réputation universelle contre la goutte.

La seule station alcaline dont la réputation puisse aller de pair avec les sources chlorurées sodiques du duché de Nassau est celle d'**Ems** : elle est située au delà du Rhin, par le chemin de fer de Coblentz à Mayence. Les sources sont disposées, les unes sur la rive droite, les autres sur la rive gauche de la Lahn. On rencontre trois sources principales sur la rive droite; ce sont : le Kesselbrunnen, 46°,25; le Krohnchenbrunnen (source du Petit-Robinet), 38° ; le Furstenbrunnen, 39° (Lebret). La fameuse Bubenquelle, source aux Garçons, utilisée en douches directes contre la stérilité, est aussi sur la rive droite. Il faut encore signaler la source Victoria (27°,9), la Neuquelle, la Felsenquelle, et la source de l'hôtel du prince de Galles. Nous donnons, d'après Valentiner, le tableau comparatif des quantités de chlorure et de bicarbonate qui existent dans les eaux d'Ems et dans celles de Royat :

	Romerquelle. Fresenius.	Victoriaquelle. Fresenius.	Augustaquelle. Fresenius.	Sources Eugénie. Lefort.
Bicarb. sod...	2,175	2,020	1,990	1,340
Chlor. de sod.	1,079	0,961	0,957	1,725

Les analogies de ces deux stations ont été souvent invoquées. On voit que Royat est plus chlorurée, Ems plus bicarbonatée. Les eaux d'Ems sont employées dans les affections des voies respiratoires (catarrhes, phthisie) et en général dans les affections catarrhales des muqueuses.

Geilnau et **Fachingen**, dans la vallée de la Lahn et au nord des montagnes du Taunus, sont loin d'avoir la notoriété d'Ems.

Deux stations sulfureuses : **Neundorf**, dans la Hesse, sulfurée calcique, sur la ligne de Cologne à Hanovre ; **Weilbach**, au sud du Taunus, à 107 m. 8 d'altitude, entre Cologne et Mayence, et à vingt minutes de la station de Flossheim. Weilbach est la seule source sulfureuse importante de toute la région que nous venons de parcourir. Il n'y a qu'une source froide (sulfurée calcique). L'eau de Weilbach s'emploie à l'intérieur, en bains et en douches : cette eau est prescrite à très-faible dose au début, comme la plupart des sulfureuses ; elle est indiquée dans les catarrhes des voies respiratoires et la phthisie ; elle est déconseillée dans la scrofule et l'anémie.

Schwalbach, également dans la province de Nassau, est une station dont les diverses sources présentent une forte proportion de fer associé à de l'acide carbonique. Elles sont froides, et l'on en fait surtout un grand usage comme eaux transportées.

La Stahlbrunnen	contient	0,083	de fer et	1,570	c. c. ac. carb.
La Paulinenbrunnen	—	0,067	—	1,250	—
La Weinbrunnen	—	0,057	—	1,425	—
La Neubrunnen	—	0,077	—	1,428	—
L'Ebbrunnen	—	0,049	—	1,208	—
L'Adelherdbrunnen	—	0,042	—	1,081	—
La Lindenbrunnen	—	0,009	—	1,080	—

Schlangenbach. — A trois heures de Wiesbaden, indéterminée, avec des installations hydrothérapiques très-complètes, nombreuses piscines, cures de petit lait et de raisin, maladies de la peau, névroses.

Nous ne pouvons, dans cette énumération, que signaler parmi les sources allemandes celles sur lesquelles il est de quelque intérêt d'être renseigné ; nous mentionnerons donc rapidement Pyrmont ou Waldeck-Pyrmont (sources nombreuses, ferrugineuses et chlorurées sodiques), de longue date renommées pour le confort et le luxe qu'on y trouve, au nord de Hanovre et dans la principauté de Waldeck. Nous ne nous arrêterons pas davantage, malgré leur nombre assez considérable, aux sources de la Prusse orientale, telles que celles de la Silésie, du comté de Glatz, du Brandebourg, sinon pour faire remarquer que la plupart sont athermales, que beaucoup sont chlorurées sodiques, ferrugineuses, quelques-unes sulfureuses. La Silésie nous présente Charlottenbrunn, Cudowa, Landeck; mais aucune de ces stations n'occupe comme vogue un rang analogue à celui des stations du Nassau, de la Hesse et de la Prusse rhénane. Cette province est d'ailleurs surtout célèbre en ce qu'elle a donné son essor à l'hydrothérapie, dont le paysan Priessnitz fut l'initiateur. — La partie occidentale de la Prusse, ou portion rhénane, nous offre deux villes d'eau de premier ordre, sans compter un certain nombre d'autres secondaires : ce sont Kreusnach et Aix-la-Chapelle, et, à côté d'elles, Malmédy, Roisdorf, Borcette, Heilstein, etc., etc.

Kreusnach. — Chlorurée sodique, dans la romantique vallée de la Nahe, ligne de Metz-Saarbruck, à 106 mètres au-dessus du niveau de la mer. Climat modéré avec une moyenne de température pour l'année de 10°,1 et pour l'été de 18°,2. Des quatre sources de Kreusnach, une seule, l'Elisenquelle, est froide; elle sert pour la boisson; les autres ont de 23 à 30°. Voici les proportions de chlorure de sodium et de matières fixes qu'elles renferment :

Elisenquelle,	mat. fixes	11,7,	chlor. sod.	9,49	(Valentiner).
Oranienquelle,	—	17,6,	—	14,9	
Theodorsquelle,	—	11,4,	—	9,19	
Carlsquelle,	—	13,5,	—	11,7	

Kreusnach renferme de magnifiques hôtels, un salon de conversation; elle est au premier rang en Allemagne pour toutes les applications de la médication chlorurée sodique. Le traitement externe est surtout employé. L'indication principale est la scrofule à ses diverses périodes et avec ses déterminations sur les divers systèmes, scrofule osseuse, cutanée, ganglionnaire.

Aix-la-Chapelle. — Chlorurées sulfureuses. Ville populeuse de plus de 60,000 âmes, avec des sources thermales (45° à 55°) anciennement renommées. Il y a huit établissements principaux. Les sources de l'Empereur, de Saint-Quirin (Quirinsquelle), les bains de la Rose sont les plus usités. Les bains de l'Empereur, élevés en 1865, forment une magnifique construction où, comme à Aix-les-Bains, on emploie la douche sous toutes ses formes, le massage, le frottage, l'hydrothérapie chaude. Vingt mille baigneurs environ fréquentent ces sources chaque année. On les utilise pour le traitement des diverses formes du rhumatisme, des arthrites chroniques, de la syphilis, de la cachexie saturnine, etc.

AUTRICHE-BOHÊME-HONGRIE

L'empire d'Autriche comprend les eaux de la Bohême, celles de la Hongrie, de l'Autriche proprement dite, de la Transylvanie et du Tyrol. Outre Karlsbad, nous trouvons en Bohême : Marienbad, Teplitz-Schonau et Franzensbad.

Karlsbad, que nos voisins appellent pompeusement le roi des eaux minérales, est dès longtemps réputé pour toutes les affections qui se rattachent à ce que l'on a désigné sous le nom de pléthore abdominale, les maladies du foie, des organes digestifs, les états dyspeptiques. Cette station, avec une très-grande différence de composition chimique, a de grandes analogies, mais non une similitude complète d'applications médicales avec notre Vichy. Nous empruntons quelques détails sur la cure carlsbadoise au traité de Valentiner et à l'intéressant travail de M. Caulet. Carlsbad est situé sur les deux rives de la Tepel, en Bohême; le climat y est variable, le régime sévère; on y trouve peu de distractions. La ville a huit mille habitants; elle est dans le cercle d'Eger, Bohême (ligne de l'Est par Wurtsbourg et Bamberg-Hof; 1154 k. de Paris). — Toutes les sources, d'une température qui va de 40° à 75°, paraissent provenir d'un seul et immense réservoir souterrain. La principale source, le Sprudel, jaillit à 50 mètres de la Tepel, au milieu d'un bassin en cuivre; ce jet d'eau minérale a une température élevée, monte à une certaine hauteur, et couvre les alentours d'une vapeur épaisse. Les eaux de Carlsbad sont polymétalliques, complexes. L'élément dominant est le sulfate de soude; on y trouve aussi plus d'un gramme de chlorure de sodium et de carbonate de soude, ce qui donne, on le voit dès l'abord, à ces éléments accessoires une grande importance. L'analyse la plus récente est celle du professeur Ragski, de Vienne

(Valentiner, Caulet). Voici, d'après lui, la composition du Sprudel :

Sulfate de potasse	0gr,1635
Sulfate de soude	2 ,3719
Carbonate de soude	1 ,3619
Carbonate de chaux	0 ,2976
Carbonate de magnésie	0 ,1239
Chlorure de sodium	1 ,0307
Carbonate de strontiane	0 ,0008
Protocarbonate de fer	0 ,0028
Protocarbonate de manganèse	0 ,0006
Phosphate d'alumine	0 ,0004
Phosphate de chaux	0 ,0002
Fluorure de calcium	0 ,0036
Silice	0 ,0728
Total	5gr,4307

En sus du Sprudel, on compte encore onze sources principales, la source d'Hygie, la Markbrunnen, etc. Trois grands établissements, dont un construit en 1867. le Kurhaus, et magnifiquement installé. On boit l'eau le matin à jeun : pour les sources très-chaudes, on la laisse un instant refroidir dans les gobelets avant d'en faire usage ; on commence par deux ou trois gobelets de 160 grammes, et on va jusqu'à cinq ou six. La durée du traitement varie de quatre à huit semaines. Pendant tout ce temps, l'alimentation est dirigée d'après des règles spéciales, dontla principale est de la réduire au mininum et de ne pas gêner les phénomènes de la cure. On fixe strictement au malade à quel point il doit s'arrêter pour sa nourriture, point qu'il ne doit jamais, sous aucun prétexte, dépasser. Pour cela, les baigneurs en traitement vivent à la carte et non à table d'hôte, et il serait à désirer qu'on employât souvent le même système en France.

Le premier phénomène de la cure est une sensation de chaleur à l'épigastre ; puis surviennent des vertiges, des tintements d'oreilles, de l'accélération du pouls ; bientôt la digestion se dérange, la bouche devient pâteuse, amère. Le malade rend des mucosités ; il y a tous les symptômes d'un embarras gastrique spécial. Enfin apparaissent les selles critiques. « Ce sont des évacuations demi-liquides, d'un brun verdâtre, semblables à de la poix fondue, exhalant l'odeur des œufs pourris, annoncées pendant quelques heures par de la douleur dans la région du foie, des tranchées, accompagnées de ténesme et d'une sensation de brûlure à l'anus. » (Caulet.) Puis on entre dans la période de tolérance, les fonctions se relèvent, il y a un sentiment de bien-être, une énergie nouvelle des sécrétions ; bref le malade, pendant quelque temps, a l'air de relever d'une maladie aiguë.

Ce tableau en raccourci peut donner une idée des singularités remarquables de la cure à Carlsbad, de sa puissance comme moyen d'action dans la pléthore, l'obésité, la lithiase biliaire, les congestions du foie, les obstructions, les diarrhées rebelles à l'aide des modifications produites sur la muqueuse intestinale ; le diabète, etc., etc.

Marienbad. — Ressemble beaucoup à Carlsbad comme constitution chimique. La sulfate de soude y est même plus abondant, puisqu'on y en rencontre plus de 4 grammes; en revanche, toutes ses sources sont froides; aussi y adresse-t-on de préférence les malades atteints des mêmes affections que celles que l'on traite à Carlsbad, mais pour lesquels on craint une stimulation trop vive. D'après l'analyse de Kersten, la Ferdinandsbrunnen ou source Ferdinand contient 5,0477 de sulfate de soude. Marienbad est située à environ huit heures de Carlsbad et autant de Franzensbad; l'eau des sources de Marienbad mélangée à une terre tourbeuse et desséchée pendant tout l'hiver sert à préparer des bains de boue astringents et toniques qui contiennent 12 grammes de sulfate de fer et même davantage (Labat).

Franzensbad. — Située également en Bohême, à une lieue de la ville d'Egra; est surtout célèbre par ses bains de boue. La terre marécageuse (Moorerde) est traversée par une infinité de sources minérales; on l'extrait par morceaux cubiques de la dimension d'un pavé, qu'on laisse exposés à l'air et que l'on fait dessécher. On prend les bains de boue dans des baignoires, et on les distingue, d'après leur consistance, en bains épais ou en bains liquides (Labat). Ils peuvent contenir de 60 à 120 livres de terre. — Il y a en plus des sources isolées du marais, toutes froides, que l'on emploie en boisson et en bains. On fait encore usage du gaz acide carbonique que dégagent certaines eaux et du sel d'Egra, produit que l'on retire des efflorescences salines formées à la surface du marécage.

Les eaux et les boues de Franzensbad sont à la fois

ferrugineuses et salines : elles conviennent dans la débilité générale, dans l'anémie, dans les formes torpides du rhumatisme, etc.

Teplitz-Schonau. — Indéterminée, à haute température, composée des villes de Teplitz et de Schonau, sur les deux rives de la Salsbach, avec plusieurs établissements, bains, douches à tous les degrés. Cette station est située à 1250 k. de Paris, sur le chemin de fer de Paris à Dresde, et de Dresde à Teplitz. On trouve à Teplitz un hôpital civil, un hôpital militaire; on y traite les paralysies, les sciatiques, les rhumatismes, plaies par armes à feu. — On pourrait encore mentionner en Bohême : Bilin, Saïdschutz, et les eaux purgatives de Pullna, Sedlitz, sur lesquelles nous n'insistons pas ici, parce qu'elles font partie de la matière médicale et qu'on les emploie à peu près exclusivement transportées.

Ischl. — Dans les Alpes tyroliennes, chlorurée sodique forte. Deux sources froides; la source Marie-Louise est la plus connue; elle a 10,204 de chlorure de sodium. Station autant hygiénique que médicale; climat tempéré; moyenne de l'année 9°,5, de l'été 17°,5.

Wildbad Gastein. — Autre station des Alpes tyroliennes, indéterminée, à haute température, 1047 mètres au-dessus du niveau de la mer; les sources ont de 49°,6 à 28°,8. Indications de toutes les indéterminées; très-fréquentées.

Nous passerons rapidement en revue les autres stations de l'empire d'Autriche: Baden, près de Vienne, sulfureuse, maladies de la peau et des organes respiratoires; Elopatak ou Arapatak, en Transylvanie, où se rendent chaque année près de trois mille baigneurs (ferrugineuse); All Haide, en Styrie, ferrugineuse également; les sources de la Hongrie, qui arrivent au chiffre de 400 au moins et parmi lesquelles M. Rotureau distingue huit stations principales : *Pistyan*, dans le voisinage des Karpathes, à 139 m. 03 au-dessus du niveau de la mer, sources variées, les unes sulfureuses, les autres indéterminées; *Trenchin-Teplitz*, où il y a aussi des sources sulfureuses faibles, à côté de bicarbonatées, toutes froides, dans la vallée du Waag; *Skleno*, chaudes, sulfatées moyennes, carboniques fortes; *Vichnye*, ferrugineuses chaudes (40°); *Sliacz*, ferrugineuses chaudes, 4 sources, à 32°,2, 31°,3, 28°,7 et 25°,4; *Bude Pesth*, vastes piscines, grands établissements, sources chaudes et froides, indéterminées, sulfatées, ferrugineuses; *Fuered* ou *Balaton Fuered*, sur les bords du lac Balaton, indéterminées, froides, ferrugineuses, bains du lac Balaton, bains de boue du lac; enfin *Mehadia* ou *Herculesbad*, bain d'Hercule, situés tout à fait à la partie inférieure du royaume de Hongrie, offre côte à côte des sources sulfureuses chaudes, indéterminées, chlorurées sodiques, et comporte par conséquent un ensemble d'indications des plus complets et des plus remarquables.

ANGLETERRE

L'**Angleterre** est un des pays les plus pauvres en sources médicinales. Tout au plus pourrait-on citer les sources de Bath, chaudes, sulfatées calciques moyennes, Leamington, Cheltenham, chlorurées sodiques froides, Harrowgate, chlorurées sodiques et sulfurées sodiques, et quelques autres.

BELGIQUE

En **Belgique**, la seule station digne de quelque attention est Spa. — Chemin de fer du Nord, station de Pepinster. — Ville de plaisir en même temps que ville d'eau. Sources froides ferrugineuses au nombre de dix, dont les plus connues sont le Pouhon et la Géronstère. Voici leurs proportions :

Source	Proportion	
Pouhon	0gr,076	Température de 10°,2 à 11°,6.
Groesbeck	0 ,061	
Gérontère	0 ,052	
Sauvenière	0 ,070	
Barisart	0 ,042	
Prince de Condé n° 1	0 ,123	
Prince de Condé n° 2	0 ,112	

L'eau de Spa est une des eaux ferrugineuses les plus employées, aussi bien au loin que sur place. Il y a pour les bains et les douches un vaste établissement.

ITALIE

En **Italie**, et nous bornant aux plus connues, nous avons à citer dans le nord *Acqui*, la station la plus importante, la plus renommée de la péninsule, sources sulfureuses faibles, innombrables, grand établissement, hôpital militaire, hôpital civil, traitement des maladies externes, des affections des voies respiratoires ; *San Giulano*, près de Pise, chaudes, sulfatées calciques moyennes ; les bains de *Lucques*, sources chaudes et froides, sulfatées calciques moyennes, considérées comme très-efficaces dans les maladies de la peau; *Montecatini*, sur la route de Pise à Florence, chlorurées sodiques et sulfatées calciques (thermes de Léopold), grandes analogies avec Carlsbad ; *Viterbe*, sulfureuses faibles : bronchites, catarrhes.

Au sud de l'Italie, l'île d'*Ischia* est un vaste réservoir d'eaux salines ; il y existe de nombreuses maisons de santé, dans chacune desquelles on peut faire un traitement complet, bains de toute sorte, de vapeur, de sable, douches, etc.

Aux alentours du Vésuve, des sources sulfureuses : *Naples, Pouzzoles ;* plus au sud, *Castellamare di Stabia*, chlorurées sodiques fortes ou bicarbonatées ferrugineuses.

ESPAGNE

D'après le récent traité de Garcia Lopez, l'Espagne possède plus de sources minérales que la France ; elle est surtout excessivement riche en eaux sulfureuses; mais, quoique certaines de ses stations aient vu se produire dans ces dernières années des améliorations notables, nous ne nous engagerons pas dans une longue nomenclature, vu l'état précaire de la plupart d'entre elles.

Parmi les plus réputées, en Navarre et dans le pays Basque, *Cestona*, chlorurées sodique, près de Saint-Sébastien; *Santa Agueda*, près Vergara, *Arechavaleta*, par Bayonne et Montdragon, *Grabalos*, par Pampelune, toutes les trois sulfureuses; mais surtout *La Puda* et *Caldas de Mombuy* en Catalogne, *Alhama de Aragon* et *Panticosa* en Aragon, *Archena* dans la province de Murcie, *Carratraca* dans celle de Malaga.

La Puda. — D'après le Dr Manuel Arnus, inspecteur des bains de Panticosa, partage avec Panticosa la thérapeutique des affections des voies respiratoires. Ces sources, les plus confortablement installées de toute l'Espagne, sont situées à quelque distance de Barcelone, sur les bords du Lhobregat. On en trouve de chlorurées sodiques moyennes et de sulfurées sodiques faibles. Outre les bronchites et les catarrhes, on traite encore à La Puda les maladies de la peau, de la gorge et du larynx, etc.

Panticosa. — Possède quatre sources : el Herpes, el Higado (le foie), el Stomaco (l'estomac), el Purgante (la source purgative). Ces sources sont sulfatées sodiques; elles ne dégagent qu'une très-faible odeur sulfureuse. — Leurs noms disent assez leurs usages. — Les sources de *Alhama de Aragon* sont chaudes, faiblement minéralisées. On s'en sert surtout contre le rhumatisme.

Carratraca. — Sulfureuse faible, à sept heures de Malaga; jouit d'un renom spécial dans les affections muqueuses, a été regardée comme spécifique dans la syphilis.

Caldas de Mombuy. — A 14 kilomètres de Barcelone, chlorurées sodiques faibles, nouvelle température : scrofules, blessures, rhumatismes. Cette dernière source est rangée ainsi que Panticosa par les hydrologues espagnols dans une classe à part, celle des **eaux azotées**. L'azote, contenu en grande quantité, y serait à l'état allotropique et jouirait de propriétés physiologiques le distinguant de l'azote ordinaire. Ces assertions et cette classification demandent pour être acceptées à être plus complètement prouvées qu'elles ne le sont encore.

LA SUISSE.

La Suisse, voisine de nous, compte un grand nombre d'établissements qui ne le cèdent en rien aux plus perfectionnés de l'Allemagne; elle a d'ailleurs conservé avec nous des rapports qui n'existent plus avec cette dernière nation; aussi ses stations méritent-elles une description détaillée. Le dictionnaire des eaux minérales compte pour ce pays 350 sources. En réalité, quelques types principaux, quelques stations prédominantes nous suffiront à faire connaître ce qu'il est bon de savoir. La Suisse compte des sources sulfatées, sulfureuses, chlorurées, sodiques et mixtes, bicarbonatées et indéterminées. Les principales sont Schinsznach et Baden en Argovie, Pfäfers-Ragats dans le canton de Saint Gall, Weissembourg dans le canton de Berne, Lavey-Bex dans le canton de Vaud, Louèche et Saxon dans le Valais, Saint-Moritz dans les Grisons.

Schinsznach. — Sur l'Aar, 343 m. au-dessus du niveau de la mer, une seule source sulfatée calcique, sulfureuse, avec dégagement abondant d'hydrogène sulfuré. Température moyenne pendant l'été, 16°,7-17°,01. La température de l'unique source de Schinsznach est de 36°. L'analyse de cette eau donne 2 gr. 166 de matières solides, 1 gr. 091 de sulfate de chaux et 37 c. c. 8 de gaz hydrogène sulfuré. L'établissement se compose de 102 cabinets de bains et de 200 baignoires. L'inhalation de l'acide sulfhydrique se fait sur place, dans les cabines, dans les corridors, dans les salles, grâce à son dégagement abondant (Zurkowski, *De la station thermale sulfureuse de Schinsznach*, Paris, 1874). On y emploie les bains à durée graduellement croissante, puis décroissante, et l'on obtient ainsi des poussées à la suite d'un séjour prolongé dans l'eau. Les eaux de Schinsznach sont très-recommandées dans les affections de la peau, dans les diathèses scrofuleuse, rhumatismale, herpétique. L'inhalation de l'hydrogène sulfuré sert au traitement des maladies catarrhales des voies respiratoires.

Baden. — Sur la Limmat, à 25 kil. d'Aarau, 16 de

Zurich; chlorurée sulfatée, avec 1 gr. 053 de chlorure de sodium et 1 gr. 019 de sulfate de chaux. Température, 41°,2 à 52°,5. Installations multiples très-complètes. Bains prolongés amenant la poussée. Inhalation de gaz acide carbonique. Les eaux de Baden sont surtout indiquées dans la scrofule, le rhumatisme, les affections cutanées.

Pfäfers-Ragats. — Composé des deux stations voisines de Pfäfers, et de Ragats, à quelque distance, l'une en amont, l'autre en aval sur le torrent de la Tamina. Ces eaux sont indéterminées. Les sources de Pfäfers ont 34° à 36° et servent au traitement des rhumatismes, de quelques états lymphatiques, des névroses. Ragats est en même temps une station climatérique. On y trouve des eaux ferrugineuses faibles.

La réunion d'un climat alpestre sans grandes variations, d'un air pur et de toutes les ressources de la médication calmante qu'offrent les eaux indéterminées, en a fait un endroit très-fréquenté par les personnes atteintes d'affections nerveuses.

Weissembourg. — Dans la partie sud du canton de Berne, à 4 heures de Thoune; sulfatée calcique, 21° à 23°, avec 1 gr. 60 de matières fixes, 1 gr. 048 de sulfate de chaux et 0,075 de carbonate de chaux. On fait surtout usage de ces eaux en boisson; elles purgent et sont depuis longtemps recommandées dans la période initiale de la phthisie.

Lavey. — Canton de Vaud, à côté de la station de Saint-Maurice et des salines de Bex; altitude, 433 mètres. Eaux très-faiblement minéralisées, chaudes (43°).

Valentiner la classe parmi les sulfureuses; mais la sulfuration est très-peu considérable. Lavey a pour spécialité le traitement des scrofules. On additionne l'eau du bain d'une certaine quantité d'eaux mères des salines de Bex. M. Lebert a rendu compte des bons effets de cette combinaison. Il faisait aussi boire l'eau mère en très-petite quantité.

Saxon. — Valais, route de Sion. Température, 25°. Eaux indéterminées avec une notable quantité d'iodure qui avait attiré l'attention sur elles pour le traitement de la scrofule.

Loèche ou *Louèche*. — A 3 heures de voiture de Sion, dans le canton du Valais, au pied des rochers de la Gemmi, à 1,450 mètres d'altitude. Les douze sources que l'on trouve dans cette station ont des températures de 44° à 51°, 25.

La source Saint-Laurent (P. Morin) a 1 gr. 5200 de sulfate de chaux.

On compte quatre établissements : bain Saint-Laurent, bain Neuf, bain des Zurichois, bain de l'Hôtel des Alpes.

Le bain prolongé fait le fond du traitement par les eaux de Loèche. Il se prend en commun dans des piscines où l'on est trente à quarante, revêtus de longues tuniques de laine, sans distinction de sexe, et où l'on arrive à rester, en commençant par une courte durée, une bonne partie de la journée, jusqu'à quatre et même six heures. — La poussée de Loèche est pour ainsi dire devenue classique. Elle paraît du quatrième au huitième bain en général. C'est une éruption tantôt miliaire, tantôt pustuleuse, qui s'accompagne parfois d'une fièvre plus ou moins vive. Ce sont les formes humides des affections cutanées : ezéma, impétigo, herpès, que l'on adresse surtout à Loèche. Il y a des poussées franches, des poussées tardives, des poussées incomplètes qui ne se montrent que faiblement autour de quelques articulations. Celles qui ont la meilleure signification pour le traitement sont les poussées à allures bien nettes et venues à leur temps régulier.

Saint-Moritz, bicarbonatées calciques, ferrugineuses, froides, à 17 h. de voiture de Coire. Climat alpestre, traitement de la phthisie, des catarrhes, hibernation.

PARALLÈLE DES EAUX MINÉRALES DE LA FRANCE ET DE L'ÉTRANGER

Il y a deux manières de dresser une comparaison entre les diverses eaux minérales : d'après leur composition et d'après leurs usages. Ce travail fut fait et le parallèle établi surtout entre la France et l'Allemagne, par M. Durand-Fardel, dans des conditions qu'il n'est pas permis d'oublier, en 1871. L'éminent écrivain établissait preuves en main que nous devions cesser d'être tributaires des stations étrangères, parce que nous avions chez nous tout ce qu'il fallait pour l'ensemble des applications de la médecine thermale. Il découlait clairement de ce parallèle que les différentes classes d'eaux minérales étaient bien représentées en France, certaines d'entre elles avec une supériorité incontestable sur tout ce qu'on rencontrait à l'étranger; que, dans les cas où il y avait une lacune, il n'était pas impossible d'y remédier par l'emploi d'eaux similaires ou à effets analogues. Quelle était tout d'abord la médication qui semblait plus spécialement réservée à l'Allemagne, sinon celle de la scrofule, grâce au grand développement qu'elle avait donné à ses stations salines, tandis que nous laissions les nôtres dans l'oubli? Aujourd'hui, cette omission est réparée, et Salins-de-Jura, Salins-Moutiers, Salies-de-Béarn, La Bourboule, Balaruc, Bourbonne, etc., ont remplacé sans désavantage, comme but de destination des malades, Nauheim, Baden, Kreusnach, Kissingen. De plus, notre groupe sulfureux des Pyrénées, sans analogue dans l'Europe entière, peut être utilisé contre certaines formes de la diathèse strumeuse, dans lesquelles les eaux à sulfure de sodium méritent la préférence sur les chlorurées sodiques. Une autre classe très-intéressante, en ce sens qu'elle participe des propriétés de deux classes différentes, est celle des chlorurées sulfureuses. Nous avons Uriage et Gréoulx contre les seules sources, moins riches d'ailleurs en minéralisation, d'Aix-la-Chapelle.

Toutes les médications de la phthisie sont représentées chez nous : la médication par les eaux sulfureuses (Bonnes, Cauterets, Amélie, Allevard, Saint-Honoré, Enghien, etc.), celle par les eaux bicarbonatées (Royat) ou indéterminées (le Mont-

Dore). — A l'étranger, c'est à des sulfatées que l'on s'adresse (Weissembourg), à des sulfureuses faibles ou accidentelles (en Allemagne, on ne trouve guère que Weilbach, dans le duché de Nassau). Seules, les sources sulfureuses espagnoles pourraient rivaliser avec les nôtres, et encore incomplètement, d'après les renseignements acquis jusqu'ici. L'Allemagne, pour cette même médication et celle du catarrhe des voies respiratoires, place au premier rang Ems (bicarbonatée). Mais, outre que Royat peut parfaitement remplacer Ems dans à peu près toutes les circonstances où l'on conseille cette dernière station, le traitement de la tuberculose par les bicarbonatées faibles a subi bien des restrictions dans ces derniers temps de la part des médecins allemands eux-mêmes. Ceux-ci, en revanche, faisaient un grand éloge de Soden (chlorurée sodique) dans ces mêmes maladies. En France, en pareil cas, on n'a guère recours aux eaux salines de cette nature.

Pour ce qui est du rhumatisme, des névroses, des paralysies, des affections en un mot dans lesquelles il est reconnu que l'on doit surtout invoquer toutes les ressources d'une balnéothérapie soit excitante, soit calmante, suivant la température et la durée, Aix-les-Bains ne laisse rien à désirer ; Néris, le Mont-Dore, Chaudes-Aigues, Dax, Bagnère-de-Bigorre, Plombières ont chacune leur emploi spécial et bien déterminé, et n'ont rien à envier à Schlangenbach, Gastein, Wildbad, etc.

La Bourboule tient la tête de la médication arsenicale, qui est encore représentée par d'autres stations, quoiqu'à un degré inférieur. — La syphilis, suivant ses formes et ses manifestations, peut être adressée soit aux eaux à haute thermalité, soit aux sources minéralisées par le sulfure ou le chlorure de sodium, les unes et les autres largement représentées en France.

Qu'il s'agisse de la gravelle rénale (Contrexéville, Capvern), de la gravelle biliaire (Vichy, Saint-Nectaire) ou de la dyspepsie (eaux alcalines, acidules gazeuses), nous trouvons également de quoi nous suffire chez nous : nous avons dans Vichy la station bicarbonatée sodique la plus complète, la mieux équilibrée qui existe. Seul, le groupe de la Bohême, avec sa constitution complexe, n'est reproduit chez nous que par des analogues imparfaits. De ce groupe, dont le type est Carlsbad, on ne pourrait chimiquement rapprocher que Saint-Nectaire, Brides et Saint-Gervais en Savoie.

Au point de vue de la spécialisation thérapeutique, on doit mettre en face de Carlsbad Vichy, qui n'en a pas toutes les attributions, mais s'en distingue en même temps par des qualités propres.

Les cures de réduction appliquées à l'obésité, aux états gastriques ou intestinaux sont plus fréquemment usitées en Allemagne qu'en France. Ce n'est pas que nous manquions de sources purgatives à petites doses et que nous ne puissions, comme cela se fait en pays voisin, instituer cette cure auprès de nos chlorurées sodiques, de quelques sulfatées, c'est plutôt que l'utilité en est moins souvent apparente. Les eaux ferrugineuses sont innombrables sur le sol français, sans rien qui les laisse inférieures aux échantillons les plus connus de cette classe à l'étranger. Nous ne pouvons mieux faire, en finissant, que de reproduire les conclusions du rapport de M. Durand-Fardel.

« La France est la seule contrée de l'Europe qui puisse se suffire à elle-même pour tout ce qui concerne la thérapeutique thermale. Elle n'a besoin dans aucun cas de recourir aux eaux minérales de l'Allemagne.

Il en serait de même à l'égard des autres pays, si à la Bohême n'appartenaient pas Carlsbad et ses congénères, dont nous ne possédons que des équivalents éloignés. »

CHAPITRE V

EAUX MINÉRALES DE LA FRANCE

Nous avons adopté pour la description des eaux minérales françaises la division par régions. En général, les sources thermales se trouvent groupées autour des divers systèmes de montagnes; elles sont au contraire très-disseminées dans les pays plats et non montagneux. Partant de cette donnée, nous voyons immédiatement se présenter à nous une série de groupes tout indiqués par la nature et résultant de la constitution géologique du territoire de notre pays. Ces groupes n'ont pas les mêmes prédominances : ici, les eaux acidules gazeuses, les eaux alcalines sont surtout abondantes; là, les sulfureuses sont en majeure partie; plus loin, nous trouvons un ensemble remarquable de chlorurées sodiques, ou des indéterminées que leur température rend surtout efficaces ou qu'une minéralisation faible, mais non indifférente, permet d'utiliser en grandes quantités. Les régions se délimitent d'elles-mêmes. Nous voyons au centre le plateau de l'Auvergne, avec ses contre-forts, qui, dans les différentes directions nord, sud, est et ouest, nous offrent à mentionner un nombre considérable de stations. Au midi, les eaux minérales de la chaîne des Pyrénées, qui, outre les travaux spéciaux dont elles ont été l'objet, ont été étudiées dans une monographie complète par M. le professeur Filhol. L'Est, du nord au sud, forme trois divisions naturelles, un groupe vosgien, un groupe jurassique et une région rattachée aux Alpes du Dauphiné et de la Savoie. Le Centre et le Nord ne renferment à côté des précédents qu'un nombre restreint de stations, généralement d'origine accidentelle, et l'Ouest un nombre plus restreint encore. Nous avons donc successivement à examiner :

Le **groupe du plateau central**, divisé en partie médiane, composée des quatre départements du Puy-de-Dôme, de la Creuse, de la Corrèze et du Cantal.

Versant septentrional, que forment l'Allier, Saône-et-Loire et la Nièvre.

Versant Est, ou de la Loire, de la Haute-Loire et du Rhône.

Versant Ouest, ou de la Dordogne et de la Haute-Vienne, mentionné ici pour mémoire, car il ne contient rien de bien important.

Versant méridional, qui arrive jusqu'aux départements limitrophes de la Méditerranée, que l'on peut y adjoindre pour plus de méthode, et qui se compose du Lot, de la Lozère, du Tarn, de l'Aveyron, du Gard et de l'Ardèche, de l'Hérault et du Gard.

Le **groupe des Pyrénées**, avec trois régions :

une occidentale (Basses-Pyrénées, avec les groupes accessoires des Landes et de la Gironde); une centrale (Hautes-Pyrénées, Haute-Garonne, Ariège et, en suivant les contre-forts, le Gers et la partie sud du Lot-et-Garonne); une orientale (Pyrénées-Orientales et Aude).

Le **groupe de l'Est**, subdivisé en quatre régions : région vosgienne, région du Jura, région des Alpes savoisiennes, région des Alpes du Dauphiné et de la Province.

Le **groupe du Centre et du Nord.**

Le **groupe de l'Ouest.**

En dernier lieu enfin, la **Corse** et l'**Algérie** dont les sources, à part les principales, sont imparfaitement connues et plus imparfaitement utilisées.

1° GROUPE DU PLATEAU CENTRAL.

La Bourboule. — Chlorurée sodique arséniquée, à 52 kilomètres de voiture de Clermont-Ferrand, 850 mètres au-dessus du niveau de la mer, dans une vallée de montagnes où coule la Dordogne.

Les sources de La Bourboule étaient nombreuses : on les obtenait au moyen du forage en creusant des puits et leur composition était assez analogue. Chaque année, de nouvelles recherches en amenaient de nouvelles à la surface et diminuaient d'autant le débit des sources voisines, tout en changeant l'économie de leur distribution. Enfin cette année, la Compagnie fermière ayant acquis le droit d'exploiter seule les sources de La Bourboule, moyennant indemnité aux autres propriétaires, on n'a plus à craindre ces désavantages. Depuis Thénard, les analyses n'ont pas manqué. Les plus récentes sont celles de M. Lefort et de l'Ecole des mines, de MM. Riche, Millot et Garrigou.

L'eau se prend en boisson à la dose d'un demi-verre à deux verres, les bains à température moyenne, les douches à haute température. La thérapeutique des affections respiratoires s'y étant considérablement développée, on y trouve des salles d'inhalation et de humage.

Les plus anciennes sources étaient tout dernièrement encore celles du Grand-Bain (49°), du Petit-Bain ou Bagnassou (38°), (34°,3), de la Rotonde des Fièvres (30°,6), du Communal (25°). Venaient ensuite, découvertes plus récemment, Perrière (60°), Sédaige (31°), la Plage (35°) et Fenestre n° 1 et n° 2 (21° et 22°).

L'ancienne distribution des eaux de La Bourboule, les anciennes dénominations de ses sources, tout cela a disparu à la suite d'un bouleversement récent, dû à la création d'un nouveau puits qui a rapidement mis à sec tous les puits antérieurs ; la source la plus importante aujourd'hui est la source Choussy-Perrière ; elle offre la caractéristique des anciennes sources de La Bourboule : chlorure de sodium (3.34), bicarbonate de soude (2.27) ; elle contient plus d'arséniate de soude que n'en avaient l'ancien Grand-Bain et l'ancien Bagnassou, puisque tout dernièrement et à la suite des nouvelles dispositions, les diverses analyses qui ont été faites

(Lefort, Millot, Riche) lui donnent 7 milligrammes d'arsenic métallique, ce qui représente 28 milligrammes d'arséniate de soude. — Seul M. Garrigou a trouvé plus de 40 milligrammes d'arséniate de soude. Les médecins de La Bourboule protestent énergiquement contre ce dernier résultat et s'appuient sur la concordance des diverses recherches et la seule divergence de celle de M. Garrigou. Les anciens griffons du Grand-Bain, du Bagnassou, de la Rotonde et des Fièvres ont été taris lors du forage de la source Choussy actuelle. Il ne reste donc plus à La Bourboule que Choussy-Perrière, Sédaige, les plus chaudes (50° à 60°), sur la rive droite de la Dordogne, et les deux sources Fenestre, sur la rive droite, froides et ferrugineuses. M. le docteur Vérité, à l'obligeance duquel je dois communication du détail de ces modifications toutes récentes, a démontré dans un très-récent travail, lu à la Société d'hydrologie que Choussy et Perrière ne formaient en réalité qu'une seule et même source, qui sort par des puits différents.

Les eaux de La Bourboule se distinguent en résumé par les proportions de chlorure de sodium, de bicarbonate de soude et d'arsenic qu'elles renferment. Elles n'ont pas d'élément unique dominant, mais plusieurs éléments importants et sont complexes ou polymétalliques.

Indications spéciales. — Diathèse herpétique (Bazin). Tous les usages de l'arsenic : maladies de la peau, maladies des voies respiratoires, première et seconde périodes de la phthisie, quand il s'agit de modérer l'excitation, la fièvre des phthisiques. Avant leur grand renom actuel, les eaux de La Bourboule jouissaient déjà d'une réputation populaire et très-méritée dans le traitement des scrofules. On les emploie contre les fièvres intermittentes, l'intoxication paludéenne.

Châteauneuf. — A 24 kilomètres de Riom, 282 mètres d'altitude, sur la Sioule, affluent de l'Allier. Température de 16° à 35°. Sources abondantes, au nombre de quatorze. Bicarbonatées mixtes : 1 gr. 296 bicarbonate de soude ; 1 gr. 089 bicarbonate de potasse. Quatre établissements : du Grand-Bain chaud, du bain de César, du bain de la Rotonde, du bain Mossier. Piscines, bains, douches, buvettes. — Les eaux de Châteauneuf sont employées dans la gravelle urique et les cystites chroniques, les maladies de la peau, les rhumatismes.

Châteldon. — Acidules gazeuses, bicarbonatées calciques : bicarbonate de chaux 1,427, acide carbonique 2,308. Etablissement peu considérable. Ces eaux se transportent et s'emploient dans la dyspepsie. A 15 kilomètres de Thiers (Puy-de-Dôme).

Châtelguyon. — A 8 kilomètres de Riom, bicarbonatées calciques et chlorurées sodiques : 1 gr. 807 de bicarbonate de chaux, et 2 gr. 400 de chlorure de sodium. En même temps, ferrugineuses et sulfatées sodiques (5 à 6 décigrammes sulfate de soude). Indiquées dans les engorgements des viscères, les obstructions ; également reconstituantes, cure de réduction.

Clermont-Ferrand a dans ses faubourgs ou ses

environs plusieurs sources à la fois bicarbonatées calciques et chlorurées sodiques et ferrugineuses. Ce sont : *Jaude* (22°), *Saint-Allyre* (24°) : bicarbonate de chaux 1,407, chlorure de sodium 1,073; *Sainte-Claire*, le *puits de la Poix*, sulfate de soude 7 gr. 948, chlorure de sodium 70,917. Total des matières fixes : 83 gr. 539.

Médagues. — A 20 kilomètres de Thiers; froides; bicarbonatées mixtes, chlorurées : plus d'un gramme de chacun; 1 gr. 918 bicarbonate chaux, 1 gr. 290 bicarbonate soude, 1,116 chlorure sodium.

Renlaigue (arrondissement d'Issoire). — Acidule gazeuse, bicarbonatée calcique.

Rouzat. — Une source thermale (à 31°); bicarbonatée calcique; à 7 kilomètres de Riom.

Vic-le-Comte. — Chemin de fer de Lyon par l'Auvergne, au delà de Clermont. Eaux chlorurées sodiques et bicarbonatées sodiques : plus de 2 grammes de chacun; 6 gr. 787 de matières fixes; température de 16 à 34°; sources nombreuses. Indication dans la scrofule, la chlorose, la cachexie paludéenne.

Saint-Myon. — A une petite distance de Riom. 1 gr. 914 de bicarbonate de soude, 2 centigrammes de fer; chlorose et dyspepsie.

Saint-Nectaire. — A 26 kilomètres d'Issoire, à 784 mètres d'altitude, divisé en Saint-Nectaire-le-Haut et Saint-Nectaire-le-Bas, renfermant chacun deux établissements, à Saint-Nectaire-le-Haut les deux établissements du Mont-Cornadore, à Saint-Nectaire-le-Bas les bains Boette et les bains Mandon. Cinq sources principales : les sources du Mont-Cornadore, 40° et 41° ; les sources Rouges, 22° ; les sources Boette, 40° et 44° ; du Gros-Bouillon et Coquille, 24° et 37° ; Pauline, 27° à 33° ; Dumas, 13° et 16°.

Les sources de Saint-Nectaire sont remarquables par leur abondance et leur composition ; elles sont en proportions à peu près égales chlorurées sodiques et bicarbonatées (source du Mont-Cornadore : chlorure de sodium, 2,1464 ; bicarbonate de soude, 2,0001 ; arséniate de soude, traces). M. le professeur Gubler croit qu'elles pourraient suppléer Carlsbad dans quelques-unes de ses applications ; mais il leur manque le sulfate de soude. On les boit à la dose de 2 à 6 verres. Le traitement externe est très-usité dans les divers établissements. Elles ne purgent pas ; à forte dose, elles sont diurétiques. On les emploie dans les cas de leucorrhée, rhumatismes, scrofules, engorgements du foie.

Royat. — A 2 kilomètres de Clermont ; altitude 450 mètres. Royat, que l'on a baptisé l'Ems français et dont M. Labat a tracé un parallèle avec la station allemande, comprend quatre sources et un grand établissement renfermant buvette, bains, douches, une grande piscine, deux salles d'aspiration, des appareils hydrothérapiques variés, des douches et bains d'acide carbonique. Les deux sources principales de Royat sont la source Eugénie et la source César. Elles sont bicarbonatées à la fois sodiques et calciques, chlorurées sodiques et lithinées.

Voici l'analyse de la source Eugénie :

Bicarbonate de soude	1gr,349
— de potasse	0 ,435
— de chaux	1 ,000
— de magnésie	0 ,677
— de fer	0 ,040
— de manganèse	traces
Sulfate de soude	0 ,185
Phosphate de soude	0 ,018
Arséniate de soude	traces
Chlorure de sodium	1 ,728
— de lithium	0 ,035
Iodure et bromure de sodium	indices
Silice	0 ,156
Alumine	traces
Matière organique	indices
Total	5 ,623
Acide carbonique libre	0 c. c. 377
Azote	5 2
Oxygène	1 1

Les deux sources les moins importantes sont la source Saint-Mart et la source des Roches. Royat a hérité de la spécialisation d'Ems dans les catarrhes des voies bronchiques et le premier degré de la phthisie, surtout dans les formes éréthiques. Ses installations sont à la hauteur de celles de la ville allemande. On conseille encore cette station dans les affections nerveuses, la chlorose, les maladies du tube digestif et de ses annexes, pour lesquelles Vichy pourrait paraître trop excitant, les catarrhes vésicaux. On lui attribue une action spéciale dans la diathèse arthritique.

Le Mont-Dore. — Située à 1046 mètres au-dessus du niveau de la mer, à 53 kilomètres de voiture de Clermont-Ferrand. Climat de montagne variable; matinées et soirées fraîches. Les eaux du Mont-Dore avaient été classées par M. Durand-Fardel dans les bicarbonatées mixtes; mais il les a rangées plus tard parmi les indéterminées faiblement minéralisées ; elles contiennent de l'arsenic. Il existe un seul grand établissement thermal, divisé en pavillon, grande salle, bâtiment central et annexes, bâtiment des vapeurs, avec bains, douches, buvettes, deux grandes et deux petites piscines, huit salles d'inhalation, deux salles de pulvérisation.

L'eau se prend en boisson d'un demi-verre à quatre verres. On fait de plus un large usage des bains à toutes les températures, des bains très-chauds à la température native des sources (43° à 45°), durant de cinq à quinze minutes, moyen de très-vive révulsion à la suite duquel le malade est rapporté emmaillotté; des salles d'inhalation chaudes, 28° à 45°.

Les sources ont toutes 42° à 45°. Ce sont César, Caroline, Ramond, Rigny, Boyer, Pigeon, la Magdeleine, Bertrand.

La source de la Magdeleine surtout se prend en boisson. Sa composition peut être prise comme type : elle contient 0,5362 de bicarbonate de soude, 0,3423 de chlorure de sodium, 0,0761 de sulfate de soude, des traces de lithine, 0,00096 d'arséniate de soude. Les autres sources se rapprochent très-sensiblement de la précédente. On voit combien leur minéralisation est peu considérable. Elles ne contiennent pas tout à fait un milligramme d'arséniate, tandis que pour la même quantité d'eau la source Perrière-Choussy à La Bourboule en renferme 28 milligrammes. La médication mont-dorienne, telle qu'elle a été établie sur des bases fixes par Bertrand et continuée par ses successeurs, emprunte donc ses meilleurs moyens aux procédés de révulsion et de dérivation. Cependant les effets de l'eau en boisson, appuyés sur des milliers d'observations, ne sauraient être niés. Il est acquis que les affections chroniques des voies respiratoires, phthisie, catarrhe chronique, laryngites, asthme avec emphysème, sont la principale spécialisation des eaux du Mont-Dore. On les emploie aussi chez les jeunes enfants lymphatiques et scrofuleux. La thermalité, l'usage qu'on en fait, les rendent propres au traitement du rhumatisme.

Evaux (Creuse). — Arrondissement et à 37 kilomètres d'Aubusson. Huit sources de 26° à 55°. Indéterminées, faiblement minéralisées; agissent surtout par leur température dans le traitement du rhumatisme.

Chaudes-Aigues. — A 3 kilomètres de Saint-Flour (Cantal). Indéterminées, haute température (57° à 81°). Sources nombreuses; débit très-considérable. Il existe deux établissements. Les eaux de Chaudes-Aigues, en raison même de leur chaleur et de leur abondance, peuvent rendre de grands services dans les névroses, les rhumatismes, les paralysies.

Sainte-Marie-du-Cantal. — A 26 kilomètres de Saint-Flour; ferrugineuses bicarbonatées, avec 0,045 de bicarbonate de fer; froides; s'exportent et s'emploient dans la chlorose, l'anémie, la dyspepsie.

Vic-sur-Cère. — Arrondissement et à vingt kilomètres d'Aurillac. Quatre sources bicarbonatées, chlorurées sodiques, ferrugineuses; bicarbonate de soude, 1,860; chlorure de sodium, 1,237; bicarbonate de fer, 0,050; froides. Par la réunion des divers principes qu'elles contiennent, ces eaux sont utiles contre la chlorose, les engorgements viscéraux, les affections gastralgiques.

Le VERSANT OUEST DU PLATEAU CENTRAL ne présente que des sources sans importance.

Le VERSANT EST renferme, dans les départements de la Loire et du Rhône :

Renaison. — A 8 kilomètres de Roanne, acidule gazeuse, bicarbonatée calcique, exportée comme eau de table.

Sail-les-Bains. — Indéterminées ; de 11° à 34°. A 30 kilomètres de Roanne, et près de Saint-Martin-d'Estreaux. Six sources très-abondantes. L'*Annuaire* ne signale pas ses deux sources sulfureuses, mentionnées par M. Durand-Fardel. Un établissement. Employées dans la scrofule, la syphilis, le rhumatisme.

Sail-sous-Couzan. — Arrondissement de Montbrison, à 22 kilomètres. Eaux froides, bicarbonatées sodiques, ferrugineuses : bicarbonate de soude, 1,950 ; gaz acide carbonique libre; bains et douches de ce gaz. On traite par ces eaux la cystite, les maladies de l'estomac, du foie, les névroses.

Saint-Alban. — A 12 kilomètres de Roanne; acidule gazeuse, bicarbonatée ferrugineuse : fer, 0,022.

Traitement par l'acide carbonique, installé de longue date et perfectionné depuis. Temp., 17°.

Saint-Galmier. — Chef-lieu de canton de l'arrondissement de Montbrison, à 20 kilomètres. Eaux de table digestives. Sources Badoit, André, Remy, de la Ville. S'exportent en immense quantité. Le débit journalier est de 800,000 litres; à peu près un volume et demi d'acide carbonique libre.

Charbonnières. — A 7 kilomètres de Lyon, avec 0,041 de fer; froides; contre la chlorose, l'anémie, la dyspepsie.

Le VERSANT NORD DU PLATEAU CENTRAL comprend les sources de l'Allier, de Saône-et-Loire et de la Nièvre. Les sources de l'Allier se composent de trois groupes : au sud, d'un côté, on trouve Vichy, Cusset, Hauterive, Saint-Yorre, de l'autre Néris; au nord, Bourbon-l'Archambault et Saint-Pardoux.

Vichy. — Sur la ligne de Paris à Lyon par le Bourbonnais, sur la rive droite de l'Allier; altitude 250 mètres. Climat tempéré; saison commençant en mai. — Aussi bien comme établissement thermal que comme installations de toute nature, la ville de Vichy offre toutes les ressources du confort et du luxe. Le grand établissement, propriété de l'Etat, est alimenté par le puits Carré, la Grande-Grille, Lucas, le Parc et Mesdames; il renferme des cabinets de bains de première et de deuxième classe, des douches de toute espèce, une piscine, bains et inhalation de gaz acide carbonique, d'oxygène, pulvérisation. L'établissement de l'Hôpital, alimenté par la source du même nom, contient trente baignoires, six douches et une piscine. Il y a de plus un vaste hôpital militaire. Les sources sont : la Grande-Grille, 42°,50; l'Hôpital, 31°,70; le puits Carré, 43°,60; le puits Chomel, 43°,60; Lucas, 28°,50; l'ancienne et la nouvelle source des Célestins, 14°,30 et 15°,20; Lardy, 23°,9; le Parc, 22°. Hauterive, Cusset, Saint-Yorre sont compris dans le bassin de Vichy et situés à quelque distance. Leur composition les rapproche des sources mêmes de la ville.

Hauterive, 6 kilomètres, deux sources froides. — **Cusset**, 3 kilomètres, cinq sources : Sainte-Marie, Sainte-Élisabeth, Lafayette, etc., froides; un établissement. — **Saint-Yorre**, 7 kilomètres, source froide. Voici l'analyse de la Grande-Grille et de l'Hôpital, et la proportion de bicarbonate de la plupart des autres :

	Grande-Grille.	Hôpital.
Acide carbonique libre dissous.	0gr,908	1gr,067
Bicarbonate de soude.........	4 ,833	5 ,091
— de potasse.......	0 ,352	0 ,371
— de magnésie.....	0 ,303	0 ,330
— de strontiane.....	0 ,003	0 ,003
— de chaux........	0 ,434	0 ,434
Bicarbonate de protoxyde de fer.	0 ,004	0 ,004
— de manganèse. ...	traces	traces
Sulfate de soude.............	0 ,291	0 ,291
Phosphate de soude...........	0 ,130	0 ,130
Arséniate de soude.......... ...	0 ,002	0 ,002
Borate de soude...............	traces	traces
Chlorure de sodium...........	0 ,534	0 ,534
Silice.........................	0 ,070	0 ,070
Matière organique bitumineuse.	traces	traces
Total	7 ,864	8 ,327

	Puits Chomel.	Célestins.	Lardy.	Mesdames.
Bicarbonate de soude.	5gr,091	5gr,103	4gr,910	4gr,016

Hauterive.	Sainte-Elisabeth-de-Cusset.	Saint-Yorre.
4gr ,687	4gr ,837	4gr ,837

Quelques-unes, Mesdames (0,026 de protoxyde de fer), Lardy (0,028), Hauterive (0,016), Saint-Yorre (0,010), sont plus ferrugineuses, mais toutes contiennent du fer en proportion appréciable. Elles contiennent aussi de l'arsenic, et les nouveaux procédés d'analyse y ont démontré la présence de la lithine, du cæsium et du rubidium. La plupart des sources de Vichy s'emploient en boisson, mais surtout l'Hôpital, la Grande-Grille et les Célestins. La Grande-Grille est réputée plus stimulante et sera préférée chez les individus mous, lymphatiques, très-débilités. L'Hôpital au contraire est regardée comme la source la moins excitante de Vichy; elle convient dans les dyspepsies, l'entérite chronique, l'état d'irritabilité des organes digestifs. Les Célestins sont la source des goutteux et des graveleux : elle porte son action excitante sur les organes urinaires et le cerveau (Durand-Fardel, *Lettres sur Vichy*). Les sources Lardy et Mesdames, ferrugineuses, sont par conséquent toniques. Hauterive est un succédané des Célestins. Chomel, tout aussi peu excitante que l'Hôpital, convient surtout aux personnes d'une extrême susceptibilité.

Les bains tempérés ont besoin d'être mitigés d'eau naturelle, à cause de leur température native. Ils produisent tous les phénomènes de la stimulation thermale.

Vichy est une des rares villes d'eaux, en France, où l'on suive un régime diététique régulier. Ce régime s'est bien relâché de sa sévérité d'autrefois, et la proscription des acides n'est plus aussi sévère. Le vin, les fruits, certains légumes, ne devront être employés que modérément. Il faut surtout s'abstenir de boissons stimulantes, et cela plutôt en rapport avec les maladies en traitement qu'à cause de l'action et des qualités mêmes des eaux dont on fait usage.

Enumérer les indications auxquelles répondent les eaux de Vichy, ce serait passer en revue toute la pathologie abdominale, les manifestations de la goutte et de la gravelle, du rhumatisme, en un mot de la diathèse arthritique, dans laquelle M. Durand-Fardel leur assigne un effet altérant indistinctement, tout en tenant compte de leurs qualités de stimulation ou de sédation. Citons encore le diabète, l'albuminurie, les maladies des pays chauds. On a voulu aussi, guidé par l'idée de diathèse, leur trouver une efficacité spéciale dans le catarrhe arthritique. Les contre-indications se tirent de certaines lésions organiques, des maladies du cœur, de l'état du sujet, du plus ou moins d'éloignement des phénomènes aigus. Il est des cas de gravelle, cystite, dyspepsie, où, par suite d'une irritabilité trop vive, d'autres sources de même ordre, mais plus atténuées, conviendront mieux, car Vichy représente le summum d'énergie de la médication bicarbonatée sodique.

Néris. — A 8 kilomètres de Montluçon, 354 mètres d'altitude ; six sources indéterminées, chaudes, de 49° à 53°. Puits de la Croix, puits de César, puits Boirot, Carré, Falvart de Montluc, le Noyer. Les eaux de Néris contiennent près de cinq décigrammes de bicarbonate de soude ; mais leur grande caractéristique est la température, et le traitement externe leur principale appropriation. Les bassins sont remplis de conferves qui ont été très-complètement étudiés par MM. Becquerel et de Laurès, et dont l'emploi comme topiques se joint aux pratiques balnéaires et hydrothérapiques. Celles-ci sont très-perfectionnées. Les deux établissements de la ville sont aussi bien aménagés qu'on peut le désirer. On y trouve des cabinets de bains et de douches de toutes sortes, des piscines, des bains et douches de vapeur. — Les bains de Néris conviennent dans les rhumatismes, dans les névroses, dans les maladies de la peau. M. de Ranse a signalé quelques bons effets palliatifs dans l'ataxie locomotrice. Il y a un hôpital thermal.

Bourbon-l'Archambault. — La petite ville de Bourbon-l'Archambault est située dans la partie nord du département de l'Allier : on s'arrête à la station de Souvigny, sur la ligne du Bourbonnais ; altitude, 267 mètres. — On compte plusieurs sources : La source thermale de **Bourbon** (52°), chlorurée sodique avec des sels alcalins, carbonate de soude 0,367, de magnésie 0,470, de chaux 0,507, et 2,240 de chlorure de sodium, alimente le grand établissement qui renferme des salles de bains et de douches, huit piscines, des étuves. Il y a de plus la source **Jonas**, avec 0,040 de carbonate et crénate de fer, et aux environs les sources de **Saint-Pardoux** et de **la Trollière**, ferrugineuses froides, qui s'emploient en boisson. On trouve à Bourbon un hôpital militaire. Chlorurées sodiques et bicarbonatées en même temps, les eaux de Bourbon, grâce à l'adjonction des eaux ferrugineuses reconstituantes voisines, peuvent être utilisées dans la chlorose, la scrofule. Leur thermalité les rend aussi aptes au traitement des blessures, des paralysies, des rhumatismes. L'eau de la source Jonas, d'après une méthode populaire ancienne, sert à administrer des douches oculaires.

Bourbon-Lancy (Saône-et-Loire). — Etablissement avec bains, douches, grande piscine. Six sources chlorurées sodiques faibles, de 28° à 56° : chlorure de sodium, 1,30. — Arrondissement de Charolles, station de Gilly. Ces sources, en boisson à dose de un à six verres par jour, sont légèrement laxatives; elles stimulent l'appétit et les fonctions digestives. On y emploie, comme à Néris, les conferves en topiques; elles conviennent dans les paralysies, les rhumatismes, les névroses ; les plus usitées sont les sources Descure, de la Reine, Saint-Léger.

Pougues. — Ligne du Bourbonnais, de Paris à Nevers, station de Pougues ; deux sources froides acidules, bicarbonatées calciques ; 1,3269. La source Saint-Léger et la source Bert. — Les eaux de Pougues ont joui d'un grande célébrité. Elles méritent encore d'être utilisées dans les catarrhes vésicaux, les dyspepsies, la gravelle, au même titre que contrexéville, dont elles se rapprochent. Les deux centigrammes de fer qu'elles contiennent indiquent qu'elles peuvent aussi rendre des services dans l'anémie, la chlorose. L'établissement de la source Saint-Léger est très-bien aménagé.

Saint-Honoré. — L'établissement de Saint-Honoré se trouve situé en plein Morvan, à trois heures de voiture de Cercy-la-Tour, ligne de Nevers à Autun. Ces eaux sont sulfurées sodiques, d'après M. Durand-Fardel; M. Lebret les classe parmi les hydosulfurées ou sulfhydriquées, avec Schinsznach et Allevard, à cause de la quantité considérable d'acide sulfhydrique qu'elles laissent dégager et qui intervient pour une part notable dans la thérapeutique de cette station : gaz sulfhydrique 0 c. c. 70, sulfate de soude 0,132, chlorure de sodium 0,300. Cinq sources, de la Crevasse, de la Marquise, de l'Acacia, des Romains, du Puits, d'une température d'environ 31° et d'une composition à peu près analogue. Outre la buvette, bains, douches, piscine, l'établissement de Saint-Honoré a une salle de pulvérisation très-fréquentée et une salle d'inhalation entre 18° et 24° avec production abondante d'acide sulfhydrique. Les eaux de Saint-Honoré répondent assez bien aux indications de la médication sulfureuse atténuée, modérément excitante. Catarrhes des voies respiratoires, phthisie, laryngite, affections cutanées.

Le VERSANT SUD DU PLATEAU CENTRAL descend par étages successifs jusqu'au littoral méditerranéen. Les premiers contreforts s'étendent vers le Lot, la Lozère, l'Aveyron, le Tarn, l'Ardèche; il comprend aussi les régions plus éloignées de l'Hérault et du Gard. — Les sources minérales y sont nombreuses; certaines, comme le groupe de l'Aveyron, renferment des eaux très-remarquables, dont l'importance a surtout été mise en lumière dans ces derniers temps. L'Ardèche, outre la station célèbre de Vals, a des sources nombreuses moins connues, mais très dignes d'attention :

Gramat. — Bicarbonatée ferrugineuse froide, sur la ligne de Limoges à Figeac (Lot).

Miers. — A 36 kilomètres de Gourdon et à côté de Gramat; sulfatées sodiques froides : sulfate de soude 2,675, et près d'un gramme de sulfate de chaux. Ces eaux sont purgatives. On les emploie dans les dyspepsies, les engorgements du foie et la cachexie paludéenne.

Lacaune (Tarn), sulfatées calciques thermales, à 47 kilomètres de Castres, et **Trébas** (Tarn), à 37 kilomètres d'Albi, 17°, bicarbonatées, ferrugineuses, et, d'après l'*Annuaire*, 0 gr. 1106 de bicarbonate de fer, ce qui est une proportion supérieure à Schwalbach, au Pouhon et à la Géronstère de Spa.

Les ferrugineuses de l'Aveyron sont surtout très-intéressantes. Ce sont : **Cransac**, sulfatée ferrique et calcique, avec 0 gr. 757 de sulfate ferrique, plus de 2 grammes de sulfate de chaux, plus de 2 grammes de sulfate d'alumine. Par cette association de principes, les eaux de Cransac sont les plus astringentes que l'on connaisse. On en compte cinq, toutes froides, dont les plus connues sont la Haute et la Basse-Richard. Il existe encore à Cransac une foule de sources, sur lesquelles nous ne possédons pas de données suffisantes et qui sortent de la montagne brûlante du Montet chargées de composés ferriques et arsenicaux au point de devenir toxiques.

Andabre. — Deux sources froides, bicarbonatées ferrugineuses, à 25 kilomètres de Saint-Affrique; 2,758 de bicarbonate de soude, 6 centigrammes de bicarbonate de fer; remarquables par l'association du fer et des bicarbonates de soude à la dose de 3 grammes. S'utilisent dans les maladies du foie, la chlorose, la dyspepsie.

Cassuéjouls. — A 32 kilomètres d'Espalion; bicarbonatée ferrugineuse froide.

Sylvanès. — Ferrugineuse thermale arsenicale; 32° à 38°; à 30 kilomètres de Saint-Affrique; affections des voies digestives, chlorose, anémie.

Bagnols (Lozère, arrondissement de Mende). — Six sources sulfurées sodiques et alcalines, d'une température de 22° à 43°. Bagnols est situé au milieu des montagnes des Cévennes, à une altitude de 850 mètres, sur le Lot.

Il y a deux établissements, et cette source répond aux indications de la médication sulfureuse modérément excitante, en même temps qu'elle offre les avantages d'une thermalité assez élevée. On y trouve une salle d'inhalation et de pulvérisation, des piscines; bains de vapeur pour le traitement des affections des voies respiratoires, des blessures, des plaies chroniques, du lymphatisme et de la scrofule.

La Chaldette. — Faiblement bicarbonatées et sulfureuses; température 34°; à 35 kilomètres de Marvejols ; commune de Brion.

Foncaude (Hérault). — A 3 kilomètres de Montpellier. Ces eaux sont faiblement thermales, indéterminées; elles doivent à leur voisinage d'une grande ville quelque notoriété. Il y a un bon établissement thermal. On les conseille dans les rhumatismes, les névroses, quelques maladies cutanées.

Rieumajou. — A 2 kilomètres de Salvetat, arrondissement de Saint-Pons; froides, indéterminées, faiblement minéralisées; cystites, dyspepsies.

Avène. — Près de Bédarieux; 27°; indéterminée. On y a signalé de l'arsenic. Scrofule, syphilis.

Balaruc. — A 12 kilomètres de Cette, sur les bords de l'étang de Thau. Chlorurée sodique thermale; chlorure de sodium, 7,0451; température de la source principale, 47°. MM. Béchamp et Gautier ont signalé également dans cette source 0,0007 de carbonate de cuivre. Les deux autres sources, la source communale et la source Bidon, ont 12°,5 et 19° à 20°, et une composition analogue. La chaleur des eaux de Balaruc les rend plus tolérables pour l'estomac que la plupart des chlorurées sodiques. On peut en boire jusqu'à cinq et six verres, et à cette dose elles sont purgatives. Trois établissements, Labat, Bidon, grand établissement, renferment des cabinets de bains, douches, bains partiels, boues. — Les eaux de Balaruc sont surtout renommées pour la cure des paralysies par la combinaison de la méthode purgative, évacuante, et du traitement externe. On les emploie aussi dans le rhumatisme et la scrofule.

Lamalou. — Sources nombreuses, ferrugineuses, bicarbonatées et crénatées, thermales ou froides, et se partageant entre Lamalou d'en bas, Lamalou du centre et Lamalou d'en haut. On trouve, outre le fer, des carbonates alcalins, de l'arsenic et du cuivre. Lamalou est à 7 kilomètres de Bédarieux.

L'eau de Capus (Lamalou du centre) renferme 0,078 de bicarbonate de fer, ce qui la place parmi les eaux les plus ferrugineuses.

Chaque quartier de Lamalou a son établissement spécial. Ces sources ont la supériorité des rares ferrugineuses thermales pour l'usage interne. Les autres éléments, en plus petite quantité, rendent leur action plus complète. Parmi leurs attributions, il faut citer la chlorose et l'anémie au premier chef, puis le rhumatisme. D'après M. le Dr Privat, elles produiraient des effets très-remarquables dans le rhumatisme noueux.

Cauvalat (Gard). — A 2 kilomètres du Vigan, froides, sulfurées calciques; près de 2 grammes de principes fixes; dermatoses, scrofules, catarrhes.

Euzet. — Sulfurées calciques froides, avec 1,943 de sulfate de chaux.

L'établissement d'Euzet est voisin de la ville d'Alais. Ces eaux tiennent une bonne place parmi les sufurées calciques, en ce sens qu'elles représenten bien les propriétés de cette famille, douée de moins de puissance de stimulation que les sulfurées sodiques, et par conséquent pouvant se prendre à plus fortes doses sans difficulté. L'acide sulfhydrique s'en dégage en petite proportion. Leurs attributions sont celles de leurs congénères : catarrhes des voies respiratoires et dermatoses.

Fonsanches. — Sulfurée sodique, 25°; à deux heures de Nîmes. Bronchites, catarrhes de la muqueuse pulmonaire et des voies urinaires.

Fumades. — Sulfurées calciques froides; dégagement d'acide sulfhydrique en grande quantité : sulfate de chaux 2,172; affections des voies respiratoires; à 10 kilomètres d'Alais.

Vals (Ardèche). — A 5 kilomètres d'Aubenas; sources nombreuses, bicarbonatées sodiques froides. Vals contient à la fois une plus grande quantité d'acide carbonique libre et de bicarbonate de soude que Vichy; mais le défaut de thermalité rend ses sources moins aptes à l'usage sur place et précieuses surtout pour l'exportation. Il y a un établissement thermal avec des bains, des douches; mais l'emploi des eaux en boisson est encore à la station la partie prédominante du traitement. Les eaux de Vals ne peuvent être utilisées en bains qu'additionnées d'eau chauffée. On divise les sources de Vals en fortes, moyennes et faibles suivant leur quantité de bicarbonate de soude. Voici la proportion dans les principales :

Magdeleine.	Désirée.	Précieuse.	Saint-Jean.	Rigolette.
7gr,280	6,040	5,940	5,800	1,480

La source de la Dominique constitue une individualité bien distincte, en ce sens qu'elle est à la fois ferrugineuse et arsenicale; elle jouit d'une vieille réputation dans le traitement des fièvres intermittentes. Malgré leur énorme minéralisation, qui les place à la tête des eaux bicarbonatées sodiques fortes, les eaux de Vals sont très bien tolérées par l'estomac, même à la dose de six et huit verres. On sait l'importance qu'elles ont prise comme eaux transportées dans toutes les affections des organes digestifs. La chlorose, l'anémie, la gravelle, la goutte, les cystites, les fièvres intermittentes font partie de leurs indications.

Marcols. — A 27 kilomètres de Privas. Les eaux de Marcols, froides, ont plus de 2 grammes de bicarbonate de soude et plus de 5 centigrammes de bicarbonate de protoxyde de fer. Cette association les rend utiles dans les affections des organes abdominaux, dans les cachexies, la chlorose, l'anémie, etc.

On trouve encore dans l'Ardèche : **Celles**, avec des sources bicarbonatées calciques qui laissent échapper en grande quantité du gaz acide carbonique, et des sources ferrugineuses; **Dessaignes**, avec plus de 4 grammes de bicarbonate de soude, froides (34 k. de Tournon); **Mayres**, sulfatée calcique, à 35 kilomètres de Largentière; **Saint-Mélany**, sulfurée, avec 0,050 de sulfure de sodium (près de Largentière); **Saint-Laurent**, indéterminée, fortement thermale, 53°, avec trois établissements, pour le traitement des armes à feu, blessures, de la scrofule, des rhumatismes, à 8 kilomètres de la station de la Bastide; **Le Vernet-Prades,** eau gazeuse froide, très digestive, avec 2,580 d'acide carbonique, à 5 kilomètres de Vals, et **Neyrac**, bicarbonatée ferrugineuse : d'après M. Lefort, ces dernières contiendraient 8 centigrammes de bicarbonate de protoxyde de fer; on les emploie dans l'anémie et les dermatoses; à cinq heures de Privas.

Les eaux minérales de l'est de la France se divisent naturellement en celles qui sont groupées autour du massif vosgien, les eaux du Jura, les eaux de la Savoie, de la Provence et du Dauphiné.

GROUPE VOSGIEN. — **Bains.** — A 32 kilomètres d'Epinal, 306 mètres au-dessus du niveau de la mer. Eaux indéterminées, dans lesquelles on trouve un peu de sulfate de soude et où on a constaté la présence de l'arsenic. Les eaux de Bains ont des températures qui vont de 29° à 50° et se prêtent à tous les usages que fait pressentir leur haute thermalité. Il y a deux établissements, l'un où sont réunies les sources plus chaudes (bains romains), pour le traitement du rhumatisme, des paralysies, de la scrofule, etc., l'autre où l'on utilise les sources tempérées spécialement pour le traitement des névroses (bain de la Promenade).

Bussang. — Sources ferrugineuses, gazeuses, froides, exclusivement exportées, avec 0,078 de crénate de fer et de manganèse, 0,003 d'arséniate de fer; à 28 kilomètres de Remiremont.

Contrexéville. — A 25 kilomètres de la station de Neufchâteau, 350 mètres d'altitude. Sulfatées calciques froides. Les sources de Contrexéville sont nombreuses. Mais les trois principales sont celles du Pavillon, du Prince et du Quai. Il y a un établissement bien installé pour bains, douches générales et locales; mais les eaux de Contrexéville s'emploient surtout en boisson. Leur principale caractéristique est le sulfate de chaux, à la dose de 1 gr. 165. On y a signalé aussi la présence de la lithine. On porte la boisson de la dose de deux et quatre verres à dix et douze. C'est là la partie la plus importante du traitement. Ces eaux sont franchement diurétiques; dès le deuxième et le troisième jour, elles produisent une miction abondante. On les recommande spécialement dans les calculs rénaux, la cystite; elles agissent surtout mécaniquement, par la quantité de l'eau ingérée et par une sorte de lavage. Rien n'est plus commun que de voir l'excrétion de calculs pendant le traitement thermal même. Les eaux de Contrexéville sont également recommandées dans la goutte; mais elles ne peuvent avoir qu'une action reconstituante en stimulant les fonctions digestives et non une action antidiathésique.

Vittel. — A 21 kilomètres de Mirecourt, à 5 kilomètres de Contrexéville, 336 mètres d'altitude. Sulfatées calciques; quatre sources froides; grandes analogies de composition ou d'indications avec Contrexéville, mais minéralisation moindre. La source des Demoiselles est affectée surtout aux mêmes maladies, gravelle, calculs, cystite. Il y a à Vittel une installation hydrothérapique complète.

Dolaincourt. — Près de Neufchâteau. Sulfurée sodique, avec 0,057 de sulfure de sodium, froide.

Martigny. — A 38 kilomètres de Neufchâteau, canton de La Marche. Deux sources sulfatées calciques froides. Sulfate de chaux, 1,424. Diurétiques. Indications : gravelle, goutte, dyspepsie. Etablissement hydrothérapique.

Plombières. — Les eaux de Plombières ont été rangées tantôt parmi les sulfatées sodiques, tantôt parmi les arsenicales, et l'on ne saurait refuser une signification à la présence de l'arsenic.

Cependant elles représentent mieux, dans leur ensemble, la médication par les eaux indéterminées, avec son action calmante, sédative, doucement reconstituante dans bien des cas, excitante, grâce à la thermalité, dans d'autres. Les sources de Plombières, froides et chaudes, sont au nombre de 27, et leur thermalité va de 10° à 70°. Il y a six établissements : le bain Romain, le bain de Dames, Tempéré, National, des Capucins, et les nouveaux thermes ; des douches, des étuves complètes. Suivant la durée du bain et la chaleur de l'eau, on obtient tous les degrés d'une médication plus ou moins sédative. Les bains prolongés sont très-usités.

Les principales sources employées en boisson sont les sources des Dames, 0,0007 d'arséniate de soude (52°), et du Crucifix, 0,0006 d'arséniate (43°). Parmi les sources froides, la source Bourdeille (0,016 de bicarbonate de protoxyde de fer) et l'eau Savonneuse se boivent aux repas.

Les eaux de Plombières sont toniques et reconstituantes en même temps que sédatives du système nerveux. A ce titre, elles sont appliquées dans la chlorose, diverses formes de gastralgie et de dyspepsie, les névralgies, névroses, les rhumatismes, surtout chez les sujets sanguins ou éréthiques, les affections utérines, les dermatoses avec irritabilité spéciale du sujet ; elles sont très-recommandées dans les affections du tube digestif, les entérites chroniques.

Plombières est à 10 kilomètres d'Aillevilliers, station de la ligne de Chaumont, dans l'arrondissement d'Epinal.

Bourbonne-les-Bains. — Arrondissement de Langres, station de La Ferté, sur la ligne de l'Est. Chlorurées sodiques thermales, avec 5 gr. 783 de chlorure de sodium ; température, de 49° à 55°. Les trois sources, qui ont une même origine, portent les noms de sources de l'Hôpital civil, de l'Hôpital militaire et de la Buvette ou de la Fontaine chaude. Il y a un établissement civil et un établissement militaire. L'iode, le cuivre, le cæsium, le rubidium ont aussi été signalés par M. Grandeau dans les sources de Bourbonne.

Ces eaux, d'après les médecins de la station, purgent mieux tièdes ou refroidies qu'à la température native. Elles ont le grand mérite des chlorurées sodiques thermales, qui, comme chacun sait, sont infiniment mieux tolérées par l'estomac que les chlorurées sodiques froides. Elles répondent donc, à la fois par leur composition et leur thermalité, à la plupart des indications tirées de la scrofule, des paralysies, des affections traumatiques, plaies et blessures, etc.

A 8 kilomètres de Bourbonne, on trouve l'eau ferrugineuse bicarbonatée de **Larivière**.

Sermaize (Marne). — Sur le chemin de fer de Paris à Strasbourg. Indéterminées, faiblement minéralisées, froides, les eaux de Sermaize contiennent 0,680 de sulfate de magnésie, 0,570 de bicarbonate de chaux. Elles sont un peu laxatives, diurétiques. On les conseille dans la chlorose, l'anémie, les dyspepsies, les cystites.

Sierck (Alsace-Lorraine). — A 13 kilomètres de Thionville. Le docteur Dieu a appelé l'attention sur ces sources, chlorurées sodiques froides, avec plus de 8 grammes de chlorure de sodium, et les considère comme des plus énergiques dans le traitement de la scrofule.

Soultzmatt. — A 18 kilomètres de Guebvillers (Haut-Rhin). Alcalines gazeuses, froides, faiblement minéralisées; près de 7 centigrammes de bicarbonate de soude; quantité d'acide cabonique libre. Recommandées dans la gravelle dyspeptique.

Châtenois. — Deux sources chlorurées sodiques froides, 3,262 de chlorure de sodium. Scrofule, lymphatisme. A 4 kilomètres de Schelestadt.

Rosheim. — A 24 kilomètres de Strasbourg, indéterminées très-faiblement minéralisées, froides.

Watviller, ferrugineuses froides, avec 0,015 de crénate de fer et un peu d'arséniate de fer, à 8 kilomètres de Thann.

Niederbronn. — A 21 kilomètres de Haguenau, 192 mètres d'altitude. Les eaux de Niederbronn sont chlorurées sodiques, avec 3,08859 de chlorure de sodium et une température de 17°. Les baignoires et les appareils hydrothérapiques se trouvent dans les maisons particulières et les hôtels, comme dans beaucoup de villes d'Allemagne. L'eau de Niederbronn se boit à la dose de six et huit verres, et l'on obtient ainsi des effets laxatifs et diurétiques assez notables. Ces eaux ont de bons résultats dans les affections dyspeptiques, quelques engorgements du foie. On vient aussi par ce moyen combattre l'obésité à l'aide d'une médication spoliatrice. M. Kuhn fils a signalé, il y a quelques années, les bons effets des eaux de Niederbronn pour l'évacuation des calculs biliaires.

Le GROUPE DU JURA comprend :

Luxeuil. — Petite ville du département de la Haute-Saône, à une heure de la station de Saint-Loup, avec toutes les ressources d'installation désirables. Luxeuil présente des sources indéterminées thermales et deux sources ferrugineuses : du puits Romain (27°) et du Temple (19°); cette dernière a 2 cent. 5 de bicarbonate de protoxyde de fer. Les sources de Luxeuil sont aménagées dans un vaste établissement sous les noms de Grand Bain, Bain ferrugineux, Bain gradué, des Capucins, des Fleurs, des Dames. On y trouve des cabinets de bains, des douches de toutes sortes, des piscines. Leur température va de 24° à 52°.

Les sources de Luxeuil ont de grandes analogies avec leurs voisines de Bains et de Plombières, avec cette différence qu'on n'y a pas signalé la présence de l'arsenic. Elles contiennent un peu plus de sept décigrammes de chlorure de sodium.

Leurs usages, l'emploi sur une large échelle de tous les procédés de la balnéothérapie les rangent parmi les eaux qui sont désignées aujourd'hui sous le nom d'indéterminées. Elles sont indiquées dans la chlorose, l'anémie (sources ferrugineuses), la dyspepsie, le rhumatisme et quelques affections cutanées.

Salins-de-Jura. — Chef-lieu d'arrondissement, sur la ligne de Paris-Lyon-Méditerranée par Dijon et Dôle. Les eaux de Salins, chlorurées sodiques fortes et froides, contiennent 22,745 de chlorure de sodium, 1 gr. 416 de sulfate de chaux; et les eaux mères, dont on fait aussi usage : 443,328 de chlorure de sodium, 224,160 de sulfate de soude, 6,675 de chlorure de potassium. Un établissement, avec bains, douches, une grande piscine ou bassin de natation, buvette, sert à toutes les applications de la médication chlorurée sodique. — Les eaux de Salins, quoique froides, sont assez bien supportées en boisson et peuvent se prendre à la dose de un verre le matin et un verre le soir. — On les utilise dans toutes les formes de la scrofule, mal de Pott, coxalgies, affections cutanées. A l'intérieur, pures ou coupées, elles sont purgatives et diurétiques; appliquées à l'extérieur, elles constituent un moyen énergique d'appel à la peau de réaction vive et de reconstitution.

Velleminfroy. — Sulfatée calcique magnésienne froide a une proportion de 1,440 de sulfate de chaux, qui la rapproche de Contrexéville et de Vittel. A 16 k. de Vesoul.

Santenay. — Chlorurée et sulfatée sodique, purgative. Chlorure de sodium, 4,418. Sulfate de soude, 3,246. Côte-d'Or, ligne de Chagny à Nevers. Fièvres, pléthore abdominale, dyspepsie, cystites.

EAUX MINÉRALES DE LA SAVOIE.

Aix-les-Bains. — C'est une station du chemin de fer de Paris en Italie, et un chef-lieu de canton de l'arrondissement de Chambéry (Savoie). La ville d'Aix, à 241 mètres au-dessus du niveau de la mer, à une petite distance du lac du Bourget, offre les ressources les plus complètes, tant au point de vue du bien-être matériel qu'à celui des installations thérapeutiques. La population de la ville est de 4,000 habitants, la température moyenne pendant la saison propice à la cure de 21 degrés centigrades. Deux sources, réunies dans un même établissement et désignées sous le nom de Source d'alun et Source de soufre, fournissent par 24 heures un débit de 4,512,000 litres d'eau. Les eaux d'Aix sont sulfurées sodiques et sulfhydrées.

Elles sont employées sous toutes les formes : en boisson, on dépasse rarement dans une journée la dose de trois à quatre verres ; en douches, avec massage sous le jet de la douche : c'est là une pratique très-répandue et qui a été poussée à un degré tel que les douches d'Aix n'ont à redouter la comparaison avec aucune autre installation soit en France, soit à l'étranger ; en bains, que l'on peut donner à des températures variées, grâce au mélange de l'eau minérale. On trouve encore à Aix des piscines, des salles d'aspiration, de pulvérisation, de humage, des bains de vapeur à la suite desquels, d'après une coutume très-ancienne et fort en usage, on emmaillotte le malade. Nous empruntons à l'excellente monographie de M. le docteur Francis Bertier l'énumération suivante. Aix possède :

16 grandes douches diverses ;

64 cabinets de bains ;

2 vastes piscines de 80 mètres cubes chacune ;

2 anciennes piscines ;

2 piscines de famille avec douches dites douches impériales ;

2 cabinets de douches, de cercle et de siége ;

2 cabinets de douches en jet et en colonne ;

2 salles d'inhalation et de pulvérisation ;

4 locaux destinés aux bains et douches de vapeur dites Berthollet ;

3 douches locales ;

3 cabinets de bains de vapeur en boite ;

2 douches d'enfer ;

2 salles pour les douches pharyngiennes, soit pulvérisées, soit directes.

Les sources d'Aix sont remarquables par la facilité avec laquelle elles se décomposent et laissent dégager de l'hydrogène sulfuré.

Voici l'analyse des sources de soufre et d'alun, d'après M. Bonjean. :

Substances contenues dans 1,000 gr. d'eau.	S. de soufre.	S. d'alun.
Azote	0,03204	0,08010
Acide carbonique libre.	0,02578	0,01334
Acide sulfhydrique libre.	0,04140	0,04140
Oxygène	»	0,01840
Acide silicique	0,00500	0,00430
Phosphate d'alumine — de chaux Fluorure de calcium	0,00249	0,00260
Carbonate de chaux	0,14850	0,18100
— de magnésie.	0,02587	0,01980
Bicarbon. de fer	0,00886	0,00936
— de strontiane.	traces	traces
Sulfate de chaux	0,01600	0,01500
— de soude	0,09602	0,04240
— de magnésie	0,03527	0,03100
— d'alumine	0,05480	0,06200
— de fer	traces	traces
Chlorure de sodium	0,00792	0,01400
— de magnésium.	0,01721	0,02200
Iodure alcalin	traces	traces
Glairine	quant. indét.	quant. indét.
Perte	0,01200	0,00724
Parties solides sur 100 gr.	0,43000	0,41070
Température	45°	46°

Les eaux d'Aix sont surtout remarquables par cet abondant dégagement d'acide sulfhydrique dont nous avons parlé. Un très-petit nombre d'eaux sulfurées sont dans le même cas. Telles sont Allevard (Isère) et Schinsznach, en Suisse. M. Lebret cependant, dans la division des eaux sulfureuses, établit une sous-classe spéciale, sous le nom d'eaux sulfhydriquées.

Les eaux d'Aix-les-Bains conviennent à la plupart des formes du rhumatisme et les guérissent d'autant mieux qu'elles sont plus simples et moins invétérées, ce qui n'empêche pas que dans ces dernières elles ne rendent encore de grands services : ainsi, pour citer une des plus tenaces et des plus spéciales de ces formes, le rhumatisme noueux se trouve bien de l'emploi des moyens combinés et très-perfectionnés que l'on rencontre auprès des thermes d'Aix. On peut dire à coup sûr que le rhumatisme est la grande spécialisation des eaux d'Aix, mais non restreindre là leurs applications, car les diathèses scrofuleuse et syphilitique, la goutte, les affections traumatiques osseuses, sont aussi de leur ressort, et quant aux maladies des organes respiratoires, outre qu'on a publié de bonnes observations d'amélioration de la phthisie par les eaux d'Aix, on peut joindre au traitement l'usage des eaux de Marlioz, l'inhalation et la pulvérisation, l'emploi à l'intérieur comme boisson des eaux de Challes.

Marlioz. — N'est qu'à 1,200 mètres d'Aix, à la même altitude et sous le même climat. Trois sources, qui ont la même composition chimique, émergent du parc de Marlioz : ce sont les sources d'Esculape, Bonjean, Adélaïde; elles sont froides (14°) et débitent un total de 5,000 litres par jour. Un seul établissement les réunit.

L'eau de Marlioz est sulfurée sodique. Elle contient en plus du brome et de l'iode. On trouve une buvette, des cabinets de douches et de bains, mais surtout des appareils de pulvérisation très complets et deux vastes salles d'inhalation.

Les eaux de *Marlioz* sont surtout réservées, ainsi qu'on vient de le voir, aux maladies pulmonaires; on pourrait leur trouver des analogies avec Labassère, source froide également.

Challes. — A 18 kilomètres d'Aix et à 5 kilomètres de Chambéry; possède trois sources : la grande source, la petite source et la source du Puits. La première seule a de l'importance. Elle n'est pas thermale, puisqu'elle n'a que 12° centigrades. Challes est situé dans une belle vallée d'où l'on découvre toute la chaîne des Alpes dauphinoises, à 300 mètres au-dessus du niveau de la mer. Le climat pendant les mois de la saison est à peu près aussi doux que celui d'Aix et de Marlioz.

Il y a un établissement avec cabinets de bains, buvette et appareils de pulvérisation. Chaque jour, on transporte à Aix des quantités considérables d'eau de Challes, qui sont un très utile adjuvant de la médication.

L'eau de Challes est remarquablement stable. Elle renferme plus de sulfure de sodium qu'aucune autre source connue (0,2950). Elle contient aussi 0,0100 de chlorure de sodium et 0,0099 d'iodure de potassium. On la boit soit pure, soit coupée avec des liquides; d'un goût et d'un odeur désagréables, elle arrive cependant, grâce à quelques précautions et au bout de quelques jours, à être supportée par les malades.

L'eau de Challes est un stimulant, un reconstituant

de premier ordre et un anti-scrofuleux. Les bains à l'établissement de Challes conviennent dans les dermatoses et les affections osseuses et articulaires torpides.

On trouve encore à 1 kilomètre d'Aix la source de **Saint-Simon**, très peu minéralisée, contenant 0,16162 de carbonate de magnésie et utilisée comme eau de table.

Salins-Moûtiers. — Sur la ligne de Paris à Turin. On s'arrête à la station de Chamousset, d'où l'on va à Moûtiers en quatre à cinq heures. — La petite ville de Moûtiers est une sous-préfecture du département de la Savoie. Elle est située à 492 mètres au-dessus du niveau de la mer. La moyenne de la température de l'été est de 18 à 20° centigrades. L'établissement est situé au village de Salins, autrefois ville importante, à 1 kilomètre du chef-lieu.

Les sources sont chlorurées sodiques fortes et thermales, et leur minéralisation rappelle une des principales sources de Nauheim, la Kurbrunnein. Leur température est de 36° à 38° centigrades, leur débit de trois millions et demi de litres par jour. Longtemps laissée dans l'oubli, passée même sous silence dans nos anciens traités d'eaux minérales, la source de Moûtiers a acquis dans ces derniers temps une notoriété qu'elle méritait de longue date. La réunion d'une température élevée et d'une forte minéralisation la rend surtout précieuse pour toutes les applications de la médication chlorurée sodique. Une Compagnie, qui exploite en même temps Brides, y a fait ces dernières années quelques améliorations, qui ne sont pas encore complètes. Il y a deux petites piscines, des baignoires à eau courante en nombre presque suffisant.

Pour un litre pesant 1 kilog. 060, on trouve (Bouis) :

Résidu insoluble	0,036
Carbonate de chaux	1,005
Sulfate de chaux	1,392
— de magnésie	0,752
— de soude	0,641
Chlorure de sodium	11,317
Iode, fer, arsenic, matières organiques	traces
Total	15,143

Quant aux eaux mères de Moûtiers, elles marquent trente degrés à l'aréomètre, elles sont fortement colorées en jaune, elles renferment de l'iode en proportions assez considérables pour que la présence de ce corps soit constatée directement dans ces eaux. On y reconnaît tous les éléments qui se trouvent dans les eaux de Salins.

Salins-Moûtiers, par sa température et sa haute minéralisation, réussit dans la cure des maladies scrofuleuses, là où l'on invoquait autrefois le secours des eaux similaires de l'Allemagne.

Brides. — A trois kilomètres de Moûtiers. Sulfatée sodo-calcique. Village à 570 mètres au-dessus du niveau de la mer. Température moyenne pendant l'été, 16 à 20° centigrades. MM. Gubler et Pétréquin, dit M. Francis Bertier, sont les seuls médecins étrangers à la Savoie qui fassent mention de ces eaux. Les remarquables effets thérapeutiques qu'elles produisent permettent de leur assigner une place importante dans la thérapeutique hydrominérale et de les comparer aux eaux de Carlsbad. L'analyse chimique faite à l'Académie de médecine en 1862 donne :

Sulfate de chaux	2,350
— de soude	1,031
— de magnésie	0,700
Chlorure de sodium	1,222
Carbonate de chaux	0,325
— de protoxyde de fer	0,016
Silice	0,042
Iode, arsenic, phosphates	traces
Total	5,686

La différence avec Carlsbad consiste en ce que deux grammes environ de carbonate de soude et de chaux contenus dans les eaux de Carlsbad sont remplacés dans celles de Brides par 2 grammes de sulfate de chaux.

Les eaux de Brides-les-Bains sont utilisées dans les affections du tube digestif et de ses annexes et ont été ces dernières années très-recommandées comme succédanées de Carlsbad et de Marienbad. L'eau de Brides se boit à la dose de deux et quatre verres par jour et même plus. On les emploie encore pour la cure de l'obésité, les hémorrhoïdes, le lymphatisme, etc.

Saint-Gervais (Haute-Savoie). — Sulfurée calcique. A l'entrée de la vallée de Chamounix et sur les bords de l'Arve, à 600 mètres d'altitude. Station de Genève, par Sallanche. Six heures de voiture. Température moyenne pendant la saison thermale, 14°. Il y a un établissement complet et quatre sources principales, que M. Billout désigne sous les noms de source du Torrent (employée en boisson), source Ferrugineuse, source du Milieu et source d'Inhalation.

Les sources sont thermales et ont 39° et 42°, sauf la source Ferrugineuse, qui n'a que 20°. Elles ont environ 5 grammes de principes fixes et la plupart de l'acide sulfhydrique libre. Les éléments qui y dominent sont le sulfate de soude et le chlorure de sodium, le sulfure de calcium et le sulfate de chaux.

Les maladies de la peau sont la grande spécialisation des eaux de Saint-Gervais, surtout l'eczéma sous toutes ses formes, généralisé ou localisé, mais principalement dans les cas où ces affections s'accommoderaient mal d'eaux trop fortes, trop stimulantes. Quant aux herpétides sèches, ici comme toujours, nous les trouvons plus rebelles aux médications employées; cependant on se loue encore des bons effets des eaux de Saint-Gervais sur elles.

Coize (Savoie). — N'a pas tout à fait 1 gramme de bicarbonate de soude, mais offre des proportions notables de sels iodurés et bromurés; cette proportion avait attiré l'attention de Pétrequin et Socquet. On a signalé les phénomènes de la saturation iodique par l'emploi de l'eau de Coize. Il n'y a pas d'établissement. La source est située à quelques kilomètres de la petite ville de Montmélian.

L'eau de Coize est depuis longtemps recommandée contre la diathèse scrofuleuse et le goitre.

La Bauche. — Source ferrugineuse bicarbonatée et crénatée; est située à 20 kilomètres de Chambéry, à 500 mètres au-dessus du niveau de la mer.

Cette eau contient une quantité de crénate et de bicarbonate de fer qui la met au premier rang parmi les sources de même nature. — Il y a un établissement avec installation complète; mais l'eau de La Bauche s'emploie aussi et plus fréquemment même à distance. C'est une des eaux transportées en usage aujourd'hui.

L'eau de La Bauche, ferrugineuse, est tonique et reconstituante; elle convient dans la chlorose, l'anémie, etc.

Evian et **Amphion.** — Sources de minéralisation indifférente. Ces eaux sont froides. Elles n'offrent qu'une quantité tout à fait insignifiante de sels minéraux, puisque le total des matières fixes va de 2 à 4 décigrammes et ne suffirait pas à expliquer les effets diurétiques et purgatifs très réels que l'on obtient.

Evian est situé sur les bords du lac Léman, dans une position magnifique, à 384 mètres au-dessus du niveau de la mer. — On y va de Genève en bâteaux à vapeur. — Les trois sources d'Evian sont les sources Cachat, Guillot, Bonnevie.

Amphion, à 2 kilomètres d'Evian, au bord du lac également, dans une situation tout aussi pittoresque, présente trois sources de même caractère. Ce sont la Grande et la Petite Source et la source de l'Hôtel. Il y a un établissement complet.

Les eaux d'Evian et d'Amphion jouissent d'une réputation bien établie par l'expérience dans les cystites, les catarrhes viscéraux, les dyspepsies, les névroses;

cette réputation n'est nullement expliquée par leur minéralisation, tout à fait négative.

Le petit groupe de la Savoie nous offre donc, outre une station de premier ordre, Aix-les-Bains, plusieurs autres stations très-intéressantes, plusieurs sulfurées, une chlorurée sodique thermale, Salins-Moûtiers, dont l'importance s'est accrue singulièrement depuis 1870, et à côté Brides, où se trouvent toutes les ressources nécessaires pour instituer une médication spoliative. Enfin les eaux ferrugineuses sont représentées par La Bauche et les indifférentes par Evian.

On trouve dans le GROUPE DU DAUPHINÉ ET DE LA PROVENCE :

Uriage (Isère). — Sur la ligne de Grenoble à Montmélian, à 13 kilomètres de la première de ces deux villes, à 414 mètres d'altitude ; chlorurée sulfureuse; 27°, ce qui fait qu'on est obligé d'élever la température de l'eau pour les usages balnéothérapiques. Voici l'analyse de la principale source d'Uriage :

Chlorure de sodium.......	6gr,0569
— de potassium....	0 ,4008
— de lithium.......	0 ,0078
— de rubidium......	impondérables
Iodure de sodium.........	impondérables
Sulfate de chaux.........	1 ,5205
— de magnésie.......	0 ,6048
— de soude.........	1 ,1875
Bicarbonate de soude......	0 ,5555
Hyposulfite de soude......	indices
Arséniate de soude........	0 ,0021
Sulfure de fer............	impondérable.
Silice....................	0 ,0790
Matière organique.........	Indices
Total..........	10gr,4149

Azote.....................	19 c. c.	5
Acide carbonique libre.....	3	2
— sulfhydrique........	7	3443

L'autre source est ferrugineuse, froide; elle a été découverte par Gerdy. L'établissement d'Uriage est depuis longtemps en possession des installations les plus perfectionnées, bains, douches, massages sous la douche, inhalation. On adjoint au traitement le petit lait en bains et en boisson. La source principale appartient au groupe remarquable des chlorurées sulfureuses, reliant entre elles deux classes des plus importantes parmi les eaux minérales et participant des propriétés des deux. L'eau en boisson s'administre soit à dose altérante (un et deux verres), soit à dose purgative (quatre, cinq et six verres). Gerdy a depuis longtemps signalé les dangers que pouvaient présenter l'abus de cette eau et son emploi en trop grandes quantités.

Les principales spécialisations des eaux d'Uriage sont les maladies de la peau et les affections scrofuleuses. Quelques bains, dit M. Doyon, suffisent, dans bien des cas, pour améliorer des affections chroniques invétérées de la peau; mais il se produit souvent au bout de peu de jours, et même après la saison complète, une poussée aiguë résultant de l'action substitutive d'une eau fortement minéralisée. Le traitement prolongé, répété, est donc une condition du bon résultat. En fait de dermatoses, les auteurs citent des eczémas des diverses parties du corps, cuir chevelu, face, jambe, l'herpès præputialis, le pemphigus, plus résistant, à cause de la cachexie profonde dont il s'accompagne.

Parmi les affections scrofuleuses, Gerdy insiste surtout, en dehors de celles de la peau, sur les manifestations osseuses et ganglionnaires. Uriage rend encore des services dans la cachexie syphilitique.

Allevard. — A 40 kilomètres de Grenoble, station de Goncelin ; altitude 475 mètres ; une seule source sulfurée calcique, laissant dégager du gaz hydrogène sulfuré, ce qui l'avait fait ranger parmi les sulfhydriquées. Un établissement thermal avec bains, douches, pulvérisation, salles d'inhalation froide et tiède, ou chaude, ou purement gazeuse et mélangée de vapeurs. Bains de vapeur. Deux buvettes, l'une à l'établissement, l'autre à la source même. Cure et bains de petit lait.

ANALYSE

Gaz sulfhydrique	0gr,052
— carbonique	0 ,022
Azote	traces
Carbonate de chaux	0 ,034
— de magnésie	0 ,018
Chlorure de sodium	0 ,334
— de magnésium	0 ,068
Sulfate d'alumine	traces
— de magnésie	0 ,065
— de chaux	0 ,053
— de soude	0 ,021
Silice et oxyde de fer	traces
Iode	0 ,006
Total	0gr,673

La thérapeutique des affections des voies respiratoires par l'eau en boisson, à la dose d'un quart de verre en augmentant graduellement jusqu'à deux verres, mais avec des précautions à cause de l'effet stimulant du gaz acide sulfhydrique, est la principale spécialisation des eaux d'Allevard. On joint à ce moyen l'inhalation, qui est également très-usitée, et la pulvérisation pour les maladies de la gorge et du larynx.

Les bains d'Allevard conviennent dans la scrofule, le rhumatisme, dans les affections torpides de la peau, quand il s'agit de produire sur cette surface une vive stimulation.

Lamotte (Isère). — A 32 kilomètres de Grenoble; altitude 475 mètres; chlorurée sodique forte, thermale; 60° à la source, 38° à l'établissement. Chlorure de sodium, 3,800; sulfate de chaux, 1 gr. 650. — L'établissement de Lamotte, outre des cabinets de bains et de douches, a une salle de respiration qui est une des plus anciennes de France. Cette station, comme chlorurée sodique chaude, est bien appropriée au traitement de la scrofule, du rhumatisme; elle a aussi dans ses attributions spéciales les maladies utérines, que l'on traite au moyen d'irrigations vaginales avec des appareils disposés pour cela.

La station ferrugineuse d'**Oriol**, voisine de Lamotte (sources Accarias et Bardonenche), est fort riche (0,074) en sels de fer.

Bondonneau (Drôme). — A 3 kil. de Montélimar; bicarbonatée calcique et faiblement minéralisée, froide; avait été recommandée, à cause de ses iodures et bromures alcalins (0,008), dans le traitement du goitre et de la scrofule ; aujourd'hui, on l'exporte.

Condillac. — C'est aussi une source d'exportation très-connue (près de Montélimar). Bicarbonatée calcique (1,359), très-gazeuse.

Pont-de-Baret. — 24 kilomètres des Montélimar ; est une bicarbonatée calcique (1,494) utilisée dans la gravelle et la dyspepsie.

Les sept sources qui alimentent l'établissement de **Propiac**, sulfatées calciques (1 gr.), froides, servent surtout contre les névroses et les dyspepsies (27 k. de Nyons).

Gap (Hautes-Alpes). — A une source chlorurée sodique et bicarbonatée.

Monestier-de-Briançon. — A 14 kilomètres de Briançon ; possède deux sources sulfatées calciques (1,565, 22° et 45°), et un établissement thermal pour le traitement des affections cutanées, osseuses, rhumatismales.

Dans les Basses-Alpes, nous trouvons **Digne**, avec un établissement où sont aménagées six sources chlorurées sulfatées. Chlorure de sodium 1,785, sulfate de soude 0,985, température 32° à 45°. Très-excitantes, bonnes pour l'atonie des tissus, pour la scrofule, mais moins intéressantes que les sources voisines de Gréoulx.

Gréoulx. — A 60 kilomètres de Digne ; chlorurée sulfureuse ; deux sources, ancienne ou Gravier, nouvelle. Température 20° et 38°, chlorure de sodium 1,541, sulfure de calcium 5 centigrammes. Un établissement et une salle d'inhalation. On considère aujourd'hui les sources de Gréoulx comme énergiquement excitantes, pouvant ramener la vitalité dans des tissus torpides, très-bien appropriées aux formes les plus inertes de la scrofule. On les emploie aussi dans les catarrhes des voies bronchiques.

Montmirail-Valqueyras (Vaucluse). — A 15 kilomètres de Carpentras; outre une source sulfureuse (0,040 de sulfure de calcium) (6°), utilisée dans un établissement contre les affections cutanées, et une source ferrugineuse, nous offre aussi une source purgative, sulfatée sodique et magnésique, eau verte de Montmirail. Cette source, froide, renferme 9,31 de sulfate de magnésie, 5,06 de sulfate de soude, 1 de sulfate de chaux. C'est la seule fontaine qui représente assez bien chez nous les Bitterwasser, eaux amères de l'Allemagne.

Dans les Bouches-du-Rhône : les sources sulfurées calciques froides de **Camoins**, près de Marseille; les chlorurées sodiques du **Roucas-Blanc** (chlorure de sodium 20 gr. 530), dans la banlieue de Marseille, et la station thermale d'**Aix**.

Aix-en-Provence. — Deux sources indéterminées et très-faiblement minéralisées ; l'une, la source de Sextius, a 34°, et l'autre, la source Baret, 21°. Ces eaux n'ont comme avantage que leur température moyenne. Célèbres dès l'époque romaine, elles ont beaucoup perdu de leur ancien renom. Aujourd'hui, dans un établissement thermal bien installé, on trouve des cabinets de bains et de douches, un vaporarium, des étuves, des piscines grandes et petites. On traite à

Aix les blessures, les rhumatismes, la chlorose, les affections cutanées.

EAUX MINÉRALES DES PYRÉNÉES

Cambo (Basses-Pyrénées). — A 20 kilomètres de Bayonne, sur un plateau qui domine la jolie vallée de la Nive, en plein pays basque, Cambo est dans un site charmant ; le village a à ses pieds les prairies qui bordent la rivière ; le climat est doux et tempéré. Il y a deux sources. L'une, ferrugineuse, ne sert qu'en boisson ; l'autre, sulfurée calcique, est administrée en bains dans un petit établissement. 22° à 23°.

Indications principales. — Hyposthénisante ; état nerveux, chlorose, rhumatismes.

Saint-Boès (Basses-Pyrénées). — A cinq kilomètres d'Orthez. Sulfurée calcique et bicarbonatée. L'eau de Saint-Boès est froide. On l'emploie surtout comme eau transportée dans les affections des voies respiratoires.

Salies-de-Béarn. — Petite ville, chef-lieu de canton de l'arrondissement d'Orthez. On s'arrête à la station de Puyoo, sur la ligne de Dax à Pau ; il y a de là 6 kilomètres jusqu'à Salies. Chlorurée sodique forte.

La source de la Fontaine salée contient une énorme quantité de chlorure de sodium. Voici son analyse, d'après M. Ossian Henry :

Chlorure de sodium	216gr,020
— de potassium	2 ,080
— de magnésium	traces
— de calcium	
— de soude	
— de potasse	
— de magnésie	
— de chaux	
Iodures alcalins	traces
Bromures alcalins	1 ,050
Phosphates, silice, alumine	traces
Sesquioxyde de fer	
Matière organique	5 ,50
Bicarbonate de chaux	traces
— de magnésie	
Total	224gr,65

L'eau mère renferme 223,335 de chlorure de sodium, 155,205 de chlorure de magnésium, 10,000 de bromure de magnésium ; mais, avec cette richesse dans la source principale, il est peu de circonstances où l'on soit obligé d'avoir recours aux eaux mères. La température est de 15°. La densité est très-supérieure à celle de l'eau distillée, et dans le bain on plonge le malade et on le fixe à l'aide de courroies.

L'eau de Salies en boisson se donne à très-petite dose, souvent coupée, un quart de verre, un demi-verre au plus. Son absence de thermalité, sa haute densité la rendraient bien vite fatigante pour l'estomac. Il y a un établissement avec bains partiels et bains généraux, douches et buvette.

Indications spéciales. — Toutes les maladies qui se rattachent à la diathèse scrofuleuse sont traitées avec succès à Salies, mais surtout l'état constitutionnel lui-même, les scrofules ganglionnaire et osseuse, et aussi les maladies de la peau.

Saint-Christau. — A huit kilomètres d'Oloron-Sainte-Marie, dans une jolie vallée des Pyrénées: froides, 17° à 18°, rangées parmi les eaux sulfurées par le *Dictionnaire des eaux minérales*, les eaux de Saint-Christau sont faiblement minéralisées; mais, d'après l'analyse de M. le professeur Filhol, elles contiendraient (source des Arceaux) 0,0040 de bicarbonate de fer, 0,00035 de sulfate de cuivre; aussi mériteraient-elles d'être désignées, grâce à cette minime quantité de l'une et de l'autre substance, sous le nom de ferro-cuivreuses.

Indications particulières. — Les eaux de Saint-Christau sont surtout utilisées dans les affections de la peau, qu'elles dépendent de l'herpétisme, de l'arthritisme ou de la scrofule. M. Tillot a retiré des avantages de leur emploi en pulvérisation dans les ophthalmies chroniques et certaines affections cutanées de la face.

Eaux-Bonnes. — Anciennes eaux d'Arquebusade; furent jadis employées pour guérir les soldats béarnais blessés à la bataille de Pavie. On en faisait donc surtout à cette époque-là usage en bains et pour les affections externes. Ce n'est que beaucoup plus tard, au XVIIIe siècle, qu'on les employa pour les maladies internes. Bordeu le père le dit expressément : « On ne s'en servait presque pas pour l'intérieur avant moi. » Le village des Eaux-Bonnes est situé dans la pittoresque vallée d'Ossau, à 4 kilomètres de Laruns et à 44 kilomètres de Pau, à 790 mètres au-dessus du niveau de la mer. Abrité de tous côtés, le village est assez bien protégé contre les grands vents; mais la température, quoique assez douce, y est soumise à certaines vicissitudes le matin et le soir, presque inévitables dans les climats de montagne. Ces vicissitudes, que nous retrouverons dans toutes les stations situées d'une manière analogue, soit en Auvergne, soit dans les Pyrénées, ne nuisent en rien à la cure, mais imposent quelques précautions d'hygiène spéciales. Des hôtels spacieux, deux promenades plantées de grands arbres, dont l'une, la Promenade horizontale, longue de deux kilomètres, permet aux malades de circuler sans avoir les fatigues de l'ascension, donnent un grand agrément au séjour des Eaux-Bonnes. — On y trouve quatre sources sulfureuses, dont trois recueillies dans l'établissement thermal : la source vieille, la source d'en bas et la source nouvelle. Elles ont : la source vieille 33°, nouvelle 31°, d'en bas 28°. Deux autres sources moins importantes portent les noms de source d'Ortech (22°) et source froide. La source vieille, la plus importante, est celle que l'on boit; en voici l'analyse, d'après M. Ossian Henry :

Azote	
Acide carbonique	0gr,0064
— sulfhydrique	0 ,0055
Chlorure de sodium	0 ,3423
— de magnésium	0 ,0044
— de potassium	traces
A reporter...	0gr,3586

Report...	0gr,3586
Sulfate de chaux	0 ,1180
— de magnésie	0 ,0125
Carbonate de chaux	0 ,0048
Silice et oxyde de fer	0 ,0160
Matière organique contenant du soufre.	0 ,1065
Total	0 ,6164

donc six décigrammes et demi de principes fixes, parmi lesquels il y a à distinguer une forte proportion de chlorure de sodium et de sulfate de chaux. M. Filhol ne serait pas éloigné de croire que leur faible alcalinité, la moindre quantité de silice et la proportion au contraire plus grande de sulfate de chaux en font un groupe à part parmi les eaux sulfureuses, et qu'elles sont minéralisées, ainsi que les Eaux-Chaudes, par le sulfure de calcium.

Les Eaux-Bonnes sont surtout employées en boisson; on les donne à dose graduellement croissante, une ou deux cuillerées, un quart de verre, un demi-verre, pures ou coupées, suivant le plus ou moins de tolérance et l'état des malades. Les bains sont moins employés. On fait aussi usage de bains de pieds et de douches pulvérisées pour les affections du larynx et de la gorge, ainsi que de gargarismes; mais le traitement interne domine tout.

Indications particulières. — Les Eaux-Bonnes jouissent d'une célébrité européenne dans la thérapeutique de la phthisie pulmonaire. La première et la deuxième période, même la troisième quand il s'agit de la forme torpide, voient souvent leurs symptômes s'amender à la suite d'une saison thermale.

Comme tous les remèdes énergiques, elles demandent à être maniées avec une grande prudence et des précautions sur lesquelles nous reviendrons dans le chapitre de la tuberculose. On traite aussi aux Eaux-Bonnes la plupart des formes de catarrhe pulmonaire, ceux surtout à sécrétions abondantes, les angines et les laryngites chroniques.

Eaux-Chaudes. — Aussi anciennement connue que sa voisine, la station des Eaux-Chaudes, quoique bien appréciée, n'a pas eu la même fortune qu'elle. Le village de ce nom, situé à 673 mètres au-dessus du niveau de la mer, est composé d'une trentaine de maisons assises au fond d'une gorge étroite et profonde. Des omnibus vont des Eaux-Bonnes aux Eaux-Chaudes en suivant une route tracée le long du flanc de la montagne. La distance est de 8 kilomètres. Les six sources des Eaux-Chaudes sont : le Clot, 34°,10 ; le Rey, 34°,80 ; l'Esquirette, 33°,40 ; Baudot, 27°,20 ; Larresecq, 25°,20 ; Minvielle, 25°. M. Filhol a donné la composition suivante de la source Baudot :

Sulfure de sodium...........	0,0087
Chlorure de sodium..........	0,1150
Sulfate de chaux.............	0,1030
Silicate de chaux............	0,0050
— de magnésie.	traces
— d'alumine	traces
Sulfate de soude.............	0,0420
Carbonate de soude..........	0,0350
Iode........................	trace sensible

Voici le degré de sulfuration de chacune d'elles ; on trouve pour un litre d'eau prise au Griffon :

	Sulfure de sodium.
Le Clot	0,00882
L'Esquirette	0,00913
Le Rey	0,00868
Baudot	0,00868
Larresecq	0,00870
Minvielle	0,00391

Le sulfate de chaux et le chlorure de sodium sont, comme aux Eaux-Bonnes, plus abondants que dans les sources analogues des Pyrénées.

Indications spéciales. — On a assigné à chacune des six sources des Eaux-Chaudes un degré d'excitation différent. Le Clot passe pour la plus excitante. Leur usage rentre dans les données de la médication sulfureuse en général. Leurs propriétés résolutives des vieilles plaies sont depuis longtemps connues. On les emploie contre le tempérament lymphatique et la constitution scrofuleuse. On les conseille aussi et d'une manière particulière dans les affections utérines. Ces dernières font une bonne part de la clientèle des Eaux-Chaudes.

Barèges (Hautes-Pyrénées). — A trois heures de la gare de Pierrefitte. Ce village, composé d'une longue rue d'aspect assez triste, est situé sur la rive gauche du gave de Bastan, à 1,241 mètres au-dessus du niveau de la mer. Le climat est dur et rigoureux, avec de nombreuses variations. C'est la plus élevée des stations des Pyrénées. Les huit sources de Barèges, réunies dans deux établissements situés en face l'un de l'autre, l'un militaire et l'autre civil, sont :

	Temp.	Sulfuration.	
Le Tambour..	45°	0,0404	Filhol et Gintrac.
L'Entrée......	40	0,0372	
La Chapelle...	31	0,0203	
Polard........	38	0,0230	
Bain neuf.....	37	0,0341	
Dassieu.......	35	0,0240	
Gency.........	32	0,0234	
Le Fond......	36	0,0220	

Une neuvième source, Barzun, est aménagée dans un établissement à part, à 500 mètres de là; elle est à 30° et renferme 0,0330 de sulfure de sodium. Le traitement se compose d'eaux en boisson, de bains, douches. On emploie aussi très-fréquemment les bains de piscine. Les piscines de Barèges reçoivent l'eau qui s'écoule des baignoires; elles sont voûtées, de dimension moyenne; l'air s'y renouvelle assez difficilement. Malgré ces désavantages, elles sont très-usitées, et la pratique de cette station leur assigne une efficacité réelle et très-spéciale.

La température des sources de Barèges va de 32° à 45°, c'est-à-dire dans des limites où elle est applicable sans mélange. La sulfuration est d'une grande stabilité; aussi ces eaux sont-elles reconnues comme le plus énergiquement excitantes de toute la chaîne des Pyrénées.

Indications spéciales. — Les eaux de Barèges, que l'on doit soigneusement proscrire toutes les fois que l'on craint d'allumer une réaction trop vive, dans les formes éréthiques des maladies, trouvent au contraire leur indication toute naturelle quand il s'agit de réveiller et de stimuler l'organisme et dans toutes les formes de la torpidité. Une pratique ancienne a sanctionné leur emploi dans une foule d'affections scrofuleuses, dans les maladies de la peau, les ostéites, caries, nécroses, qui doivent leur origine à cette diathèse, pourvu qu'on soit éloigné de l'état aigu, dans les rhumatismes invétérés, les coxalgies, dans les plaies d'armes à feu, etc.

Saint-Sauveur. — Dans la vallée et à 1 kilomètre de Luz, à 20 kilomètres de la gare de Pierrefitte. On trouve deux établissements : l'un, dans l'intérieur même du village ; l'autre, dit de la Hontalade, à 600 mètres de là. L'eau de Saint-Sauveur renferme, d'après M. Longchamps, pour un litre d'eau, 0,025360 de sulfate de sodium ; elle a 34°-20°. L'eau de Hontalade n'a que 22° et 0,0198 de sulfure de sodium. On boit surtout l'eau de Hontalade, et l'on emploie également en boisson les sources ferrugineuses voisines de Visos et de Saligos, comme adjuvants du traitement. Il est à remarquer que l'eau de Saint-Sauveur renferme dans le bain une quantité de sulfure supérieure à celle de plusieurs autres sources. Ainsi l'eau de la Reine à Luchon, qu'on est obligé de mitiger, est moins sulfureuse qu'elle.

Indications spéciales. — Cependant les propriétés, les usages thérapeutiques de l'eau de Saint-Sauveur n'ont rien de commun avec cette excitation vive que l'on remarque dans d'autres stations et qui fait la base des applications médicales. L'eau de Saint-Sauveur est plutôt calmante. On y adresse des dyspeptiques, des névropathes, et surtout une grande quantité de femmes atteintes de chlorose et d'affections utérines. Les maladies de l'utérus sont en effet de longue date la spécialité la plus incontestée de Saint-Sauveur, à tel point qu'on a cru pouvoir assigner à ses sources une action spéciale, pathogénétique, sur cet organe.

Cauterets (Hautes-Pyrénées). — A 10 kilomètres de la station de Pierrefitte, 932 mètres d'altitude. Climat pyrénéen, variations le matin et le soir. Les sources de Cauterets sont nombreuses et toutes sulfurées sodiques. Elles sont aussi toutes thermales. On les divise en sources du Sud et de l'Est.

Sources du Sud. — Toutes situées à quelque distance de la ville, 1,500 à 2,000 mètres ; ce sont, sur la rive droite du gave : le Bois, source chaude (42°,5 source), tempérée (32°); Mahourat, 49°,5 à la buvette d'en haut, 47°,5 à la buvette d'en bas ; les Yeux, 23° ; les Œufs, à la buvette 53°, à l'établissement 45° ; le Petit-Saint-Sauveur, 34° ; le Pré, 43° ; — sur la rive gauche du gave : la Raillère, 39°,4.

Les sources de l'Est. — Vieux-César, 47°,1 ; thermes de César, 45° ; Pause-Vieux, 38°,8 ; les Espagnols, 43°,45 ; le Rocher, 35°,2 (Duhourcau).

Toutes ces sources sont exploitées dans divers établissements qui sont hors ville :

Au Sud. — Le Bois, le Pré, le Petit-Saint-Sauveur, la Raillère, buvettes de Mahourat et des Œufs.

A l'Est. — Vieux César et Pause-Vieux.

En ville. — Sur la rive droite du gave : thermes

de César et des Espagnols (un seul bâtiment), du Rocher et Rieumiset (un seul bâtiment) ; sur la rive gauche : thermes des Œufs ou nouveaux thermes.

Dans tous les bâtiments, on trouve des cabinets de bains et de douches, soit générales, soit locales. Mahourat seul ne s'emploie qu'en boisson. Salle de humage, pulvérisation, pédiluves aux thermes de César et des Œufs. Grandes douches, douches locales, vaste piscine de natation aux thermes des Œufs.

L'établissement du Rocher vient de s'enrichir tout récemment d'une nouvelle installation de pulvérisation et de pédiluves faite au moyen de l'eau de César. Il y a des gargarisoirs à la Raillère et aux thermes de César.

Les buvettes les plus connues sont celles de la Raillère, Mahourat et César. On boit aussi les eaux du Rocher et des Œufs, les autres plus rarement. Voici les analyses de la Raillère et de César :

	César.	La Raillère.
Sulfure de sodium........	0gr,0239	0gr,0177
Sulfure de fer.............	0 ,0004	»
Chlorure de sodium......	0 ,0718	0 ,0598
Sulfate de soude..........	0 ,0080	0 ,0467
Silicate de soude.........	0 ,0656	0 ,0081
— de chaux.........	0 ,0451	0 ,0324
— de magnésie......	0 ,0007	»
Matière organique........	0 ,0450	0 ,0350
Silice....................	»	0 ,0195
Sulfure de fer, chlorure de potassium, silicate de magnésie, borate de soude, iodure de sodium, fluorure de calcium, phosphate de chaux et magnésie..	»	traces
Total..........	0 ,2605	0 ,2192

et la sulfuration proportionnelle de la plupart d'entre elles, d'après M. le docteur Duhourcau :

Les Espagnols.	Pause-Vieux.	Le Rocher.	Le Petit-St-Sauveur.
0,0209	0,0130	0,0146	0,01056
Le Pré.	**Mahourat.**	**Les OEufs.**	**Le Bois.**
0,0128	0,0105	0,0161	0,0105

D'après ces chiffres, on peut voir que les sources de Cauterets sont douées d'une sulfuration moyenne; mais une remarquable stabilité de composition fait qu'elles perdent peu de leur principe, ce qu'il faut considérer au point de vue de l'emploi. La quantité de sulfure de sodium va de 1 centigramme à 2 centigrammes 6. La Raillère est très renommée pour les affections des voies respiratoires et du larynx; il en est de même de César, qui est considéré comme beaucoup plus stimulant et que l'on conseille rarement aux tuberculeux et toujours avec une extrême prudence. Mahourat est une source à part, plus alcaline, très modérément sulfureuse; on la conseille surtout dans les affections de l'estomac, le Bois dans les rhumatismes, le Petit-Saint-Sauuveur dans les maladies utérines. Le groupe de l'Est, regardé comme plus énergique (César, Pause-Vieux, Espagnols), est utilisé dans les dermatoses, les affections osseuses traumatiques et dépendant de la scrofule. Les sources de Cauterets sont parmi les sulfureuses des plus riches en sels alcalins et particulièrement en silicates (Louis Byasson et Henri Byasson).

On boit l'eau de Cauterets à la dose de un quart ou un demi-verre au début, puis deux fois par jour, et on porte la dose à deux et même trois et quatre verres dans la journée, suivant la maladie traitée et la susceptibilité des sujets. La spécialisation de ces sources dans les maladies des organes respiratoires est aujourd'hui acceptée de tous, et en outre, par la multiplicité de ses ressources, par sa thermalité, Cauterets répond à la plupart des indications de la médication sulfureuse.

Capvern. — Station sur la ligne de Tarbes à Toulouse; dans un bas-fond, à quelque distance de la gare, se trouve l'établissement thermal, nouvellement aménagé et parfaitement installé, avec baignoires, douches générales et douches locales. La source de la Houn-Caoude, qui alimente cet établissement, est à 24°; elle contient 1 gr. 096 de sulfate de chaux, 0,464 de sulfate de magnésie, 0,024 de carbonate de fer (Latour et Rosière). La source du Bouridé, à une demi-heure de distance de la précédente, est regardée comme sédative, comme très appropriée aux névroses et pouvant calmer l'excitation produite par l'usage de la Houn-Caoude.

Les eaux de Capvern, qui ont à la fois des analogies de composition et d'emploi avec celles de Contrexéville, sont depuis longtemps en possession d'une juste notoriété pour le traitement de la cystite, de la gravelle, de l'albuminurie, de la dyspepsie, de la diathèse hémorrhoïdaire et de la pléthore abdominale (docteur Delfau).

Bagnères-de-Bigorre. — Chef-lieu d'arrondissement des Hautes-Pyrénées, sur l'Adour, à 20 kilomètres en amont de Tarbes. Altitude 527 mètres. Bigorre renferme une foule de sources et une foule d'établissements. Ses sources sont sulfatées calciques simples avec plus de 2 grammes de sulfate de chaux pour les plus chargées, une très petite proportion pour d'autres, que l'on peut considérer comme indéterminées, sulfatées calciques et ferrugineuses, ferrugineuses simples, faiblement arsenicales (Salies). Une source sulfureuse, celle de Labassère, est située à 8 kilomètres de là ; mais son eau est portée en ville, chauffée et utilisée dans un établissement spécial.

Elles sont chaudes, tempérées, froides, de 12° à 50°.

On compte jusqu'à treize établissements, dont les principaux sont : les thermes de la ville, alimentés par plusieurs sources : la Reine (38°,6), le Dauphin (39°), Roc de Lannes (36°), le Foulon (28°), qui renferment des cabinets de bains et de douches, des piscines, des salles de pulvérisation et d'inhalation, des étuves ; leur installation est très complète et très belle ; — les Bains de Salut, dont on fait un grand usage, chauffés préalablement, leur température native étant de 25 et 27°. On trouve dans les établissements particuliers de Daignoux et Théas des appareils de pulvérisation et de douches filiformes. Citons encore la Guthière, Pinac, Lasserre, dont le nom revient souvent dans les observations de Bordeu. Les sources les plus excitantes sont la Reine et le Dauphin, les plus ferrugineuses la Reine, Cazaux, le Dauphin. Salut est éminemment sédatif, le Foulon également. Labassère renferme 0,0464 de sulfure de sodium. Elle est froide et se conserve bien par l'exportation. La source d'Angoulême est purement ferrugineuse (Filhol). Il résulte de cette rapide énumération que les eaux de Bagnères-de-Bigorre tiennent une place à part dans l'hydrologie pyrénéenne. En dehors de l'excitation provoquée par une haute température et des procédés balnéothérapiques spéciaux, elles sont plutôt calmantes, légèrement diurétiques et toniques, grâce à la présence du fer. Comme telles, elles conviennent surtout dans la chlorose, l'anémie, la dyspepsie, certains états non encore très prononcés de congestion du foie et des viscères, les névroses, quelques formes de dermatoses et de rhumatismes.

Labassère est réservée aux affections des voies respiratoires.

Cadéac. — Dans la vallée d'Aure, à trois heures de la station de Lannemezan. Petit village sur les bords de la Neste, renfermant cinq sources et deux établissements avec bains, douches, étuves, inhalation. Les sources sont sulfurées sodiques froides. Les eaux de Cadéac sont fort riches en principes sulfureux; la source principale a 0,0750 de sulfure de sodium. On les conseille dans les maladies des voies respiratoires et les affections cutanées.

Gazost. — Près de Lourdes; renferme deux

sources sulfurées sodiques froides, les plus riches en chlorure de sodium de toute la chaîne, d'après M. Filhol.

Bagnères-de-Luchon. — Petite ville de l'arrondissement de Saint-Gaudens, dans une très jolie vallée, sur les bords du torrent de la Pique ; altitude 618. Climat de montagne assez doux. La station de Luchon, par le luxe de ses constructions, ses allées d'Etigny et de la Pique, ses promenades et le pittoresque de ses environs, est aussi bien un séjour renommé pour ses agréments qu'une ville de première importance par ses ressources thermales. Ses sources sont réunies dans un seul, très vaste et très complet établissement, avec bains, douches générales et locales, piscine de natation, petites piscines, étuves, inhalation, humage, pulvérisation. Ses sources sont au nombre d'environ quarante. Voici la température des principales : Reine, 57° ; Bayen, 68° ; Azémar, 54° ; Richard supérieure, 51° ; Grotte supérieure, 56° ; Ferras supérieure n° 2, 34° ; Bordeu n° 1, 35° ; Pré n° 1, 61° ; Grotte inférieure, 56°.

Par les variétés de leur composition aussi bien que par celles de leur température, les sources de Luchon offrent tous les tons de ce que ses médecins ont ingénieusement appelé la gamme sulfureuse. Grâce à cette disposition, ainsi que Fontan l'avait fort bien mis en lumière, on peut descendre ou remonter à volonté tous les degrés de l'échelle de l'excitation et de la sédation. Certaines de ces eaux sont sujettes à l'altération particulière que l'on nomme le blanchiment. Voici, d'après M. Filhol, les proportions de sulfure de sodium et de sels alcalins des principales sources :

	Sulfure de sodium.	Carbonates et silicates alcalins.
Bayen	0,0770	0,0308
Reine	0,0567	0,0284
Grotte supérieure	0,0465	0,0255
Grotte inférieure	0,0522	0,0315
Azémar	0,0497	0,0379
Richard supérieure	0,0475	0,0417
Richard inférieure	0,0546	0,0350
Blanche	0,0368	0,0168
Ferras ancienne	0,0030	0,0264
Ferras nouvelle	0,0211	0,0256
Lachapelle	0,0521	0,0160
Bosquet n° 1	0,0521	0,0346
Sengez n° 1	0,0690	0,0323
Bordeu n° 1	0,0715	0,0209
Pré n° 1	0,0781	0,0308
— n° 2	0,0690	»
— n° 3	0,0491	»
Etigny n° 1	0,0356	»
Romain	0,0588	»

La plus excitante parmi les sources de Luchon est la source de la Reine. Après elle viennent Grotte supérieure et Grotte inférieure. Parmi les sources douces ou à réaction légère, il faut indiquer Ferras, Bordeu, Blanche. Cette dernière, comme son nom l'indique, blanchit dans la baignoire par la précipitation du soufre : on peut, suivant les indications, mélanger entre elles des sources d'action physiologique différente, tempérer l'une par l'autre, faire passer successivement le malade des sources faibles aux sources moyennes, pour de là le conduire aux sources fortes. Les ressources de la pratique de Luchon sous ce rapport sont très grandes : nous ne pouvons et ne devons en donner ici qu'une idée tout à fait succincte. La buvette du Pré, à quelque distance du grand établissement, est conseillée dans les affections des voies respiratoires, en gargarisme dans les angines. M. Lambron l'a rapprochée pour ses attributions de la source Vieille d'Eaux-Bonnes et de la Raillère de Cauterets. Cependant Luchon est plus spécialement réservé aux maladies de la peau, pourvu que l'on n'en fasse usage qu'à une certaine distance de la période d'acuité. M. Lambron a d'ailleurs clairement démontré que l'idée de Bazin, qui voulait cantonner les applications du soufre dans le domaine beaucoup trop restreint de quelques scrofulides, était beaucoup trop exclusive. On conseille encore Luchon dans la syphilis. Ses eaux sont regardées comme ravivant les manifestations anciennes ou en ramenant d'autres, comme servant de pierre de touche dans les maladies scrofuleuses des os, les blessures, les plaies, les névroses, les rhumatismes chroniques, certaines formes de cystites, de métrites, liées à des états généraux, les paralysies et les paraplégies.

Luchon, outre ses sources sulfureuses, possède quelques sources ferrugineuse

Dans le voisinage de la grande station de la Haute-Garonne, on rencontre quelques autres sources bien plus humbles qu'elle, mais toutefois dignes de mention. Ce sont **Siradan** et **Sainte-Marie**, à une très petite distance l'une de l'autre, dans la vallée qui va de Montrejeau à Luchon (station de Saléchan), sulfatées calciques l'une et l'autre (Sainte-Marie, sulfate de chaux 1,430 ; Siradan, sulfate de chaux 1,400, froide) : elles ont les mêmes usages et s'emploient dans les maladies de la peau, quelques catarrhes vésicaux, les dyspepsies ; **Encausse**, sur la route de Saint-Gaudens à Aspet, trois sources, 22°,20 temp., sulfate de chaux 2,1390, avec un bon établissement thermal, eaux très réputées dans le pays contre la gravelle, la cystite, les fièvres intermittentes rebelles ; on les boit à doses élevées ; elles sont diurétiques et purgatives ; **Ganties**, faiblement minéralisée par le sulfate de chaux, légèrement ferrugineuse : névroses, et **Labarthe-Rivière**, 21°, sulfatée calcique, l'une et l'autre à une petite distance de Saint-Gaudens.

Barbazan. — Près de Montrejeau ; possède un établissement de bains et trois sources à 19° et sulfate de chaux 1,504. On ne trouve plus après cela dans la Haute-Garonne que **Sainte-Madeleine-de-Flourens**, près de Toulouse, ferrugineuse bicarbonatée froide ; **Montégut**, près de Muret, ferrugineuse bicarbonatée froide ; **Bourrasol**, près de Toulouse, ferrugineuse bicarbonatée froide. Ces trois stations ont chacune un petit établissement qui reçoit quelques malades pendant la saison.

Ax (Ariège). — Les eaux d'Ax ont été étudiées par Alibert, par M. Filhol, et en dernier lieu par M. Garrigou. D'après M. Filhol, la station thermale d'Ax ne compte pas moins de 53 sources, représentant tous les degrés de la sulfuration. Ax est un chef-lieu de canton dans l'arrondissement et est à 43 kilomètres de Foix, à 700 mètres d'altitude. Les sources apparaissent en trois endroits différents, du Couloubret, du Breil et du Teich. Elles alimentent trois établissements, dans chacun desquels elles sont divisées en tempérées, moyennes et fortes. Leur température est comprise entre 28° et 78°. Voici la sulfuration de trois d'entre elles, d'après M. Garrigou :

	Bain fort.	Les Canons.	Viguerie.
Sulfure de sodium.	0,0148	0,0210	0,0200

On observe aux eaux d'Ax, comme à celles de Luchon, avec lesquelles elles ont beaucoup d'analogie tant par leur composition que par la nature des terrains d'où elles sortent, le phénomène du blanchiment par la précipitation du soufre très-divisé.

Les maladies traitées à Ax sont surtout les affections de la peau, la syphilis, certaines formes de rhumatismes, des états morbides qui sont sous la dépendance de la diathèse scrofuleuse, les altérations osseuses.

Ussat. — A 12 kilomètres d'Ax. Ces eaux, sulfatées calciques, sodiques, magnésiques, carbonatées, mais à des quantités qui ne donnent en tout que 1,270 de matières fixes, ce qui permet de les considérer comme indéterminées faiblement minéralisées, ont une température d'environ 40° ; mais la chaleur des bains va en décroissant du sud au nord de l'établissement (Dieulafoy). On trouve à Ussat toutes les installations hydrothérapiques en rapport avec l'appropriatlon spéciale très connue de ces eaux aux névropathies et aux affections utérines. Cabinets de bains, piscines, douches générales et locales. Gymnase.

Audinac. — A 10 kilomètres de Saint-Girons. Deux sources : froide ou source Louise, 22°, avec près d'un gramme de sulfate de chaux ; la source des bains a 22°,75 et 1,117 de sulfate calcique, des traces de sulfure de calcium et une odeur sulfureuse. La source Louise est ferrugineuse. Les eaux d'Audinac sont légèrement diurétiques et purgatives. On les emploie dans les engorgements chroniques, la leucorrhée.

Aulus. — Arrondissement et à 33 kilomètres de Saint-Girons. La découverte de l'eau d'Aulus a été faite en 1823 et est due purement au hasard. Les trois sources, sulfatées calciques, ont une température de 18°. Ce sont les sources d'Armagnac, Bacque et des trois Césars, dont la composition chimique est à peu près semblable. Deux établissements bien installés renferment des cabinets de bains et de douches. L'eau d'Aulus est diurétique et un peu purgative. On l'emploie contre la gravelle, les cystites, les engorgements des annexes de l'appareil digestif. Son usage contre la syphilis est tellement accepté, qu'on a voulu lui attribuer des propriétés spéciales antivénériennes.

Carcanières. — Sulfurée sodique; sources nombreuses, de 25° à 59°; sulfure de sodium, de 13 à 27 millig. Cette station, située sur la lisière de l'Aude, non loin du village d'Escouloubre, est d'un accès très difficile.

On ne rencontre dans les Pyrénées-Orientales que des sulfurées et en particulier des sulfurées atténuées, dégénérées, une chlorurée sodique, une bicarbonatée sodique.

Les sulfurées sont :

Amélie-les-Bains. — A la fois station d'hiver et station thermale, dans une vallée très-abritée, jouissant d'une température exceptionnellement douce, mais surtout d'une grande égalité, et avec très-peu de variations brusques; altitude 226 mètres. Les sources, au nombre de 22 et d'une température de 40 à 70°, sont aménagées dans deux établissements particuliers, les thermes Pujade et les thermes Romains, où l'on trouve cabinets de bains, cabinets de douches, bains de vapeur, salles d'inhalation et de pulvérisation. La sulfuration va de 0,020 (Grand Escaldadou) à 0,012 (source du Gourgnègre).

Il y a un établissement militaire. Les sources d'Amélie ont cet avantage de pouvoir être utilisées pendant l'hiver dans les affections des voies respiratoires. Leur haute thermalité et leurs propriétés chimiques les rendent en sus aptes au traitement des rhumatismes, des blessures, etc. Amélie est dans l'arrondissement de Céret, à 36 kilomètres de Perpignan.

Le Vernet. — A quelque distance de Prades; village bien abrité, au pied du Canigou; également station d'hiver et station d'été; à 626 mètres d'altitude. Les sources du Vernet sont en général chaudes, de 33 à 56°, avec une sulfuration moyenne de 0,041 à 0,0105. La source de la Comtesse est froide. Il y a deux établissements, des Commandants et Mercader, complètement installés, surtout pour la thérapeutique des affections respiratoires. La salle d'inhalation du Vernet n'a pas cessé d'être très-fréquentée depuis l'époque où Lallemand la mit en vogue. On traite encore au Vernet les rhumatismes et les affections herpétiques.

Olette. — Arrondissement et à 16 kilomètres de Prades. Les sources d'Olette sont au nombre de 31 et divisées en trois groupes, qui portent les noms de groupe Saint-André, groupe de l'Exalada et groupe de la Cascade ; elles ont une température de 37 à 78° et sont excessivement abondantes, au point que quelques-unes d'entre elles forment de véritables torrents d'eau sulfureuse; leur sulfuration est en moyenne de 0,028 à 0,030. Il y a un établissement avec bains, douches, pulvérisation, inhalation. On y traite les catarrhes des voies respiratoires et urinaires, les rhumatismes et la syphilis, les maladies de la peau, les affections osseuses et les vieilles blessures.

La Preste. — A 30 kilomètres d'Amélie. Sulfurée sodique faible. La principale source contient 0,0127 de sulfure de sodium; la température est de 40° à 44°. Il y a un établissement. Les eaux de la Preste sont un des types des sulfureuses douces dégénérées, et elles en ont toutes les applications médicales. On les conseille surtout dans les catarrhes des voies urinaires, et elles sont aussi très recommandées dans la gravelle et quelques accidents de la goutte.

Moligt. — A 8 kilomètres de Prades. On y compte deux établissements, les bains Massia et les bains Llupia. La température est de 21° à 37°, la sulfuration la plus élevée de 0,436; elles sont donc beaucoup plus énergiques que les précédentes et très spécialement affectées aux maladies de la peau, au point que Baumès, de Lyon, insiste tout particulièrement sur leurs vertus dans ce genre de maladies. On les emploie aussi dans les catarrhes de la vessie et des voies respiratoires.

Escaldas. — Trois sources sulfurées sodiques; 0,033 de sulfure de sodium; température, 19° à 43°; à 7 kilomètres de la station de Bouleternère, sur la ligne de Perpignan à Prades. Deux établissements, Les bains Colomer et les bains Merlat. Toutes les applications de la médication sulfureuse.

Vinca. — A 10 kilomètres de Prades. Sulfurée sodique; température 24°. Sulfure de sodium, 0,025. Un établissement. Maladies de la peau.

Le Boulou. — Est une exception dans la classe des eaux pyrénéennes. C'est une bicarbonatée ferrugineuse arsenicale qui se rapproche de Vichy, peut être appliquée au même ordre de maladies, et est en même temps, d'après M. le professeur Gubler, mieux indiquée dans les cas qui demandent à être traités avec ménagements, pour lesquels on redoute l'excitation, une minéralisation trop forte. Quatre sources entre 15° et 20°, dont deux seulement bicarbonatées sodiques. Bicarbonate de soude, 3,720 à 6,470. Chlorure de sodium, environ 1 gramme. Bicarbonate de protoxyde de fer, 0,015 à 0,025. Le Boulou est sur la route de Perpignan à Barcelone, à 22 kilomètres de la première de ces deux villes.

Salces. — C'est une eau chlorurée sodique faible (1 gr. 724), température 20° ; à 8 kilomètres de Perpignan.

Dans l'Aube, nous trouvons : les deux sources indéterminées, minéralisées faiblement et à thermalité moyenne, de **Campagne**, 29° à 31°, 50 kilomètres de Carcassonne, au delà de Limoux, médication sédative, névroses, leucorrhée, avec 0,346 seulement de carbonate de chaux, et d'**Alet**, 35 kilomètres de Carcassonne, sources de même nature, 20 à 28°, et de plus des eaux ferrugineuses, 0,0210 de sesquioxyde de fer ; les eaux beaucoup plus intéressantes de **Rennes-les-Bains**, ferrugineuses thermales, cinq sources, d'une température de 12° à 51°, un établissement bien installé, et toutes les ressources de la médication ferrugineuse, avec l'avantage d'une thermalité élevée que l'on ne rencontre pas fréquemment dans cette classe d'eaux. Aussi fait-on grand usage de ces sources contre les états anémiques, chlorotiques, les cachexies paludéennes et autres, quelques formes de dyspepsies. La petite rivière de **Salz**, avec plus d'un gramme de sulfate de soude et de magnésie, plus de deux grammes de chlorure de sodium, est utilisée dans le traitement des scrofules. Rennes est à 24 kilomètres de Carcassonne.

Dans le Gers, outre **Lavardens**, faiblement minéralisé, 19°, à 8 kilomètres d'Auch, employée dans les dyspepsies et les fièvres intermittentes, **Castéra-Verdusan**, deux sources sulfurées calciques à 23°, une ferrugineuse froide, où l'on traite les affections cutanées, les catarrhes des bronches et de la vessie. A 15 kilomètres de Condom, il faut surtout mentionner les boues de **Barbotan**, qui jouissent dès longtemps d'une assez grande notoriété dans le traitement des paralysies et des rhumatismes chroniques. Barbotan est à 50 kilomètres de Condom. De ses sources, au nombre de sept, de 21° à 38°, les unes sont utilisées en bains, douches, boisson, les autres détrempent un sol tourbeux divisé en compartiments dans lesquels le malade reste plongé une demi-heure ou davantage. Ces sources sont notablement ferrugineuses et, en dehors de cela, peu chargées en principes minéraux.

Dans les Landes, Dax est le centre d'un groupe en dehors duquel on ne trouve que **Saint-Loubouer** ou Eugénie-les-Bains, à 8 kilomètres de la station de Grenade-sur-Adour, avec trois sources sulfurées calciques, à 19° ; un établissement confortable et complet. Catarrhes respiratoires et vésicaux, dyspepsies, scrofule.

Dax. — Sur la ligne de Bordeaux à Bayonne ; est aujourd'hui dotée de toutes les installations balnéothérapiques. Ses eaux, qui jaillissent sur la rive gauche de l'Adour à des points d'émergence divers (sources Sainte-Marguerite, des Baignots, du Bastion, de la Fontaine-Chaude), sont d'une extrême abondance et d'une température élevée. Leur composition chimique varie peu : elles sont uniformément peu minéralisées et ont une température de 59° ; leur sel le plus caractéristique est le sulfate de chaux, qui n'y existe qu'à la dose de 0,359. Les sources de Dax, composées de limon végétal et de limon minéral, constituent, d'après M. Hector Serres, une espèce particulière qu'on ne retrouve nulle part en France. Ces boues représentent comme de véritables condenseurs des éléments minéralisateurs des eaux qui les traversent.

En dehors de l'établissement principal des thermes de Dax, on compte encore un certain nombre d'établissements particuliers. On traite à Dax les rhumatismes, les paralysies, les sciatiques, les contractures, certains ulcères graves dus soit à la syphilis, soit à la scrofule, les plaies osseuses, les blessures, etc.

Dax est vanté pour la douceur de son climat, et depuis quelque temps cette ville est devenue une station d'hiver. Autour de Dax, citons : **Prechacq**, avec deux sources, l'une sulfureuse froide, l'autre indéterminée, à 60°, avec un petit établissement; **Gamarde**, sulfureuse ; **Tercis**, chlorurée sodique, à 33°, 2,124 de chlorure de sodium ; **Pouillon**, à 20°, chlorurée sodique, 1,359 ; **Saubusse**, à 33°, indéterminée, très faible minéralisation.

Dans la Gironde, la station ferrugineuse de **Cours**,

près de Bazas, et celle de **Casteljaloux** dans le Lot-et-Garonne, à 25 kilomètres de Marmande, ont de petits établissements.

Casteljaloux, a près de 5 centigrammes de carbonate et de crénate de fer. On emploie ces eaux contre la chlorose, l'anémie, les fièvres intermittentes rebelles.

Les groupes du Nord et de l'Ouest ne renferment qu'un petit nombre de stations très disséminées, eu égard aux régions que nous venons de parcourir, et quatre ou cinq seulement d'une réelle notoriété.

Paris compte une source sulfurée à **Batignolles**, dont on ne fait usage qu'en boisson ; une autre sulfurée à **Belleville**, à laquelle on a construit des thermes récents ; mais surtout les eaux ferrugineuses de **Passy**, qui sont en même temps fortement sulfatées et froides.

Dans Seine-et-Oise, nous rencontrons Forges-sur-Briis et Enghien.

Forges-sur-Briis. — Froides, indéterminées, les eaux de Forges sont depuis lontemps réputées dans le traitement de la scrofule. Gillette a surtout attiré l'attention sur elles. On y trouve un hôpital pour les enfants qui dépend de l'assistance publique. Forges est à une petite distance de Limours.

Enghien. — La ville d'eau la plus remarquable de cette région, soit par la composition de ses sources, soit par la perfection de ses aménagements, est sur la ligne du Nord et à 15 kilomètres de Paris. C'est donc un véritable avantage que de trouver aux portes même de Paris une station où l'on peut remplir une bonne partie des indications de la médication sulfureuse. Les sources, au nombre de cinq, sont froides. Ce sont : les sources Cotte, Deyeux, Péligot, Bouland et de la Pêcherie; leur sel minéralisateur est le sulfure de calcium, et elles laissent dégager de l'acide sulfhydrique en assez grande quantité ; on trouve : acide sulfhydrique libre 0,0462, sulfate de chaux 0,319, carbonate de chaux 0,217, sulfate de magnésie 0,090.

Les sources du Roi, Péligot et des Dames servent surtout à l'usage interne. On trouve dans les deux établissements d'Enghien, soit aux thermes, soit au nouvel établissement, des cabinets de bains, des douches de toute nature, locales et générales, des salles de pulvérisation et d'inhalation.

Les eaux d'Enghien sont surtout connues par l'usage qu'on en fait dans les maladies de la gorge, du larynx et des organes respiratoires. Le catarrhe bronchique, la tuberculose au début de la 2e période surtout (de Puisaye), sont par elles avantageusement modifiés ; on traite aussi à Enghien les métrites, le lymphatisme ; ces sources, et les moyens hydrothérapiques qu'on adjoint à leur emploi à l'intérieur sont des agents de reconstitution générale dans une foule d'états d'anémie et d'affaiblissement.

Provins (Seine-et-Marne). — A une source ferrugineuse bicarbonatée froide que l'on boit seulement.

Pierrefonds (Oise). — A 14 kilomètres de Compiègne. La principale source de Pierrefonds est sul-

12.

furée calcique et froide ; elle contient 0,0156 de sulfure de calcium, 0,0022 d'acide sulfhydrique libre, du sulfate de chaux, du bicarbonate de chaux, du chlorure de sodium et d'autres sels en petite quantité. Il existe encore une autre source ferrugineuse.

L'établissement de Pierrefonds, qui a vu naître et se développer la pulvérisation, est encore fréquenté par les malades atteints de laryngite, d'angine, de catarrhes, de phthisie. On y donne des douches, des bains ; on y traite aussi les maladies de la peau.

Forges-les-Eaux (Seine-Inférieure). — Sur la ligne de Paris à Dieppe, par Pontoise et Gisors. Les eaux de Forges sont ferrugineuses crénatées froides. Il n'y a qu'un établissement et trois sources, la Reinette, la Royale et la Cardinale, d'une composition analogue. M. Ossian Henry assigne à la Cardinale 0,0980 de crénate de protoxyde de fer, ce qui est une proportion très forte et la range parmi les eaux les plus ferrugineuses. On suit une progression graduelle dans l'administration des eaux : on boit d'abord la Reinette, la Royale et enfin la Cardinale. Digestives, toniques, diurétiques, les eaux de Forges s'appliquent surtout au traitement de l'anémie, de la chlorose et de la dyspepsie.

Saint-Amand (Nord). — A 12 kilomètres de Valenciennes, renferme quatre sources sulfatées calciques minéralisées faiblement, à 21°, mais est surtout connu pour ses boues. Les quatre sources ont nom : Fontaine Bouillon, Pavillon-Ruiné, Petite-Fontaine, Fontaine d'Arras. « Dans l'espace compris entre les fontaines intérieures et cette dernière s'élève la rotonde des boues, immense serre circulaire, renfermant au centre les cases des boues, et à la circonférence des cabinets de bains ou lavoirs. C'est la mixtion des eaux minérales avec des matières ulmiques qui compose le vaste bassin de bain limoneux. » (Lebret.) Il se produit quelquefois au bout de plusieurs jours d'usage des boues une légère poussée. On traite à Saint-Amand les rhumatismes, les paralysies, les ostéites scrofuleuses ou traumatiques, les névralgies invétérées.

Bagnoles (Orne). — A 4 kilomètres de La Ferté-Macé. Ces eaux, d'une température de 28°, sont peu minéralisées, sulfureuses accidentellement, très légèrement chlorurées sodiques. On y compte trois sources, la source thermale ou Grande Source, les sources des Dames et du jardin, froides.

L'établissement a des salles de bains, des piscines, des douches de toutes sortes. Les eaux de Bagnoles s'emploient dans la dyspepsie, dans l'anémie ; elles sont sédatives dans les névroses et utilisées aussi dans les maladies de l'appareil utérin.

Nous signalerons encore, d'après l'Annuaire, **Château-Gontier**, dans la Mayenne, faiblement bicarbonatées calciques, ferrugineuses ; **Cherbourg** (Manche), une source ferrugineuse froide ; **Dinan** (Côtes-du-Nord), ferrugineuse froide également ; **Bilazai** (Deux-Sèvres), près de Bressuire, sulfurée calcique ; **Saint-Denys-lès-Blois**, ferrugineuse bicarbonatée et crénatée, à 6 kilomètres de Blois, et

La Roche-Posay (Vienne), par Châtellerault, deux sources, l'une sulfureuse, l'autre ferrugineuse, et une partie des applications de la médication sulfurée : laryngites, catarrhes, maladies de la peau.

La **Corse** renferme des sources sulfurées et ferrugineuses.

Parmi les premières, **Guagno**, sulfurée sodique forte, thermale, 37° à 52° et 0,106 de sulfure de sodium, possède un hôpital militaire et est douée nécessairement d'une énergie d'action en rapport avec sa thermalité et sa qualité sulfureuse, à 54 kilomètres d'Ajaccio; **Guitera**, à 53 kilomètres à l'est d'Ajaccio; **Pietrapola**, à 24 kilomètres de Corte, des sources chaudes très abondantes, sulfure de sodium 0,021; **Caldaniccia**, à 12 kilomètres au nord-est d'Ajaccio.

Parmi les ferrugineuses, **Orezza**, au sud et à 30 kilomètres de Bastia, près de la côte est de l'île. Ces eaux sont ferrugineuses bicarbonatées. L'analyse de M. Poggiale leur donne 0,128 de bicarbonate de protoxyde de fer. On boit l'eau à la source, mais elle s'exporte surtout en quantités très considérables.

Les richesses minérothermales de l'**Algérie** sont très imparfaitement exploitées; cependant plusieurs de ces sources ont des établissements et des hôpitaux militaires. Dans la province d'Oran, outre les sources sulfureuses d'Oran même, les eaux de **Hamman-bou-Adjir** (31°), de **Oued-el-Amman** (53°), de **Amman-bou-G'hara**, nous trouvons les **bains de la Reine**, ou **Sidi-Dedeyop**, eaux analysées par Tripier, chlorurées sodiques fortes, chaudes (54°), à 2 kilomètres seulement de la ville d'Oran. Il y a un hôpital militaire. Ces sources ont joui d'un très grand renom sous la domination arabe.

Dans la province d'Alger : **Ben-Haroun**, chlorurée sodique; **Hammam-Melouane**, chlorurée sodique, 40°, à 32 kilomètres d'Alger; **Hammam-R'ira**, hôpital militaire, sulfatée calcique, à 40°-46° ; on y traite les blessures, les rhumatismes, les névralgies ; à 26 kilomètres de Milianah, **Mouzaïa-les-Mines**, eau de table, digestive, près de Médéah. Dans la province de Constantine : **Hamman-mès-Koutin**, où Tripier a signalé pour la première fois l'arsenic ; 95° ; hôpital militaire; à 20 kilomètres de Guelma ; ces bains sont les plus connus, grâce aux recherches dont ils ont été l'objet et au travail déjà ancien du docteur Grellois dans les Mémoires de médecine, chirurgie et pharmacie militaires. L'Annuaire signale encore : **Oloun-Sekhakna** (province d'Alger), la **source des Cèdres** (province d'Alger), **Salah-Bey et le Hamma** (province de Constantine), et ce n'est là certainement qu'une faible partie des richesses que renferme ce vaste territoire.

CHAPITRE VI

DES EAUX MINÉRALES DANS LEURS RAPPORTS AVEC LES MALADIES CHRONIQUES ET LES DIATHÈSES

S'il est une chose qui doit surprendre au premier abord quand on pénètre dans la thérapeutique minérothermale, c'est la multiplicité d'indications similaires auxquelles répondent une foule d'eaux dissemblables. Cet écueil n'est nulle part plus apparent que lorsqu'on feuillette un certain nombre de monographies et que l'on voit défiler le cortège obligé des maladies imnombrables que chaque source guérit. Il semble alors au médecin étranger à ces questions qu'il n'ait rien de mieux à faire que de se renfermer dans un doute presque absolu. Et cependant il y a là bien plus défaut de méthode que confusion réelle. Certes, nombre d'indications sont communes, et ce sont celles-là qu'on retrouve précisément dans tous les travaux spéciaux. Il est bien difficile, par exemple, de trouver un eau thermale qui n'ait guéri ou amélioré quelques cas de rhumatisme. C'est que le rhumatisme est en somme justiciable d'un élément commun à beaucoup de sources : cet élément est le calorique. Mais, à côté de cette action commune, il en est d'autres spéciales à chaque genre d'eaux : ce sont celles-ci que l'on doit le plus mettre en lumière ; elles sont en rapport avec les parties constituantes de l'eau minérale, mais n'en dépendent pas exclusivement.

Ainsi donc, partout on retrouvera certaines modifications dues à l'emploi des diverses températures, des pratiques balnéaires de toute espèce, au déplacement, à l'influence des agents hygiéniques. — C'est ainsi que, sans vouloir étendre ce fait à l'universalité des stations thermales, il est avéré cependant qu'une action reconstituante générale se prononce habituellement dès les premiers jours. Le réveil des fonctions languissantes, de l'appétit diminué, un retour remarquable des forces surprend tout d'abord, même dans des cas où l'on ne pourrait s'attendre à rien de semblable. Personne n'ignore qu'il en est même ainsi, au début, chez les phthisiques les plus avancés, sans ressources, que l'on a plutôt laissés partir pour les eaux qu'on les y a adressés. En pareil cas évidemment, ce réveil momentané ne fait illusion à personne ; l'état antérieur reparaît, et les progrès du mal continuent. On n'a fait que constater un effet banal et passager du changement de climat, d'une nouvelle altitude, effet auquel se joint peut-être la stimulation produite par quelques cuillerées d'eau sur un organisme d'autant plus sensible qu'il est plus affaibli. Mais cet effet banal est mieux prononcé, a des résultats plus durables et plus salutaires quand on a affaire à d'autres malades, à des constitutions relativement saines et vigoureuses. Ici, les moyens employés sont plus nombreux; avant tout autre travail intime, profond, la peau, les muqueuses sont affectées et éprouvent un redoublement d'activité. C'est dans ce sens surtout qu'il est vrai de dire que tout est dans la méthode suivant laquelle on applique les eaux, puisque déjà une cure par ces moyens généraux peut être utile dans un grand nombre d'affections; mais c'est là simplement le terrain commun de toute la médecine minérothermale, terrain commun, au delà duquel il en existe un autre où nous entrons de plain-pied dans le domaine de la spécialisation des sources. Il y a dès lors plus de vrais services à rendre à une station en limitant ses indications qu'en cherchant à les étendre.

Dans ce nouveau sens, l'eau minérale agit par ses éléments constituants pris dans leur ensemble. « Une eau, dit Andrieu, est un tout indivis; l'effet définitif qu'elle produit est sans doute la résultante d'actions multiples aboutissant à une commune fin, ou, pour mieux dire, une eau minérale, renfermant un certain nombre d'ingrédients chimiques, est un médicament complexe qui agit comme unité. » S'il est donc nécessaire de tenir compte dans une large mesure des ingrédients qui composent chaque eau, si le fer, le soufre, le chlorure de sodium reproduisent, dans les eaux dont ils font partie, le plus grand nombre des propriétés qui leur sont assignées en matière médicale, on ne doit pas toutefois, en bonne logique, conclure d'une manière rigoureuse de leur action sur l'économie à celle des eaux qui les renferment. Les substances accessoires qui existent à côté d'eux et que nous connaissons, celles, peut-être tout aussi nombreuses, qui ont échappé jusqu'ici à notre investigation, sont loin d'être indifférentes dans le mélange. L'observation clinique montre que des proportions de sulfure de sodium, soit égales, soit bien supérieures à celles que l'on rencontre dans les sources des Pyrénées, ont bien moins d'énergie dans leurs effets; il en est de même pour le bicarbonate de soude et pour d'autres. L'eau de Vichy fait accepter de bien plus fortes quantités de bicarbonate qu'une solution artificielle quelconque. De tout temps, à ce sujet, des discussions se sont élevées : les uns, donnant le pas à la clinique pure, se basaient sur l'imperfection des méthodes employées par la chimie pour lui dénier toute utilité dans l'explication des effets des eaux minérales. Pour eux, l'analyse des faits, telle que Bordeu l'a pratiquée, pouvait seule conduire à des inductions légitimes en médecine thermale. Ils oubliaient que Bordeu lui-même avait tenté quelques essais d'interprétation chimique, tels qu'on pouvait les tenter de son temps; ils oubliaient aussi que, précisément dans ses admirables observations, le créateur de la médecine thermale, associant les maladies les plus diverses, enregistrant les améliorations, qu'elles fussent dues à des effets communs ou à des effets spéciaux, avait au moins en apparence donné prétexte à un reproche qu'on lui a quelquefois fait : celui de ne pas suffisamment individualiser chaque source et de laisser croire, par un jugement superficiel, que celles qu'il avait en vue pouvaient indifféremment être utiles dans la plupart des cas qu'il décrivait. D'ailleurs, jusqu'ici, de tous les essais de classification physiologique tentés, pas un seul n'a paru satisfaisant, et il a fallu accepter une classification chimique qui sans doute a ses imperfections et sera plus tard remplacée par quelque autre, mais qui, comme le fait judicieusement remarquer M. Durand-Fardel, répond encore assez bien dans ses délimitations principales aux grandes lignes des indications thérapeutiques.

Le différend qui s'est élevé paraît plutôt tenir à ce qu'il y a eu exagération dans un sens et dans l'autre qu'à toute autre raison, et c'est précisément aux idées exagérées dans chacune des deux opinions que l'on s'est attaqué, tandis que la vérité semblait se trouver à égale distance des deux extrêmes. La chimie est un accessoire indispensable de la médecine thermale; elle donne la clef de bien des phénomènes, et, par les services qu'elle a rendus, nous pouvons juger des services qu'elle est appelée à rendre encore. Mais ne voit-on pas tous les jours tel composé dont la présence paraissait indiscutable, — et nous ne parlons pas de ceux qui sont secondaires, — remis tout à coup en question ? Le sulfure de sodium semblait avoir sa place assignée comme principal élément minéralisateur des sulfurées pyrénéennes. Voilà que M. Garrigou vient le détrôner pour mettre à sa place le sulfhydrate de sulfure, lequel sulfhydrate, par une remarquable instabilité des choses humaines, avait, il y a quelque vingt-cinq ans, occupé la première place, qu'il avait dans ce temps-là dû céder au sulfure. N'assistons-nous pas aujourd'hui à une vraie révolution? ne voyons-nous pas intervenir, dans des eaux qui ne se croyaient pas si riches, le rubidium, le cœsium, le thallium, le sélénium? Les eaux de La Bourboule ne renferment-elles pas du mercure? Ce ne sont là en réalité que des efforts très louables pour pénétrer de plus en plus ce mystère qui s'appelle la composition des eaux minérales. Aussi n'est-ce pas aux vrais chimistes que la médecine doit s'attaquer quand elle revendique les droits de l'étude du malade et des maladies contre des interprétations trop hâtives tirées de la présence de tel ou tel corps. Ces interprétations sont plutôt le fait d'observateurs trop désireux d'arriver à la certitude par les voies rapides. C'est à eux surtout que s'adressait Cyprien Camus dans une brochure pleine de verve : *Un mot encore sur les doctrines médicales*, où il disait en substance : « Vous aurez à déterminer si les eaux sont les eaux de Bonnes d'autrefois dites de Bordeu que vous prescrirez, ou les eaux de Bonnes contenant 0,0219 de sulfure de sodium, ou bien ces mêmes eaux auxquelles on a découvert des proportions de sel marin, des combinaisons nouvelles en vertu desquelles elles excitent l'organisme, brisent les congestions, les fluxions des voies respiratoires, désenchatonnent les tubercules. Enfin les médecins décideront si c'est aux eaux de Bonnes à sulfure de calcium considéré comme la cause présumée de leur spécialité qu'ils adresseront leurs malades. »

On voit invoquer ici les silicates alcalins, là des doses minimes de chlorures, de sulfates, etc. Chaque sel secondaire a son rôle bien défini, dès qu'il est venu au monde. Il sert à rendre compte de la différence qui sépare telle source de telle autre qui paraissait lui ressembler fort. Cette décomposition presque homœopathique des actes de l'eau minérale est avant tout antimédicale. C'est là l'excès, et cet excès est aussi bien condamné par les vrais chimistes que par les médecins. « Si vous demandez à la chimie de vous dévoiler le secret de l'activité des eaux, elle ne pourra vous fournir que des données insuffisantes. » (Filhol.)

En résumé, l'eau minérale est un médicament par toute sa substance. Les actions et réactions qui se passent en elle, l'état sous lequel s'y trouvent les divers corps qu'elle renferme, le rôle qu'y joue l'électricité, tout cela est encore en partie trop éloigné de nous pour que nous puissions donner jusqu'ici aux notions acquises à ce sujet, sauf aux plus fondamentales, une trop grande importance dans la pratique.

C'est donc à l'étude de l'homme sain et de l'homme malade que l'on doit surtout s'en rapporter; les faits que l'on enregistre ainsi ont l'avantage de pouvoir être utilisés dès l'abord, quelque imparfaits qu'ils soient, quels que soient les desiderata qui existent encore. Ces deux études sont inséparables l'une de l'autre.

L'homme en effet, surtout quand il s'agit des affections chroniques, ne présente pas de démarcation bien nette entre l'état de santé et l'état de maladie. Le premier n'est jamais absolu, complet, et par plusieurs points il confine au second. Ainsi, certaines périodes de la digestion, une excitation particulière que communique l'activité cérébrale, se trouvent sur la limite. Il n'y a pas par conséquent possibilité d'établir des distinctions absolues entre l'homme sain et l'homme malade. Ceci répond aux objections qui se sont élevées sur l'utilité même de l'expérimentation physiologique, et entre autres à la principale : à savoir que, les conditions étant totalement changées avec l'état de maladie, on ne pourrait tirer aucune conséquence intéressante des modifications observées dans l'état de santé. Une pareille assertion est inexacte ; il est tout aussi important d'examiner l'action physiologique des eaux minérales qu'il l'a été de tout temps de se rendre compte de ce que produisent dans le même cas les médicaments. Mais cette expérimentation même, on en a nié les résultats en médecine thermale, parce qu'ils y sont beaucoup moins perceptibles qu'ailleurs. Un médicament dont on force la dose devient un poison. Il produit des effets variés, saillants et faciles à enregistrer. Une eau minérale à forte dose n'amène rien de pareil. Les résultats sont ou peu prononcés, ou imperceptibles, ou même tout à fait nuls, du moins en apparence. Cependant les diverses grandes fonctions et les fonctions particulières d'organes ne laissent pas que d'être influencées. La circulation, la calorification, le système nerveux, les fonctions qui se rattachent au mouvement incessant d'assimilation et de désassimilation éprouvent des changements notables. Les principes qui font partie d'une eau prennent une voie d'élimination déterminée; tel ou tel organe d'excrétion en est le siège électif.

L'expérimentation physiologique se confond ici, à proprement parler, avec la clinique. Les malades venus aux eaux ne sont ni parfaitement bien portants, ni pour la plupart malades dans toute leur essence. Les faits recueillis chez eux sont donc aussi valables que ceux qu'ont recueillis sur eux-mêmes les expérimentateurs. Que sont en somme et la fièvre thermale, sinon une résultante de l'excitation générale de la circulation, et les diverses poussées, sinon le produit de cette même excitation portée sur la peau? Et les fluxions d'organes, ces retours momentanés à l'état aigu, ces angines artificielles, ces grippes thermales signalées par tous les auteurs ne rentrent-ils pas dans le même cadre? Si l'homme, en dehors de tout état de maladie définie, n'éprouve pas aussi fréquemment de pareils symptômes, il n'en est pas pour cela tout à fait indemne. Les enchifrènements, les pharyngites peuvent succéder à l'emploi de l'eau en boisson, au gargarisme; la diaphorèse, la diurèse, les sécrétions muqueuses ont une tendance à s'exagérer.

Lorsqu'on a voulu méthodiquement administrer

l'eau minérale dans un but purement expérimental, lorsqu'on a pris pour cela des animaux, comme Andrieux le fit sur des chiens aux Eaux-Bonnes, on est arrivé à rendre l'excitation pour ainsi dire pathologique et, en prolongeant l'administration pendant nombre de jours, à produire des signes d'intolérance, de l'irritation du tube digestif, de la dépression et de l'abattement succédant à l'exaltation première des fonctions, tous faits curieux, en vérité, et qui, se multipliant, pourront aider à la solution de bien des problèmes ; mais le peu de diversité qu'offrent en dernière analyse toutes ces expériences dans leurs résultats ne permet guère d'en conclure autre chose, sinon que les effets se confondent aussi bien quand le médicament a dépassé la dose vraiment thérapeutique pendant quelque temps, que lorsqu'au début et dans la première période d'administration il ne fait qu'effleurer l'organisme. Quant aux impressions des expérimentateurs eux-mêmes, tout en attachant grande valeur aux faits recueillis et éprouvés par des hommes spéciaux, ils ne constituent jamais qu'un ensemble restreint et sont tout à fait de même nature que ceux qui s'offrent par milliers tous les jours aux médecins qui exercent aux eaux. Loin donc d'en faire deux classes distinctes, il faut les considérer comme du même ordre, les uns formant la généralité, les autres l'exception, ne pas les opposer les uns aux autres, mais se servir beaucoup plus des premiers que des seconds ; les premiers sont les plus nombreux ; la nature y est prise sur le fait et sans aucune préoccupation exclusive de système ou de théorie préconçue.

Modes altérant, dérivatif, hypercritique. — Si toute la thérapeutique devait être uniquement basée sur des relations connues et inflexibles de cause à effet, si telle substance étant donnée on pouvait prévoir les modifications qu'elle produit dans chaque organisme, il est évident que les notions acceptées comme certaines jusqu'ici paraîtraient bien imparfaites, et que nulle part cette imperfection ne serait mise plus en lumière que dans la médecine thermale. Mais, quelles que soient les conquêtes effectuées dans l'avenir, on doit forcément admettre que nous n'arriverons peut-être jamais à cette certitude mathématique. Des deux termes du problème qui dominent toutes les indications, si l'un, la composition de l'eau minérale, est inflexible par lui-même, l'autre, le malade, est d'une diversité infinie. Nous voyons en effet intervenir ici les tempéraments, les constitutions, les idiosyncrasies; nous voyons changer le mode thérapeutique suivant les sujets, les quantités administrées, la durée du traitement. Plus que partout ailleurs, la direction à donner est une affaire de proportion et de tact. Deux choses surtout dominent dans les maladies chroniques, l'affaiblissement général de l'organisme, la mauvaise application, la déviation des forces plastiques. Il s'agit, pour les atteindre, d'un côté, de lutter contre cet affaiblissement graduel, de l'autre de modifier les conditions d'échange, de vitalité des tissus, de telle sorte que les parties saines servant de point d'appui pour réagir contre les parties altérées, celles-ci soient en réalité renouvelées. Bordeu avait bien fait remarquer que, dans les engorgements chroniques, les parties engorgées tout autour des tumeurs se dissolvaient, mais que la tumeur restait intacte. C'est que la maladie va toujours plus profondément que le remède, et ce n'est qu'avec l'aide de ce qui reste intact que se fait l'œuvre de réparation des organes atteints.

Il n'est guère de médicaments, sauf les plus simples, que l'on voie se conduire suivant un mode unique ; à plus forte raison doit-on donner aux eaux minérales qui prennent place parmi les plus complexes une multiplicité d'action bien en rapport avec leur nature. Chacune d'elles peut affecter simultanément ou successivement le mode reconstituant, le mode stimulant, le mode substitutif ou irritatif, le mode altérant, le mode hypercritique et le mode sédatif, c'est-à-dire que chacune d'elles peut stimuler et relever les forces déprimées, faire succéder le calme et la sédation à l'excitation et au désordre morbide, provoquer une de ces crises salutaires, sécrétions naturelles ou artificielles qui sont un moyen de décharge fluxionnaire, tout en débarrassant un tissu chroniquement enflammé. Elles réunissent dans leur ensemble toutes les méthodes de curation des maladies chroniques, et cela à un degré plus élevé que les médicaments empruntés à la pharmacologie, parce qu'elles ne sont pas des composés factices, mais plus en rapport qu'eux avec les matières dont l'hygiène fait usage, parce que leur emploi peut se continuer longtemps, parce qu'enfin elles offrent une remarquable stabilité d'effets.

Si nos maladies aiguës, a dit Sydenham, ont leur source dans des causes extérieures à nous, nos maladies chroniques procèdent de nous-mêmes, leurs causes agissent lentement et réclament des moyens moins perturbateurs, plus en harmonie avec nos fonctions, et d'une action également plus lente que pour les maladies aiguës.

Les eaux minérales sont reconstituantes, et cela soit qu'elles rendent son intégrité à un estomac délabré (eupeptiques de M. le professeur Gubler), soit qu'elles puissent restituer au sang quelques parties intégrantes de sa composition, comme celles auxquelles M. Gubler a donné le nom caractéristique de lymphe minérale, à cause de leur analogie de composition avec le sérum sanguin et en tête desquelles se placent les chlorurées sodiques; mais la reconstitution ne réside pas uniquement dans le retour des qualités normales du sang ou des tissus. Le fer n'est pas le seul médicament capable de favoriser la multiplication des hématies; il est même souvent impuissant à ce résultat. Il arrive que l'organisme profondément altéré ne l'assimile pas et qu'il reste inefficace. En pareille occurrence, souvent là où il a échoué, les stimulants, et en première ligne les sulfureux, réussissent. C'est que la stimulation vient alors remédier à l'atonie des forces, contre laquelle les qualités reconstituantes d'un médicament ne pouvaient rien; c'est qu'elle a réveillé les aptitudes nutritives qui ne pouvaient s'exercer.

Les modes substitutif, dérivatif et critique, ont été

pour Bordeu et pour les écrivains qui procèdent de lui les modes d'action par excellence des eaux thermales : ils reposent en entier sur la notion du consensus, de l'harmonie établie entre les divers organes, toute maladie chronique procédant de l'estomac ou l'affectant secondairement, et chaque partie liée au tout pouvant à la longue ressentir les effets d'une action médicatrice aussi bien que d'une action morbide exercée sur une autre partie solidaire. Sur l'organe affecté lui-même, il y a une recrudescence, une acuité nouvelle factice substituée au processus pathologique et qui est le mécanisme même de la guérison ; de là cette loi qui a été reproduite bien souvent depuis : que toute maladie chronique doit repasser à l'état aigu pour arriver à sa guérison, loi que Daralde, dans une note sur les Eaux-Bonnes, avait paraphrasée en l'exagérant et en disant que toute maladie chronique doit successivement pour la cure reproduire toutes les phases qui ont caractérisé ses périodes d'acuité au début. Et il ajoutait, en parlant spécialement des phthisies, que l'on voyait ainsi, par l'effet du traitement thermal, des réactions fébriles légères ou intenses, des bronchites de toutes les formes suivant assez exactement le mode d'après lequel le phthisique avait été affecté dans sa période initiale. Ce ne sont là, à tout prendre, que des exceptions, et la nature ne procède guère avec ces minuties.

Sur un organe éloigné, il se fait un appel, une décharge fluxionnaire. C'est la doctrine hippocratique des crises transportée dans la médecine thermale. A l'ordre des phénomènes critiques appartiennent toutes les sécrétions redoublées d'activité, les sueurs, les urines, ou bien des évacuations factices sous l'influence de dépôts de nouvelle formation, des abcès, des éruptions cutanées récentes. Ces crises passent souvent inaperçues; mais « qu'on examine bien attentivement, dit Baumès, l'action des remèdes appelés altérants, et l'on reconnaîtra la vérité de cette assertion que ce que l'on regarde comme une modification profonde de la crase du sang, des humeurs, de l'ensemble de l'organisme n'est généralement qu'un déplacement de la fluxion qu'ils ont produit. »

Or ce mode altérant désigne une action encore enveloppée de beaucoup d'obscurité. C'est à ce mode que M. Durand-Fardel attribue les modifications profondes obtenues selon lui par les bicarbonatées sodiques et les chlorurées sodiques. Les altérants, suivant M. Gubler, servent à changer ou la composition du sang (métacrasiques), ou les conditions de la nutrition (métatrophiques), ou la constitution des tissus (allotropiques), et il range parmi eux les eaux iodurées, iodo-bromurées, sulfurées, arsenicales, cuivriques; il accorde donc cette propriété à bien d'autres eaux que les chlorurées et les bicarbonatées. Mais celles-ci sont également reconstituantes; en effet les médecins de Vichy ont depuis longtemps démontré le peu de fondement de la cachexie alcaline. M. Durand Fardel, dont personne ne contestera l'autorité en pareille matière, n'en a pas vu un seul cas durant sa longue pratique, même chez des malades qui de leur propre autorité avaient dépassé toutes les doses régulières. Si cette cachexie venait à se produire, on ne saurait y voir qu'un résultat de l'abus du traitement, ce qui pourrait aussi se montrer dans toutes les eaux fortement minéralisées. Par certaines de leurs propriétés, il y a des eaux qui favorisent tout particulièrement la diurèse ; d'autres sont anesthésiques, d'autres astringentes, d'autres stomachiques ou bien elles réunissent plusieurs de ces qualités ; toutes, à des degrés divers, peuvent aider à la reconstitution, spolier le sang d'un sérum vicié, altérer les éléments anatomiques, être calmantes, excitantes, spoliatrices. Les eaux purgatives, par leur emploi répété, et telles qu'on en fait usage dans beaucoup de stations d'Allemagne et dans quelques stations françaises, sont spoliatrices, hypercritiques. L'effet sédatif est surtout dû aux eaux inermes ou indéterminées. C'est ainsi que des sources d'une minéralisation très-faible, presque nulle, conviennent parfaitement aux différentes espèces de névroses, mais la sédation est également le résultat consécutif qu'amènent les eaux les plus minéralisées et les plus énergiques.

En résumé, que l'on invoque l'action substitutive, dérivative, critique, altérante, ou toute autre, on ne trouve pas moins de complexité dans l'effet thérapeutique d'une eau minérale que dans sa composition. Par des procédés aussi variés que leurs divisions et subdivisions elles-mêmes, les eaux répondent aux deux indications capitales qui découlent de l'étude des diathèses :

1° Elles combattent la tendance à l'affaiblissement que celles-ci impriment à la constitution ; mais, de même que chaque diathèse a ses produits spéciaux, sa marche spéciale, elle a aussi, dans la viciation du mouvement nutritif qu'elle produit, quelque chose de particulier. C'est là ce qui différencie sans nul doute les grandes familles d'eaux, ce qui fait qu'on a assigné à chacune telle ou telle diathèse en partage, parce qu'elles n'ont pas la même manière de reconstituer, qu'elles ne s'adressent pas aux mêmes forces, aux mêmes éléments, et parce qu'elles n'ont pas la même manière de modifier les produits morbides. Nous ne voyons que les effets tangibles, pour ainsi dire, tonicité, remontement de l'organisme ; nous ne voyons pas les voies profondes et variées par lesquelles le médicament opère. Ainsi donc, à chaque diathèse, d'une manière générale, on a assigné des sources déterminées, en tenant compte des périodes, de l'idiosyncrasie du sujet, de ce qu'il peut supporter comme stimulation, comme révulsion.

2° Les eaux combattent encore les déterminations des diathèses sur les organes. C'est là une seconde source d'indications et non la moins féconde. En effet, l'action élective d'une foule de sources minérothermales est tout aussi incontestable que leur action générale, de quelque manière qu'elle s'exerce. Le foie, le ventricule, le tube digestif et ses annexes sont principalement le siège de l'action élective. Ici la circulation abdominale est activée ; il en résulte pour tous les organes comme un regain de vitalité. C'étaient là, pour les anciens médecins, des obstructions guéries; dans d'autres circonstances, la circulation pulmonaire, la muqueuse des bronches, du larynx, du pharynx, ou bien la peau encore sur toute sa surface, ou la muqueuse des organes génito-urinaires, l'utérus, sont spécialement affectés, ou bien c'est le rein, la vessie. Dans tous ces cas, que l'expérience a consacrés, on trouvera plus de sources d'indications dues à l'état local qu'à l'état général.

Mais il arrive le plus fréquemment que ces maladies particulières sont sous la dépendance d'une cause plus élevée, d'une diathèse; faut-il prendre en considération celle-ci avant tout? Faut-il, parce qu'on aura affaire à un catarrhe chez un arthritique, adresser de préférence ce malade aux eaux où l'on traite l'arthritisme, tandis que pour un catarrhe scrofuleux on le dirigera plutôt vers les eaux du ressort desquelles se trouve être la scrofule? Faut-il au contraire faire passer l'indication fournie par la détermination locale avant l'indication fournie par la diathèse? Cela doit dépendre avant tout du caractère, de la ténacité, de l'intensité de la manifestation qui s'est effectuée sur l'organe. Pour peu que celle-ci soit assez vive, il vaudra mieux s'adresser à des eaux vraiment anticatarrhales. Ce n'est que dans le cas où elle serait légère, fugace, alternant avec d'autres manifestations, que l'indication fournie par la diathèse devrait reprendre le pas. Là où le vrai traitement de la diathèse doit se faire, c'est quand celle-ci existe à proprement parler en puissance, qu'elle en est à chercher encore l'organe sur lequel elle se fixera, parce qu'alors il s'agit d'imprimer plutôt une nouvelle direction sur toute la substance. Plus tard, l'indication tirée de l'organe, de l'élément local doit d'habitude primer toutes les autres, à moins de cas que l'étude en détail de chaque maladie devra faire connaître.

Les **Maladies chroniques**, ce domaine si vaste de la médecine thermale, sont par leur nature, par les circonstances qui entourent leur production et leur évolution, plus susceptibles que les maladies aiguës de s'améliorer par un ensemble de moyens qui sont plutôt du ressort de l'hygiène que de la thérapeutique proprement dite, ou qui s'en rapprochent. Elles commandent de plus, dans le choix du traitement qui leur est appliqué, l'usage d'agents moins perturbateurs que ceux qui s'attaquent aux affections aiguës, mais en retour d'une action plus lente et pénétrant plus profondément. C'est à tous ces titres, c'est aussi parce qu'elles provoquent des crises salutaires, que les eaux minérales tiennent le premier rang dans la curation des maladies chroniques.

Si l'on ne voit d'abord que l'organe chroniquement affecté, on est obligé d'admettre que cet organe, dans son mode pathologique comme dans ses fonctions normales, est solidairement lié à tous les autres organes du corps humain, et que ceux-ci se ressentiront à des degrés divers de l'altération dont il est le siège. Ce consensus établi entre tous, cette genèse d'actes morbides éloignés provenant du premier ont été nettement établis par Bordeu dans ses théorèmes VIII,

XIII et XXIV. Il a également établi dans quel ordre s'exerce cette dépendance. Il est, dit-il, des fonctions communes à tous les tempéraments, savoir l'action du cerveau et des nerfs, l'action du cœur, la respiration et la digestion. Ces fonctions, par leur concert mutuel, favorisent l'exercice de la vie et la conservent, et elles sont la source des changements notables que le corps éprouve. Les fonctions particulières, comme les sécrétions et les excrétions, le mouvement musculaire, le sommeil et la veille, sont subordonnées et doivent leur conservation aux trois causes générales précédentes. Pendant qu'une commotion se fait dans un corps malade, le désordre s'établit dans toutes les fonctions, avec violence quand la maladie est aiguë, lentement mais sûrement quand la maladie est chronique.

Celle-ci se distingue par plusieurs caractères, au nombre desquels il faut ranger l'absence de fièvre, sauf comme phénomène intercurrent, l'incertitude de la marche, les temps d'arrêt, au lieu de cette évolution définie et quasi fatale qui est le propre des maladies aiguës. Elle s'en distingue par moins de mobilité et de multiplicité dans les symptômes. Elle peut exister quelque temps et même longtemps avec un état qui, sans être la santé, n'est pas la maladie totale, en ce sens que l'ensemble de l'organisme n'est que médiocrement affecté et ne le devient que par les progrès du mal.

Les maladies chroniques peuvent être chroniques d'emblée ou succéder à une maladie aiguë, et, dans le second cas, ou bien c'est en vertu d'une disposition particulière, par suite de la faiblesse qui aura résulté d'une longue fièvre, ou bien à la suite d'une irritation qui aura séjourné longtemps sur un organe comme le catarrhe aigu des bronches ou un mouvement fluxionnaire provoqué sur l'intestin, qu'elles se produisent. Mais il existe encore d'autres causes que nous signalerons avec détail tout à l'heure et qui font que, tandis qu'un processus inflammatoire se résout sans difficulté chez un sujet, chez un autre il tournera à la chronicité. Ces causes sont du ressort des influences diathésiques. La marche des maladies chroniques est divisée en trois ou plus généralement en quatre périodes dont la durée est indéterminée, et peut aller de quelques jours à un grand nombre d'années. C'est ainsi que l'on voit des phthisies galopantes, des cancers du pylore qui évoluent en vingt-cinq jours, tandis que généralement la phthisie et le cancer durent une ou plusieurs années. Ici donc, rien de pareil aux limites quasi inextensibles dans lesquelles est contenue par la nature une variole ou une fièvre typhoïde, mais, par suite de la latitude laissée à l'individualisme, à la spontanéité, une inépuisable série de variétés. Elles ne sont elles-mêmes que dans leurs périodes du milieu, au début comme à la fin elles se confondent, au début par l'indécision même de leurs déterminations, à la fin par la confusion qui se met dans un organisme profondément miné et produit un résultat identique, la cachexie. Le travail morbide est plus obscur que dans les maladies aiguës; on voit moins, quand elles sont destinées à s'améliorer, les efforts de la nature vers la guérison ; que celle-ci se produise par crise ou par tout autre moyen, le mode en est souvent obscur. Pour toutes ces raisons, les maladies chroniques constituent un champ pathologique distinct, où les méthodes curatives doivent avoir, comme les effets du mal, plus de continuité, et comme elles pénètrent plus avant dans les racines mêmes de la vitalité et ne sont pas une attaque violente et passagère, mais une viciation du *modus vivendi*, des conditions mêmes d'existence de l'être, c'est là que le remède doit aller les chercher.

Elles se distinguent également en ceci : c'est que, innombrables au premier abord, à tel point que Dumas leur applique le mot de Sydenham sur les maladies épidémiques qu'on pourrait passer une vie humaine à les énumérer, elles sont unies par des liens communs et se rattachent à un petit nombre de causes générales qui président à des séries de manifestations ; ces causes sont les **diathèses.** — Comme les maladies chroniques des divers organes troublent et altèrent la vie individuelle de chacun de ces organes, de même la diathèse s'attaque à la vie générale qui réunit l'ensemble de toutes ces vies particulières et qui les domine.

De quelle nature est cette influence exercée sur la vie générale ? a-t-elle pour théâtre le liquide sanguin ? faut-il la faire résider en lui, comme l'ont voulu les doctrines humoristes ? faut-il y voir une impression spéciale des centres nerveux qui retentit sur les actes de la vie végétative, sur la nutrition, qui donne à ses produits une direction fausse, aberrante? C'est ce qu'il n'est pas loisible d'examiner en détail ici. Mais, comme cette question de diathèses domine toute la pathologie des maladies chroniques, comme les indications des eaux minérales en découlent d'une manière saisissante, il importe néanmoins d'en donner une idée. — L'exemple de la syphilis, cette diathèse que nous prenons à sa naissance pour la suivre à travers ses diverses périodes, nous montre bien cette filiation de phénomènes séparés parfois par de longs intervalles de temps, ces lésions de divers tissus que l'on pourrait de prime abord regarder comme tout à fait indépendantes si l'on ne tenait le fil conducteur. Et si maintenant on veut chercher ce lien ailleurs et dans des cas où de prime abord il n'apparaît pas aussi distinctement, que l'on prenne une série d'éruptions chez un enfant, apparaissant et disparaissant à des époques irrégulières, sans raison d'être apparentes tout d'abord, que l'on voie à ces éruptions succéder plus tard des déterminations du côté des organes internes, que l'on assiste à ce fait journalier du balancement mis en lumière par Bazin, fait en vertu duquel une éruption cutanée fait place à un catarrhe des voies bronchiques, à un état dyspeptique, ne perçoit-on pas la notion d'une cause également unique qui rattache tous ces accidents? Mais cette cause, de quelle nature est-elle? faut-il voir là, comme les localisateurs, une simple succession par coïncidence, en vertu d'une disposition particulière de l'individu?

Alors, rien de distinct dans l'origine, rien de spécial dans les manifestations diathésiques. Faut-il au contraire admettre que c'est en vertu d'une prédisposition qu'à un moment donné éclatent les manifestations les plus diverses et les plus éloignées? faut-il enfin voir dans la diathèse un état morbide distinct indépendant, présidant à des évolutions pathologiques qui peuvent se perpétuer à travers une vie entière et même suivre plusieurs générations? Chacune de ces opinions a trouvé ses partisans; chacune a été le reflet de doctrines médicales différentes, et ce n'est pas ici le lieu d'en faire l'examen. Mais il est indispensable, pour acquérir une notion des maladies chroniques, de se faire une conception nette des diathèses, de leur manière d'être, de leur délimitation et de leur importance.

Pour Chomel, c'est « une disposition en vertu de laquelle plusieurs organes sont affectés simultanément ou successivement d'affections identiques dans leur nature, même quand elles sont de formes diverses. »

Bazin a une façon toute à lui de concevoir les diathèses. Pour lui, elles sont caractérisées par un produit morbide unique. Il range sous le nom de maladies constitutionnelles la scrofule, l'arthritis, l'herpètis et la syphilis, que l'on avait jusqu'à lui considérées comme les vraies diathèses ou diathèses d'ensemble. Cette innovation, malgré la très grande autorité de Bazin, n'a pas été adoptée.

Voici la définition de Baumès : « Besoin anormal de la vie végétative, héréditaire ou acquis, devant nécessairement, fatalement, se produire au dehors par des manifestations morbides qui paraissent, puis disparaissent en un point, pour reparaître là ou ailleurs à des époques séparées par des intervalles plus ou moins longs qui affectent partout une forme identique ou revêtent des formes diverses, mais toujours dérivant du même principe et étant par conséquent de la même nature. »

Cette définition, bien qu'un peu longue, exprime d'abord l'idée d'une existence indépendante de la diathèse, idée qui est aussi celle de Bazin. Elle la sépare en même temps de la prédisposition et du tempérament, deux états purement physiologiques, et la range nettement dans la classe des maladies. Bazin n'a pas fait autre chose pour ses maladies constitutionnelles. Ce besoin de la vie végétative, que Baumès met en avant, n'est autre chose que le phénomène critique, le mouvement de décharge fluxionnaire qu'il a pris à Bordeu et aux anciens médecins. M. Maurice Raynaud, après avoir fait ressortir, dans le *Dictionnaire de médecine et de chirurgie pratiques*, l'incertitude qui règne sur cette question, qui touche aux points les plus délicats de la philosophie médicale, qualifie la diathèse « une impression affective de l'être vivant dont le mode de vivre nous est inconnu ».

En définitive, si ces incertitudes sont très réelles, il est toutefois évident que la diathèse a une place à part, qu'elle n'est pas une tendance vague à des maladies diverses, tendance qui serait de même nature que celle qu'on observerait chez les sujets doués de tel ou tel tempérament et dont les affections prennent d'après ce tempérament une direction et un cachet particuliers. Sans parler des anciens, ceux qui parmi les modernes ont le mieux traité ce sujet un peu délaissé de la genèse des maladies chroniques, Baumès, Bazin et M. Pidoux, sont unanimes sur ce point. La diathèse préexiste à ses manifestations. Elle peut se déterminer à des périodes différentes; mais sa présence dans l'organisme ne date pas du jour où elle s'est clairement déclarée au dehors. La simple transmission héréditaire suffit à le prouver.

L'argument d'après lequel on ne pourrait pas admettre un état morbide qui ne se serait pas décelé ne suffit pas à détruire cette idée. Outre les incubations de toutes sortes, fréquentes dans les maladies aiguës, la manifestation apparente ne constitue pas toute la diathèse. De plus cette direction vicieuse des forces nutritives que l'on ne cesse de mentionner peut longtemps travailler d'une façon sourde avant d'éclater au dehors.

La diathèse imprime aux produits, aux lésions qui en sont le résultat, sinon toujours, comme le veut Bazin, du moins dans un grand nombre de cas, un caractère tout spécial.

Les manifestations se succèdent sans ordre régulier, mais de manière qu'elles ne reviennent jamais sur leurs pas. Il y a souvent entre elles une alternance remarquable, et rien n'est plus commun que de voir par exemple une affection cutanée disparaître très-rapidement et faire place à une affection interne.

Les diathèses sont héréditaires, innées ou acquises. Héréditaires, la transmission se fait des parents aux enfants, non d'une manière identique, mais de telle sorte que quelques-uns des traits de la diathèse de famille se retrouvent dans les descendants; parfois la forme est changée, le théâtre des manifestations n'est plus le même. Un goutteux a des fils asthmatiques, ou bien on ne retrouvera chez l'un d'entre eux que des migraines fréquentes reliées au même élément diathésique. Plus tard, la goutte reparaîtra chez le petit-fils. Les croisements, les circonstances individuelles, de milieu ou autres, multiplient à l'infini ces variétés. On voit aussi, par suite des alliances, deux diathèses marcher côte à côte, et ce mélange produit des états mixtes. C'est ainsi que, d'après Baumès, un père goutteux et une mère scrofuleuse engendrèrent cinq enfants, le premier avec goutte et gravelle, le second atteint de coxalgie, le troisième de phthisie, le quatrième de dartres squammeuses, le cinquième enfin de diathèse sécrétoire. La diathèse innée vient par suite des vices d'un des deux procréateurs, de l'état dans lequel il se trouve au moment de la procréation, des mauvaises conditions de la vie intra-utérine. Plus tard, les circonstances de la vie extérieure peuvent amener chez l'individu l'éclosion de diathèses dont il ne tenait en rien le germe de ses ascendants. Citons tout d'abord : la syphilis, diathèse acquise par excellence; la scrofule, qui naît souvent par suite de nourriture défectueuse, d'habitation insalubre, de privation d'air, de lumière, ainsi que l'a démontré Baudelocque. On peut ainsi fixer parfois par qui elle a commencé dans une famille, pour à partir de ce moment se perpétuer par voie d'hérédité.

La marche générale des diathèses nous offre à considérer leurs prodromes, leurs périodes d'état, leurs terminaisons soit par la mort, soit par le retour à la santé. Bazin a établi pour ses quatre grandes maladies constitutionnelles, qui sont des diathèses d'ensemble, une loi d'évolution d'après laquelle les tissus sont affectés de la superficie vers la profondeur : l'enveloppe cutanée, les muqueuses, les tissus sous-cutané, cellulaire, musculaire, le tissu osseux et les viscères. Les diathèses peuvent guérir. Le fait de réinoculation de la syphilis le démontre surabondamment. Elles peuvent rester stationnaires, s'épuiser sur des tissus et des organes où leurs manifestations n'offrent qu'un danger secondaire. C'est ainsi que des accidents légers qui leur sont dus semblent par leur persistance satisfaire au besoin qu'elles ont de se manifester et empêcher tout autre accident. C'est bien cette signification que leur a donnée le vulgaire quand il a baptisé ces manifestations du nom de brevets de santé. Les diathèses peuvent enfin, changeant le cours de leur évolution, se porter tout d'un coup sur un organe où elles sont un danger sérieux pour la vie. Tout le monde connaît les terribles conséquences de la goutte remontée. Elles peuvent, en accentuant de plus en plus leur gravité, conduire graduellement l'organisme à la cachexie, c'est-à-dire au point où toutes les parties, étant pour ainsi dire imprégnées de l'élément diathésique, ne donnent plus de prise aux ressources thérapeutiques, où les moyens qui plus tôt auraient pu produire un effet salutaire ne font au contraire qu'accélérer les progrès du mal.

Il faut considérer la diathèse non-seulement dans l'individu, mais dans la race. M. Pidoux a surtout insisté sur ce fait. Il a montré combien il était souvent plus facile de corriger une direction organique vicieuse en prenant les choses dès leur origine. Il a fait voir comment deux ou plusieurs diathèses s'unissaient sur un même terrain, comment elles y vivaient simultanément, mais non sans s'influencer mutuellement. Il a enfin introduit dans leur pathogénie la notion des diathèses initiales et des diathèses ultimes, sur laquelle nous reviendrons tout à l'heure.

Malgré leurs enchevêtrements innombrables, les confusions auxquelles elles peuvent donner naissance, le caractère indécis, incomplet, mitigé de leurs manifestations, le type des diathèses est permanent, c'est-à-dire que les combinaisons qu'on leur a quelquefois prêtées, telles que cet état mixte de syphilis et de scrofule qu'on a pittoresquement dénommé le scrofulate de vérole n'existent pas en réalité. Sans cela, depuis le temps qu'elles existent, elles auraient pu largement s'entremêler au point de devenir méconnaissables : or il n'en est rien. Chacune a conservé son domaine. Elles sont souvent antagonistes, c'est-à-dire que chez un même sujet la gravité de l'une est atténuée par l'action opposée d'une autre diathèse coexistante. A propos de la phthisie, on connaît les effets de l'arthritisme sur la marche de cette maladie.

Le traitement des diathèses découle de l'idée que l'on se fait de leurs caractères, de la façon dont elles impressionnent l'être vivant. C'est ce qui donne une utilité à l'exposé qui précède. Ce mode vicieux dans les actes les plus intimes de la nutrition, cette déviation dans les fonctions fondamentales, déviation dont nous ne connaissons pas l'essence, mais que tout nous démontre, demandent à être changés de fond en comble. Pour cela, la constitution doit être refaite. Les conditions de milieu, d'activité interstitielle et sécrétoire doivent être modifiées. Il faut rendre à la vie physiologique normale des sujets qui vivent d'une vie pathologique, d'une vie contaminée. Ce n'est pas un médicament, quelque énergique qu'il soit, qui suffira à remplir cette mission. Cette vie nouvelle, on pourra l'obtenir par des modifications d'un autre ordre : en éloignant le malade d'un climat froid pour le transplanter sous un ciel plus chaud, en lui donnant l'air, la lumière, le soleil qui lui manque, en le faisant vivre au milieu d'émanations balsamiques naturelles, dans les hautes vallées des montagnes, sur les plages chargées des produits de l'air marin, en faisant appel à toutes les ressources hygiéniques et médicales de l'hydrothérapie et surtout des eaux minérales.

On a successivement énuméré un très grand nombre de diathèses; on les a divisées en diathèses d'ensemble, diathèses de tissu, diathèses d'organe (Baumès); en maladies constitutionnelles, en diathèses caractérisées par un seul produit morbide et divisées en inflammatoires, homœomorphes et hétéromorphes (Bazin); en diathèses initiales, intermédiaires, ultimes (Pidoux). Baumès en compte vingt-deux. Bazin, qui, nous l'avons déjà vu, donne une toute autre signification à ce terme, en compte seize; mais il n'admet que quatre maladies constitutionnelles.

Toutes ces diathèses sont loin d'avoir pratiquement la même importance. Celles qui méritent par excellence ce nom, les diathèses d'ensemble de Baumès, les maladies constitutionnelles de Bazin, celles qu'on reconnaît comme la source d'un grand nombre d'états morbides, auxquelles on a pu rattacher d'autres diathèses jusqu'ici reconnues indépendantes, sont la scrofule, la syphilis, l'herpétis et l'arthritis.

Beaucoup d'autres affections ont été également comprises sous cette dénomination; mais elles manquent de ces caractères de multiplicité dans les manifestations, de persistance dans l'organisme, qui font des premières la vraie source de la plupart des maladies chroniques. Certes, des maladies telles que le diabète, l'albuminurie, ce que l'on a appelé la diathèse purulente, la diathèse séreuse, ont également leur cachet de généralité; mais, si l'on met en regard l'importance pratique des vraies diathèses d'ensemble, d'une foule d'autres affections également qualifiées diathésiques, on voit au premier coup d'œil l'immense distance qui les sépare. D'ailleurs il est reconnu que l'on ne doit dans cette énumération donner une existence indépendante qu'à celles que l'on ne peut pas rattacher à d'autres par quelques points communs, ou mieux qu'on doit le plus possible restreindre les divisions. Or, à ce point de vue, le cadre s'est bien rétréci depuis quelques années, et il peut se rétrécir encore. La scrofule, la syphilis, l'herpétisme, l'arthritisme sont des causes quasi primordiales dans la genèse des maladies chroniques. On les retrouve à l'origine de la plupart. Les diathèses ultimes, phthisie, cancer, sont le résultat d'une dégénération plus profonde ; elles sont le dernier terme de l'impuissance de l'organisme à produire des éléments sains qu'elles remplacent, la phthisie surtout, par des éléments mort-nés, incapables de remplir le but qui leur est assigné. Dans le cancer même, qui n'a rien à faire avec les eaux minérales, cette dégénérescence est moins avancée ; elle a moins un caractère de passivité. La phthisie est une résultante : de même qu'on la voit naître à la suite des privations, de la misère, de même, suivant une belle expression, elle succède à la misère physiologique, et cette misère physiologique prend pied sans effort sur une constitution que déjà les diathèses ont entamées, sur un sujet que des ascendants eux-mêmes en proie aux diathèses ont préparé à une plus profonde atteinte. Nous admettons donc, pour en faire une étude successive au point de vue de la médecine thermale, les quatre grandes diathèses d'ensemble. On verra d'ailleurs par la suite que c'est à elles qu'on s'est rapporté pour formuler les grandes indications diathésiques au sujet des diverses classes d'eaux minérales :

La scrofule,

L'arthritisme,

L'herpétisme,

La syphilis,

La phthisie, diathèse ultime, maladie cachectique à côté de laquelle nous placerons d'autres maladies cachectiques, produites par des troubles généraux de la nutrition :

Le diabète,

L'albuminurie,

L'obésité,

La leucocythémie,

Le scorbut, etc.

Les maladies des systèmes :

Dermatoses,

Névropathies et paralysies,

Anémie et chlorose,

Atrophie musculaire,

Enfin nous aurons occasion, en passant en revue les expressions si variées de la chronicité sur les appareils et les organes, de signaler à tous les pas l'influence diathésique. Nous aurons ainsi à examiner successivement :

Les maladies des organes respiratoires ;

Les maladies du tube digestif et de ses annexes ;

Les maladies des voies génito-urinaires ;

Les maladies des organes des sens ;

Les maladies chirurgicales.

Nous terminerons par un résumé général des contre-indications qu'il est du devoir de tout médecin, même étranger à la pratique thermale, de connaître, pour ne pas s'exposer à de graves méprises.

CHAPITRE VII

DES DIATHÈSES

DE LA SCROFULE

La scrofule débute dès l'enfance et généralement suit toute la vie de l'individu en traversant des phases nombreuses. Aussi son traitement est-il différent suivant la période que l'on envisage et le degré de la maladie. Les moyens hygiéniques généraux y tiennent une grande place, et c'est par eux que l'on débute, à moins que l'invasion de la diathèse ne se soit faite avec une violence inaccoutumée. Au début, ce sont des éruptions fugaces, que le public désigne sous le nom de gourmes, nom rappelé par Bazin. Ces éruptions sont fréquentes à la tête; elles se montrent aussi sur différentes parties du corps; plus tard, toujours d'après une marche identique qui fait que la maladie va des tissus les plus extérieurs à ceux qui sont situés dans la profondeur, se prennent la trame cellulaire, les ganglions, le périoste et l'os, enfin les viscères. Ce sont là quatre périodes séparées, dans lesquelles se montrent successivement les scrofulides cutanées et muqueuses, superficielles et profondes, les scrofules des ganglions, des os et des articulations, les produits pathologiques qui se rattachent à cette diathèse dans les reins, le foie, le poumon.

La constitution scrofuleuse n'a pas toujours, comme on le croit assez souvent, les attributs du tempérament lymphatique. Celui-ci n'y prédispose pas d'une manière absolue, et il y a souvent entre les deux une démarcation formelle. Les lymphatiques sont d'habitude d'un blond plus ou moins pâle, souvent à teint rosé ou s'injectant avec une grande facilité, à chairs molles et flasques. Or il y a toute une classe de scrofuleux qui sont au contraire bruns, à chairs sèches, l'antipode en un mot des précédents. On a calculé que le lymphatisme ne fournissait que 32 pour 100 des sujets qui étaient atteints de scrofule. C'est ici le lieu de rappeler la différence qui existe entre le tempérament et la diathèse, qui ne se confondent jamais. Le premier peut tout au plus donner plus de facilité à l'implantation de la seconde.

Les notions de spasme et d'asthénie, qui expriment toute une manière d'être de l'individu sous l'influence des maladies, tantôt à réactions vives, exagérées, tantôt au contraire à réactions lentes, presque imperceptibles, ont été invoquées pour créer des indications opposées dans la thérapeutique de la scrofule. On a distingué une forme éréthique et une forme torpide. Dans les cas où ces deux formes apparaissent bien nettement dessinées, comme nous le verrons pour la phthisie par exemple, elles servent à modifier aussi bien le pronostic que le traitement. Nulle part mieux qu'aux eaux minérales on ne peut se rendre compte de l'utilité d'une pareille distinction. Les médications sont autrement tolérées, funestes dans un cas, favorables dans l'autre. Ici, elles se poursuivent sans interruption à doses de plus en plus élevées, sans accident, sans excitation trop puissante; là, une stimulation excessive dès les premiers jours oblige à des temps d'arrêt, à des reprises souvent très courtes, parfois à une interdiction formelle. Il n'en est pas de même pour la scrofule. Elle est généralement torpide par sa nature même. La forme éréthique n'existe que bien exceptionnellement et s'accommoderait mal des puissants moyens révulsifs que l'on emploie contre cette diathèse dans les stations thermales.

La scrofule est héréditaire ou acquise. Lugol, sans nier d'une façon formelle la valeur des causes occasionnelles, a proclamé l'immense rôle que joue pardessus tout l'hérédité dans sa production.

Il insiste également sur la gravité qu'elle présente et lui assigne deux caractères essentiels : celui d'être générale dans une famille et d'occasionner la mort d'une grande partie des enfants qui en sont atteints.

A côté de l'hérédité, Lugol place l'innéité et voit également la diathèse avoir pour origine tous les états dans lesquels la faculté de reproduction est affaiblie. Il considère cette diathèse surtout au point de vue social, combat les unions restreintes et va, dans l'exagération de son zèle, jusqu'à appeler sur ces questions l'attention de l'Etat. Mais l'énergie même avec laquelle il a montré les conséquences fatales du vice scrofuleux prouve que toute la vie médicale du sujet en est imprégnée et qu'on ne doit cesser de le combattre depuis le jour où il a fait son apparition. Les causes occasionnelles, quoique cédant le pas à l'hérédité, ne sont pas aussi secondaires que Lugol a bien voulu le dire. Peu de maladies ont plus souvent pour point de départ la misère, l'existence dans un espace restreint, la privation d'un air, d'une lumière suffisants. Suivant leurs tendances, les auteurs ont attribué à telle ou telle cause une influence prépondérante; mais c'est la réunion de toutes qu'il faut surtout envisager.

On jugera sans peine qu'un enfant est scrofuleux d'après les circonstances commémoratives d'hérédité, de naissance, d'après l'habitus extérieur, même avant toute détermination. Souvent aussi, les premiers accidents ne se font pas attendre, et la bouffissure des chairs, l'épaississement du tissu cellulaire dans certains points, épaississement qui donne au facies un cachet spécial, la présence de ganglions engorgés du cou montreront clairement à quoi l'on a affaire. C'est dès lors, et sans perdre de temps, que l'on doit instituer un traitement prophylactique. Dès cette période, une bonne hygiène substituée à une mauvaise, l'air de la campagne ou des bords de la mer remplaçant l'air vicié de la ville, tout cela, joint à un traitement pharmaceutique et s'il se peut hydrominéral, est capable de refondre littéralement une constitution. C'est à cet ordre de résultats que l'on doit rapporter ce que dit Gillette des enfants envoyés à Forges-sur-Briis (Seine-et-Oise); ces enfants appartenaient tous à la classe populaire et par conséquent étaient pour la plupart fort mal soignés. Sur 89, 45 ont été guéris, et la moyenne du séjour a été de 349 journées. Ce sont en effet des succès remarquables, l'eau de Forges étant d'une minéralisation tout à fait indifférente et pouvant être rangée sous le même chef que les pratiques hydrothérapiques simples. Mais, en somme, le temps qu'il a fallu pour obtenir ce résultat et cette restriction que le traitement de Forges était interdit à ceux dont la poitrine était suspecte et à ceux qui avaient des lésions à la fois étendues et profondes prouvent bien que l'on agissait ici sur la complexion scrofuleuse en général et sur les premières lésions sur lesquelles elle mettait sa signature avec des moyens empruntés à l'hygiène.

Quand on veut agir plus rapidement, plus sûrement et contre des lésions plus avancées, il faut procéder par des moyens pharmaceutiques ou hydrominéraux. Les médicaments les plus répandus sont l'huile de foie de morue et l'iode sous diverses formes ; on ne leur reconnaît en thérapeutique ordinaire aucune vertu spécifique ; ils ont seulement la propriété de corriger la direction vicieuse de la nutrition soit par des effets réparateurs, soit par des effets activants. En thérapeutique hydrominérale, tout le monde accorde, avec M. Durand-Fardel, une véritable spécialisation d'action aux eaux chlorurées sodiques dans la plus grande partie des affections se rattachant à la scrofule ; mais tout le monde ne s'entend pas sur le caractère et la valeur de cette spécialisation. Le mot spécialisation, qui a été introduit par un des maîtres de la science hydrologique moderne, a certainement été choisi avec soin par lui et pour éviter toute confusion avec le mot spécificité. Cependant il est arrivé, et il arrive tous les jours que, dans la pratique, on rapproche peut-être beaucoup trop les deux mots et les deux choses. Bien des monographies, invoquant soit l'arsenic, soit le chlorure de sodium, le brome, l'iode ou tout autre, semblent voir en chacun de ces principes le médicament particulièrement applicable à telle ou telle diathèse et cela sans restriction. En médecine thermale, qui dit eaux arsenicales dit herpétisme (Bazin); eaux sulfurées : herpétisme (Durand-Fardel). Qui dit eaux chlorurées sodiques évoque immédiatement l'idée de scrofule, et il semble que toutes les manifestations de l'arthritisme soient invariablement justiciables des eaux alcalines. C'est interpréter avec peut-être un peu d'excès la pensée des maîtres et, avec une modification dans les termes, faire revivre en hydrologie la notion de la spécificité du médicament, aujourd'hui à peu près abandonnée dans la pratique usuelle. Il ne faut pas oublier qu'il n'existe pas de médicaments contre la diathèse, que rien ne peut agir sur cette dernière pour en opérer la destruction. Une classe d'eaux spéciales contre telle ou telle diathèse n'est donc que spécialement remarquable dans son efficacité contre un plus ou moins grand nombre de ses manifestations, et peut-être contre le vice intime dans la nutrition, produit lui-même de la diathèse, qui est à la base de tous les phénomènes. On doit donc admettre en bonne logique que cette spécialisation n'est pas sans comporter de nombreuses exceptions, que la diathèse n'a pas de remède qui lui soit immédiatement applicable, mais simplement qu'il existe des remèdes mieux appropriés à la complexion qu'elles créent et à la plupart des déterminations qu'elles amènent, mais non à la totalité d'entre elles. Assigner même la spécialisation de certaines eaux n'est pas chose facile toujours, comme on le voit pour les sulfurées et les arsenicales, auxquelles on a donné le même domaine, et souvent l'action élective sur les organes, les considérations tirées du sujet lui-même, de l'examen du malade, viendront modifier cette délimitation inflexible qui donne aux eaux leurs diathèses correspondantes.

Les chlorurées sodiques s'emploient à toutes les périodes de la scrofule; mais on ne doit en user qu'avec ménagement, surtout des chlorurées sodiques fortes, quand des accidents inflammatoires ou sub-inflammatoires existent dans un organe. Les stations d'Allemagne, Nauhein, Kreusnach, parmi les plus célèbres, avaient depuis longtemps pris le devant sur les stations françaises dans le traitement de cette maladie. Aujourd'hui, Salins, Salies-de-Béarn, Uriage, Bourbonne, Bourbon-l'Archambault, etc., sont surtout utilisées.

Les eaux sulfureuses ont été aussi préconisées. On leur attribue une action moins profonde, moins antidiathésique, dans le sens relatif que l'on peut donner à ce mot. Au début, elles agissent comme reconstituants généraux dans cette période où la détermination locale de la maladie ne s'est pas complètement faite. Plus tard, c'est surtout dans certaines formes bien déterminées qu'on les emploie, lorsque la peau et certaines muqueuses sont prises. Il y a là un rapport entre le siège de la maladie et l'action élective du traitement sulfureux. Enfin le traitement marin, qui rentre dans la médication chlorurée sodique, est surtout utile pour les enfants scrofuleux. Il réunit en effet à toutes les conditions d'une bonne hygiène les avantages de l'hydrothérapie, l'inhalation de l'air marin chargé de principes minéraux. On peut donner l'eau de mer en boisson; on peut également faire usage de bains chauds. Les plages du Nord et de l'Est ont un effet plus tonique sous ce rapport. Un établissement à Berck-sur-Mer (Pas-de-Calais) reçoit un grand nombre de petits scrofuleux, venus des hôpitaux de Paris, et l'on retire de cette installation de très grands avantages.

Les manifestations de la scrofule sur les organes doivent surtout être étudiées sur la peau, les muqueuses, les ganglions, les os, les articulations et les viscères.

Les scrofulides de la peau sont superficielles ou profondes. Les scrofulides superficielles appartiennent à la première période : ce sont l'eczéma, l'impétigo, diverses formes d'acnés, parmi lesquelles l'acné sébacée, varioliforme, pustuleuse. Certaines de ces formes sont facilement guérissables, d'autres au contraire plus tenaces. L'eczéma, l'impétigo, très heureusement modifiés aux eaux chlorurées sodiques, se trouvent également bien des eaux sulfureuses, pourvu dans les deux cas qu'il n'y ait pas d'état aigu, parce que, ces sources étant la plupart fort énergiques, il pourrait survenir une recrudescence. Parmi les sulfurées, on cite surtout Moligt (dégénérée et peu excitante), dans les Pyrénées-Orientales, Barèges, Luchon, Cauterets, beaucoup plus actives. Uriage tient une place mixte, en ce sens qu'elle est à la fois chlorurée et sulfureuse; aussi ses appropriations sont-elles plus nombreuses. D'après Gerdy, le traitement thermal n'est pas contre-indiqué par l'état inflammatoire, à condition que celui-ci ne soit pas très vif. Le même auteur cite la guérison d'un cas d'acné sébacée généralisée, chez un enfant de six ans, auquel cette affection des follicules pileux donnait un aspect noir des pieds à la tête. Parmi les eaux qui conviennent encore dans ces cas, il faut mentionner Saint-Gervais, sulfurée calcique, qui est très utile dans la deuxième et la troisième période de l'eczéma. Suivant le degré de sécheresse ou d'humidité de la lésion, on donne l'eau à doses purgatives ou à doses altérantes et en bains dans les deux cas. Loèche, dans le Valais, avec ses bains de piscine prolongés, son eau, qui devient sulfureuse par dégénération, offre les mêmes indications. Le traitement des scrofulides malignes, ulcéreuses, présente de plus grandes difficultés. Le lupus guérit rarement par l'emploi des moyens hydrominéraux.

En résumé, les scrofulides cutanées seront plus sûrement modifiées par une médication dont l'action s'exerce sur la peau spécialement, et à ce titre on doit surtout rechercher celles qui ont un renom établi de longue date, comme les précédentes. Elles appartiennent aux diverses classes des sulfurées, fortes ou faibles, stables ou dégénérées, et aux chlorurées mixtes, telles qu'Uriage, le type du genre, et aussi Gréoulx, dans les Basses-Alpes.

La scrofule des muqueuses, conjonctivites chroniques, coryzas, otites, otorrhées, gonflement des amygdales, angine scrofuleuse, comporte la plupart du temps, en même temps que l'usage des modificateurs généraux, un traitement local. C'est à elle que s'adressent une foule de moyens, injections, douches amygdaliennes, nasales, auriculaires, usitées dans un grand nombre de stations, parmi lesquelles nous citerons Bourbon-l'Archambault, Uriage, les sulfureuses des Pyrénées, Saint-Christau, etc., etc. Il sera plus naturel de revenir sur ces pratiques locales à propos des organes des sens.

La scrofule ganglionnaire est due tantôt à un gonflement du ganglion par simple irritation de voisinage, tantôt, dans une période plus avancée, à une dégénérescence caséeuse de la substance même du ganglion.

Enfin il peut survenir des abcès, des trajets fistuleux, des décollements étendus, laissant plus tard ces cicatrices indélébiles qui font toujours reconnaître les gens qui ont eu des écrouelles. A tous ces degrés, la diathèse scrofuleuse est justiciable avant tout des eaux chlorurées sodiques, non qu'on ne puisse obtenir des améliorations très sérieuses par d'autres eaux, mais parce que les résultats que l'on obtient ici priment de beaucoup tous ceux que l'on observe ailleurs. Il y a en même temps, du moins dans bien des cas, une atonie marquée de la constitution, une bouffissure générale, une flaccidité des chairs, qui cèdent merveilleusement aux bains et à la boisson des eaux salines. C'est à Salies-de-Béarn, à Salins (Jura), à Salins-Moûtiers, à Balaruc, à Uriage encore qu'il faut envoyer les malades de cette sorte. On peut aussi faire usage des eaux de Bourbonne, Bourbon-l'Archambault, Sierck et Niederbronn (Alsace-Lorraine). Il n'y a pas de doute que, même le ganglion étant arrivé à un point avancé d'altération, la matière caséeuse ne se résorbe sans suppuration, par conséquent sans cette cicatrice qu'il est si important d'éviter. L'application externe de l'eau minérale joue le plus grand rôle dans ces effets de la médication chlorurée sodique. Le brome, l'iode qu'elles contiennent aident à cette action. Quand, en sus du brome et de l'iode, elles contiennent aussi de l'arsenic, comme La Bourboule, M. Peironnet leur accorde une efficacité plus grande. Il cite à l'appui six observations avec guérison, plus le relevé des maladies scrofuleuses traitées dans cette station pendant quatre années successives. La quantité de principes salins contenus dans ces eaux n'indique pas toujours exactement leur énergie thérapeutique, à cause des conditions accessoires dont il faut tenir compte. Dans bien des cas, on est obligé de mitiger, et quand l'eau est prise en boisson, c'est surtout alors qu'elle est fortement chargée de principes qu'on doit la couper, pour la faire accepter par l'estomac. Les eaux à la fois thermales et de minéralisation moyenne sont celles qui sont le mieux administrées à l'intérieur et le mieux supportées. Si les ganglions ont suppuré, s'il y a des décollements considérables qui impliquent, avec les progrès du mal, un affaiblissement plus radical de la constitution, on doit donner la préférence aux chlorurées fortes. Par leur emploi, en même temps que la vitalité se relève, que la richesse du liquide sanguin et la plasticité des tissus augmentent, la surface des plaies prend vite aussi une tout autre tournure. De pâles, anémiées, sans tendance à la cicatrisation, on les voit devenir bourgeonnantes, d'un aspect meilleur, se débarrasser de leur sanie; les parties décollées s'agglutinent, et la suppuration tarit.

Il n'est pas rare que d'autres eaux que les chlorurées sodiques amènent aussi la résolution des engorgements. L'emploi de moyens qui sont du ressort de l'hygiène pure arrive au même résultat, mais avec une moindre sûreté d'action et non plus quand l'organisme en est venu à une détérioration profonde. Dans quelques eaux de minéralisation indifférente, mais de température élevée, on peut observer des effets analogues aux précédents, quoique bien plus inconstants il est vrai, et ne s'adressant qu'aux lésions initiales et non invétérées. Il n'en est pas ainsi de quelques eaux sulfureuses, de Barèges entre autres. « Il y a des callosités, dit Bordeu, dont nos eaux procurent la résolution; mais un grand nombre résistent à leur action. J'ai fort souvent guéri avec les eaux de Barèges employées de diverses manières des engorgements lymphatiques dans les glandes du cou, les parotides, les glandes des aisselles et celles des mamelles. »

La scrofule osseuse comprend toutes les lésions que la diathèse scrofuleuse peut amener sur les os, le périoste et les articulations.

Tous les os peuvent être atteints d'ostéite scrofuleuse, mais dans des proportions très-diverses. La marche de la maladie au point de vue clinique comprend deux périodes : une première, de gonflement ou d'inflammation proprement dite; une seconde, de ramollissement osseux et de suppuration. Nous examinerons le rôle des eaux minérales dans ces deux périodes. Dans la première, elles n'ont que peu d'efficacité pour arrêter les progrès du mal, pour s'opposer au développement du travail inflammatoire. On doit au contraire redouter à ce moment les eaux les plus actives : c'est lorsque les symptômes inflammatoires sont tombés, que la lésion osseuse est déjà achevée, que le séquestre joue le rôle de corps étranger, c'est alors en réalité qu'un traitement thermal bien dirigé intervient activement. Les observations les plus anciennes constatent déjà un grand nombre de faits de ce genre dans lesquels une plaie s'est ouverte, un trajet fistuleux fermé s'est reproduit et a donné passage à un fragment osseux. En même temps, les abords de la partie malade changent de nature, reprennent une vitalité bien évidente, de blafards qu'ils étaient deviennent roses ou d'un rouge assez vif; le travail d'élimination et de réparation se poursuit. Ce sont surtout les os longs des membres, les os courts des pieds et des mains qui sont ainsi améliorés. La scrofule des os du tronc (ostéite du bassin, des côtes) a, par sa situation même, un caractère plus dangereux; cependant on cite un certain nombre de bons résultats. Quant à la scrofule des articulations, tumeurs blanches en général, coxalgie, maux de Pott, elle bénéficiera soit des chlorurées sodiques, ou des chlorurées sulfureuses, comme Uriage, ou des sulfureuses fortes, comme Barèges. Ici de même, l'action des eaux consiste à favoriser l'expulsion de la partie morte, étrangère à l'organisme; mais, à cause de la délicatesse des organes intéressés, il faut encore avec plus de soin éviter d'entreprendre tout traitement un peu complet avant la cessation absolue de l'état aigu.

M. Gerdy regarde les eaux d'Uriage comme pouvant être conseillées avec l'espérance d'un bon résultat dans les affections articulaires scrofuleuses, même alors que l'acuité n'a pas complètement disparu. Il cite en particulier les tumeurs blanches.

La scrofule viscérale n'est du ressort des eaux minérales que par certaines de ses déterminations pulmonaires, telles que la phthisie et le catarrhe, ou bien encore, mais dans des limites très-restreintes, en ce qui touche à l'albuminurie. Du reste, quand les viscères sont aussi profondément envahis, la cachexie scrofuleuse est déjà entrée en scène, et comme toutes les autres cachexies, sauf quelques moyens palliatifs, quelques reconstituants, elle échappe à peu près totalement à nos moyens d'action.

DE L'ARTHRITISME.

La diathèse arthritique, telle qu'elle est envisagée par Bazin et M. Pidoux, comprend la goutte, le rhumatisme et un certain nombre d'affections intermédiaires qui servent de trait d'union entre elles. Ce n'est pas que tout le monde accepte facilement cette dénomination, et que bien des auteurs, tels que MM. Durand-Fardel, Charcot, ne rejettent l'identité qu'on a voulu établir entre les affections goutteuses et rhumatismales. Sans vouloir trancher cette grave question, nous devons admettre que le cadre de l'arthritisme, encore peu délimité par certains côtés, est par d'autres nettement tracé, et que ce terme sert de lien commun entre une foule de manifestations morbides que rapprochent certaines analogies. L'appréciation d'un certain mode général d'être de l'individu, qu'on désigne sous le nom de type arthritique, est assez entrée dans le langage médical usuel pour mériter sa place ici. Voici quels sont les principaux traits de ce type : Il avait déjà été esquissé dans le tableau des rhumatisants que M. Vidal, d'Aix, avait tracé, tableau reproduit par M. Durand-Fardel et où nous voyons déjà l'arthritique à sa période de débilité, c'est-à-dire en proie aux divers accidents du rhumatisme chronique (arthritis debiliorum) : « Le rhumatisant a le teint pâle, le regard peu animé; il craint le froid; sa peau est flasque et souvent couverte d'une sueur visqueuse, froide et d'odeur fade : il est sujet à des étourdissements, des vertiges, des palpitations, de l'oppression, etc. » Avant cet état, il en existe un autre, qui est celui de l'arthritisme dans sa pleine efflorescence (arthritis fortiorum). Les arthritiques alors sont sujets à des congestions variées, à des rougeurs subites de la face, paraissant et disparaissant avec la même facilité, à des lourdeurs de tête, à des migraines. Par suite de la mobilité du courant circulatoire, on voit alternativement les extrémités devenir très-chaudes ou au contraire se refroidir très-sensiblement. Il y a assez souvent des sensations nerveuses, vagues, passagères, des spasmes au niveau de la région du cœur. Plus tard, et même d'assez bonne heure, des congestions veineuses s'accentuent, hémorrhoïdes fluentes, varices, varicosités. La transition se fait entre la prédominance rhumatismale, qui est artérielle, et la prédominance goutteuse, qui est veineuse. Nous signalerons enfin en passant la calvitie précoce et la finesse de la peau, sur lesquelles on a assez souvent insisté

L'arthristisme ainsi établi constitue un ensemble parallèle aux trois autres grandes diathèses, herpétisme, scrofule et syphilis, obéissant aux mêmes lois dans son développement et dans sa marche que celles que M. Bazin a assignées aux autres maladies constitutionnelles, c'est-à-dire se caractérisant en manifestations superficielles tout d'abord, puis de plus en plus profondes, pour à ses périodes avancées atteindre les viscères et y imprimer les lésions qui forment son cachet spécial. Dans cette évolution successive, nous voyons se dérouler la série des arthritides, primitives d'abord, les érythèmes noueux et papuleux, l'urticaire hémorrhagique, l'hydroa vésiculeux, l'eczéma circonscrit, la couperose, l'acné rosacée, l'hydroa vacciniforme et d'autres parmi les arthritides secondaires, enfin les arthritides tardives et malignes, l'urticaire chronique, l'eczéma nummulaire et l'eczéma suintant généralisé, l'hydroa bulleux, le pemphigus chronique.

Cette liste abrégée se rapporte à celle que donne Bazin des éruptions cutanées arthritiques, éruptions auxquelles il assigne comme caractères communs généraux la polymorphie, la forme circonscrite, l'asymétrie, les picotements.

Nous ne voulons pas entrer dans le détail des restrictions qui ont été apportées à cette énumération, restrictions dont il faut sans doute tenir compte pour une bonne part; il nous suffit de montrer que les arthritides plus ou moins étendues, plus ou moins nombreuses, existent bien manifestement en tant qu'expression de la diathèse. Nous voyons encore des névralgies de sièges différents, sciatiques, faciales, la forme articulaire avec ses deux grandes divisions, depuis les premières déterminations sur les jointures jusqu'aux déformations les plus avancées, les dyspepsies, à tournure plutôt gastralgique dans le rhumatisme, et dyspeptiques à proprement parler dans la goutte, selon M. Durand-Fardel, pouvant aussi bien affecter l'une et l'autre manière dans les deux cas, selon M. Pidoux. L'arthritis viscérale comprend dans son domaine des lésions variées, du côté du cœur, des organes annexes du tube digestif et principalement du foie (on sait que ce dernier est rarement indemne dans la goutte avancée), la gravelle, l'asthme, le catarrhe arthritique. Beaucoup de médecins admettent également une phthisie arthritique, à laquelle on a assigné comme caractère une marche plus lente, relativement bénigne, plus d'alternances dans le progressus pathologique et plus de chances de guérison. Le cancer enfin serait aussi dans quelques cas un des résultats ultimes de la diathèse arthritique. L'arthritisme ainsi considéré aurait son médicament diathésique, et ce médicament serait, d'après Bazin, le bicarbonate de soude. Il était donc important d'avoir une vue d'ensemble de ce qui le constitue, puisque cette vue d'ensemble avait son retentissement immédiat en thérapeutique minérothermale. On trouve même à chaque pas, dans des travaux spéciaux, l'indication que les maladies subordonnées à l'élément arthritique trouveront leur médication à peu près exclusive aux eaux alcalines, quel que soit le faible degré de détermination de cet élément. Cette simplification excessive ne répond pas à tous les faits tirés de la pratique, puisque d'autres eaux, les sulfatées, les sulfurées faibles, quelques chlorurées sodiques ou les indéterminées, sont aussi conseillées dans des cas que nous pourrons préciser.

Cependant le bicarbonate de soude et les alcalins conviennent ici plus fréquemment et dans les formes les plus essentielles. M. Durand-Fardel, à propos de la goutte, après l'avoir surtout reconnu utile par ses propriétés antidyspeptiques et les modifications favorables qu'il apporte dans le travail de la nutrition et de l'assimilation, croit aujourd'hui qu'il y a quelque chose de plus. Ce quelque chose de plus serait une action altérante, grâce à laquelle la diathèse, sans être vaincue, serait atténuée, la tendance à la production de l'acide urique moins prononcée, par suite les manifestations goutteuses affaiblies et éloignées. Bazin revendique le mérite d'avoir le premier proclamé la spécificité du bicarbonate alcalin, de l'avoir le premier appliqué sans restriction à toutes les manifestations de la diathèse arthritique. Cette universalité d'appropriations est pour lui le cachet du véritable médicament anti-diathésique. En somme, le bicarbonate de soude tient, sans contredit, la première place dans la médication qui nous occupe ; mais, de là à généraliser ainsi son emploi, il y a plusieurs pas à faire ; dès lors, on supprimerait tout ce que l'expérience, la clinique peuvent avoir démontré dans tel ou tel cas particulier;

on réduirait la science des indications en médecine thermale à trois ou quatre grandes notions dogmatiques, inextensibles, à la mesure desquelles il faudrait exactement conformer les faits si nombreux, si variés de la pratique de tous les temps et de tous les pays. La diathèse arthritique, admise dans son ensemble, a cela de particulier qu'en dehors des affections plus ou moins variées qui la composent, affections dont la marche et les périodes ont été, nous l'avons vu, assimilées à celles des autres diathèses, elle nous présente deux grandes divisions, deux branches divergentes du même tronc, suivant l'expression de Barthez de Montpellier. Ces deux branches divergentes parties d'un même point commun s'étendraient ensuite en deux sens opposés, différant l'une de l'autre de plus en plus. Leurs distinctions sont si apparentes, si saillantes, que pour bien des médecins elles constituent une séparation complète. La question de l'identité et de la non identité de la goutte et du rhumatisme, encore controversée aujourd'hui, a été successivement résolue dans les deux sens.

Les non identistes se demandent si l'on peut bien assimiler deux affections dont l'étiologie diffère aussi sensiblement; l'une plus impressionnée par la circonstance extérieure, plus occasionnelle souvent dans ses manifestations; l'autre ne devant rien ou presque rien à ces mêmes circonstances, mais éclatant d'une manière spontanée, liée en revanche au travail de la nutrition, à des anomalies du mouvement d'assimilation et de désassimilation, caractérisée par des produits spéciaux. Ne doit-on pas être frappé de cette opposition qui a fait du rhumatisme la maladie des gens pauvres, plus exposés aux intempéries, plus impressionnés par l'air froid et humide, et de la goutte, la maladie des gens riches, à régime trop substantiel, à trop forte plasticité sanguine? Enfin l'acide urique, en excès dans le sang des goutteux, sans qu'on retrouve rien d'analogue à aucune des périodes ni dans aucune des formes du rhumatisme, n'établit-il pas entre les deux une limite infranchissable? Ne permet-il pas de séparer le rhumatisme noueux de la goutte, tandis que jusqu'ici on l'avait considéré comme un point de transition entre les deux? C'est pour bien exprimer cette divergence qu'a été créé le mot de diathèse urique, fort employé aujourd'hui. Enfin M. Durand-Fardel voit un dernier caractère distinctif et non des moins importants dans le traitement par les eaux minérales, de la goutte et du rhumatisme, l'un interne, modificateur des tissus et de leurs produits, l'autre externe, révulsif et dérivatif. Gigot Suard avait créé dans un sens d'une extension beaucoup plus grande le mot uricémie et s'était efforcé de démontrer qu'une foule d'affections cutanées et viscérales, éruptions, dyspepsies, névroses, avaient également pour point de départ la présence d'un excès d'acide urique dans le sang. Il avait cherché à fonder cette vue de l'esprit sur des expériences dont on ne peut accepter les conclusions.

Les partisans de l'identité ne voient dans la présence de l'acide urique qu'un caractère évidemment très-intéressant de l'affection goutteuse, mais non un produit de nature à spécialiser une diathèse. L'acide urique existe toujours dans le sang, il s'y trouve, il est vrai, en très-petite quantité, et on le voit croître dans de notables proportions quand la goutte survient. Ce n'est pas là, comme le dit M. Pidoux, un produit morbide proprement dit, mais l'expression du fonctionnement imparfait de tout un organe ou de tout un système, de même que le sucre, quand il se montre en excès. Il y a une énorme distance entre un déchet qui par sa composition même est sur les limites du règne inorganique, et un produit tel que la granulation tuberculeuse par exemple, normale dans son essence, mais qu'une loi pathologique substituée aux lois physiologiques fait naître, croître, repulluler et disparaître, suivant une évolution particulière. De plus, l'acide urique n'est pas spécial à la diathèse goutteuse; on le retrouve dans l'intoxication saturnine et la maladie de Bright (Charcot). Enfin les identistes s'appuient surtout sur des preuves cliniques tirées de l'observation des malades, du mode même d'après lequel procèdent et se comportent en général les maladies chroniques. Quand il s'agit de reconnaître les espèces naturelles, on attache un soin tout particulier pour nouer entre elles les différentes variétés à préciser les transformations insensibles, les anneaux de la chaîne qui les relient l'une à l'autre. On voit par là une foule d'affections intermédiaires, névralgie, hémicrânie, dermatoses, catarrhe, asthme, se relier aussi bien au rhumatisme qu'à la goutte et présenter également le cachet arthritique. On voit enfin, quand l'observation s'étend à un certain nombre d'années, le rhumatisme se dépouiller de ses allures franches et inflammatoires, faire place à des formes moins tranchées, se rapprocher de la goutte qu'il atteint même souvent. Trousseau, dit M. Pidoux, était spécialiste. Dans deux cas je l'appelai en consultation pour un rhumatisme aigu et généralisé. Dix ou douze ans après, je le reconduisis en consultation chez ces mêmes malades, qui étaient devenus goutteux. Il ne les reconnut pas tout d'abord, mais je les lui fis reconnaître, et dans l'intervalle j'avais assisté à toute leur transformation de rhumatisants en goutteux. En thérapeutique thermale, le lien de famille qui paraît relier tant d'affections que nous avons rangées dans l'arthritisme est assez souvent invoqué pour qu'un coup d'œil d'ensemble sur les questions qu'ont soulevées l'existence et les rapports de cette diathèse nous parût nécessaire.

DE LA GOUTTE

La goutte est aiguë ou chronique, régulière ou irrégulière, sthénique ou asthénique. Elle se manifeste régulièrement par des attaques pendant lesquelles l'acide urique contenu en excès dans le sang vieux se dépose sur les articulations pour y former des concrétions plus ou moins volumineuses, et à la longue des déformations qui sont la conséquence d'attaques répétées. Quand la goutte ne trouve pas à s'épuiser pour ainsi dire naturellement, par suite de rétrocession, d'une intervention intempestive, elle prend une autre voie. Alors se montrent les accidents graves du côté des viscères qui sont un des effets de la métastase goutteuse. A la suite d'une série d'attaques, celles-ci s'atténuent dans leur violence, mais les organes internes ont une tendance de plus en plus prononcée à devenir le théâtre de lésions variées et profondes : la goutte remontée est le plus souvent la cause de la mort des sujets que cette affection tient depuis longtemps sous son joug. Il n'y a pas de doute que les moyens perturbateurs violents ne soient un grand danger dans la goutte ; par eux on achète au prix d'inconvénients très-graves le soulagement de la douleur, l'apaisement momentané des symptômes. Les eaux minérales n'ont rien de commun avec ces moyens perturbateurs : convenablement administrées, elles rentrent très-bien dans ces moyens doux que préconisait Sydenham, et qu'il conseillait à l'exclusion de tous les autres. Pas plus qu'une médication quelconque, elles ne guérissent la diathèse goutteuse, mais elles en atténuent les manifestations, éloignent les attaques, remontent l'état général que les envahissements successifs de l'affection conduiraient à la cachexie.

Le moment de leur application commence au moment juste où la goutte est devenue subaiguë, car on ne peut songer en aucun cas à les employer dans les accès de goutte aiguë. Encore faut-il en pareil cas n'user que d'un traitement palliatif ayant bien plutôt prise sur les quelques symptômes éréthiques qui existent encore ou voudraient se réveiller que sur ce qui fait le fond même de la diathèse. Ce n'est donc pas, à proprement parler, le traitement de la goutte que l'on fait alors; celui-ci réclame des eaux plus énergiques, plus spéciales, comme nous le verrons tout à l'heure. Tout d'abord ce sont des eaux indéterminées, faiblement minéralisées, quelques sulfatées, la plupart à thermalité assez élevée que l'on conseille. Telles sont Plombières, Bagnère-de-Bigorre, Ussat, Foncaude, à peu de distance de Montpellier, Néris, ou bien encore le Mont-Dore, ou des sulfurées dégénérées comme la Preste, dans les Pyrénées-Orientales, qui jouit sous ce rapport d'une réputation spéciale. On craindrait alors, et à juste titre, de réveiller par l'emploi des eaux plus minéralisées les accidents aigus. On tiendra compte aussi, dans la direction à donner, du tempérament de chaque sujet, et l'on aura soin de diriger vers des eaux surtout calmantes ceux chez lesquels on pourra craindre les effets trop stimulants d'une médication plus complexe.

Ce n'est là en somme que le prélude, l'introduction au traitement vrai de la diathèse goutteuse, de la prédominance urique. On n'aura atteint en rien l'exercice de cette prédominance par l'usage des eaux faibles. On n'aura fait que de la médication opportuniste.

La prédominance urique est combattue par l'emploi des bicarbonatées sodiques. A ce titre, nous devons placer en tête et comme résumant le mieux les propriétés de cette classe et la médication anti-goutteuse en France, les eaux de Vichy, puis citer encore Vals, Saint-Nectaire, Royat, le Boulou dans les Pyrénées-Orientales. Il a été fait bonne justice des théories chimiques qui voyaient l'explication de l'action particulière des eaux de Vichy dans l'opposition entre la nature alcaline de ces eaux et les acides que l'on considère comme formant l'élément constituant de la goutte. On ne peut pas non plus admettre absolument, ainsi que nous l'avons fait remarquer plus haut, et ainsi que l'a soutenu Bazin, que le bicarbonate de soude soit vraiment un médicament spécifique de la goutte. Sans cela, comment expliquer que les eaux les plus célèbres de l'étranger, tout aussi spécialisées que Vichy l'est chez nous, telles que Carlsbad et Wiesbaden, appartiennent à des classes différentes ? Le secret de leur action est bien mieux donné dans les *Lettres sur Vichy* de M. Durand-Fardel, dont l'autorité est si grande en pareille matière.

« Nous pouvons, dit-il, conclure que les eaux de Vichy tendent à préserver de la goutte ou à corriger la diathèse goutteuse en maintenant l'intégrité de la nutrition ou en rétablissant celle-ci troublée. Et comme ce sont les phénomènes de nutrition vicieuse qui précèdent les manifestations goutteuses, nous avons raison de dire que les eaux de Vichy agissent réellement sur la diathèse goutteuse, sur le fond de la maladie, tandis que si, au lieu de s'attaquer à cette période initiale, elles ne s'adressaient qu'à la période terminale, et aux produits chimiques qui apparaissent alors, elles ne constitueraient qu'un moyen palliatif à peine, et tout à fait accessoire. »

La goutte doit être traitée à Vichy avec toute sorte de mesure et de prudence, et seulement quand le malade sera suffisamment éloigné de toute crise aiguë. Au cas où l'on craindrait de raviver des symptômes d'acuité, des bicarbonatées moins chargées en principe telles que Royat, Saint-Nectaire, conviendraient mieux. Le traitement est en général surtout interne, et les moyens balnéothérapiques se bornent d'habitude simplement aux bains. L'eau en boisson (Célestins, Grande-Grille, Hôpital) est continuée durant un espace de temps qui va de vingt à trente jours ; Vichy convient mieux aux goutteux asthéniques qui forment la majorité des sujets arrivés à une période avancée de leur maladie ; il peut être utilisé aussi dans la goutte sthénique, mais avec plus de ménagements. Si les accès s'éloignent à la suite d'une cure heureuse, ils ne sont pas pour cela conjurés, et le renouvellement des saisons thermales est la plupart du temps une nécessité.

Il reste encore deux indications de la goutte avancée auxquelles on a essayé de répondre par l'application d'eaux minérales différentes : ce sont les déformations articulaires considérables de la goutte devenue tout à fait torpide, et la cachexie goutteuse. Pour les premières MM. Gubler, Durand-Fardel, Lambron sont unanimes à reconnaître que les sulfurées et même les sulfurées fortes peuvent rendre des services ; telles sont Luchon et Barèges. — Grâce à elles l'organisme se réveille et reprend un peu de ton. Cependant on ne saurait user des sulfurées énergiques avec trop de précautions car elles sont, ainsi que M. Pidoux les a qualifiées, régénératrices de la goutte ; l'éminent médecin des Eaux-Bonnes voit même dans cette propriété comme une sauvegarde et une explication de leur action au point de vue des affections pulmonaires. Elles établiraient par suite du ravivement de manifestations arthritiques éteintes une sorte de jeu de bascule grâce auquel la fluxion serait détournée de l'organe pulmonaire. Suivant le même auteur cet antagonisme aurait sa contre-partie dans l'effet produit par les eaux alcalines : celles-ci en effet, en assoupissant les déterminations de la diathèse arthritique, pourraient amener coïncidemment le réveil de bronchites ou de catarrhes précédemment éteints : à des malades placés entre deux alternatives également fâcheuses, une sage pondération dans l'emploi des divers moyens peut seule conserver un état de santé relatif.

Quant à la cachexie goutteuse bien prononcée elle n'est du ressort et dans des limites très-restreintes que des eaux reconstituantes comme de certaines chlorurées sodiques et des eaux ferrugineuses. Parmi les chlorurées l'Allemagne nous offre Wiesbaden dont la spécialisation dès longtemps établie dans des formes chroniques de la goutte peut jusqu'à un certain point se continuer ici. Les chlorurées seront aussi utiles dans les engorgements articulaires. Dans un travail sur les eaux de Bagnoles de l'Orne, M. Bignon leur assigne une véritable action sur la cachexie goutteuse. Selon lui, elles amélioreraient assez bien la constitution pour pouvoir permettre ultérieurement une cure aux eaux alcalines. Mais c'est là un point qui demanderait d'autres éclaircissements. En résumé, de cet aperçu rapide il résulte que ce qui fait le point le plus saillant de la diathèse goutteuse, la prédominance urique, est avantageusement combattu par les alcalins; que suivant les tempéraments, le caractère éréthique et torpide de l'affection, on devra tantôt se contenter d'une médication atténuée et avoir recours aux eaux alcalines faibles, tantôt au contraire, dégagé de toute préoccupation de ce côté, on pourra s'attaquer à l'aide des eaux alcalines fortes à ce qui constitue la partie la plus essentielle de la maladie; que des symptômes qui accompagnent la goutte, les uns, ceux qui ont un cachet de stimulation plus avéré, trouveront leur indication naturelle dans les eaux calmantes, minéralisées faibles, les autres au contraire, ceux auxquels non-seulement cette stimulation manque, mais où elle est remplacée par l'atonie, une torpidité excessive, demanderont des eaux fortement excitantes et surtout les sulfurées que l'on pourra utiliser; enfin dans la cachexie goutteuse plus avancée, seules les eaux reconstituantes rendront encore quelques services. Nous ne pouvons mieux faire en terminant cet article que d'emprunter à M. le

Dr Pidoux quelques-unes de ses conclusions sur le compte de la thérapeutique minéro-thermale et l'arthritisme en général, conclusions qui se rapportent à notre sujet : « Les deux indications extrêmes et opposées sont : atténuer l'arthritis violent et sthénique, reconstituer l'arthritis atonique ou cachectique. »

Entre ces deux extrêmes se place toute une série d'indications moyennes auxquelles correspondent des eaux dites sédatives, modératrices. A côté encore, d'autres eaux conviendront par leur appropriation à certaines maladies d'organes : c'est ainsi que chez les sujets doués d'une grande susceptibilité intestinale, se traduisant soit par de la constipation soit par des flux diarrhéiques, on pourra songer à Plombières ; que les goutteux dont les voies urinaires auront eu surtout à souffrir se trouveront spécialement bien de Contrexéville, ou Capvern par exemple ; que les névropathes iront à Luxeuil, Néris, le Mont-Dore, etc., en somme aux eaux indéterminées de faible minéralisation.

DE LA GRAVELLE.

Dans le traitement de la gravelle par les eaux minérales on distingue deux modes d'actions différents : suivant que les eaux ont prise sur la disposition même de l'organisme à produire du sable et des graviers, tout en possédant une action élective sur les organes de l'excrétion urinaire, ou qu'elles ne sont douées que de cette action élective sur l'appareil de l'urination, sans que rien chez elles puisse faire accepter une influence qui s'exerce plus haut. Dans la première catégorie se placent les eaux spécialement applicables aux affections uriques. Ce sont, ainsi que nous venons de le voir précédemment, les bicarbonatées sodiques et entre toutes Vichy et Vals ; dans la seconde un certain nombre de sources de composition et de classes diverses, eaux atténuées, sédatives, diurétiques, pouvant sans fatigue s'absorber à des doses élevées et amenant consécutivement du côté des voies urinaires un surcroît notable d'activité, tout en calmant les symptômes d'acuité provoqués sur les muqueuses et s'appliquant aussi bien aux accidents inflammatoires concomitants qu'à l'affection calculeuse. La division que M. Durand-Fardel a donnée des gravelles en diathésiques et locales : la première comprenant les gravelles urique et oxalique, la seconde la gravelle phosphatique, répond parfaitement à ces deux sortes d'indication.

La gravelle diathésique a des liens de parenté très-étroits avec la goutte : on les voit rarement coïncider, mais alterner, ou bien encore l'une précéder l'autre. On voit encore deux ou plusieurs individus d'une même famille se partager pour ainsi dire les formes de la maladie qu'ils tiennent d'un ascendant arthritique : c'est ainsi que l'un prendra la goutte franche, un autre la gravelle. Cela suffit pour faire comprendre qu'une médication qui aura pour propriété de s'opposer à ce mode imparfait de désassimilation qui amène la production en excès d'acide urique, réussira aussi bien dans cette forme de gravelle qu'elle réussit dans la goutte : mais cette médication toute indiquée n'atteint pas en réalité la diathèse, ce qui fait que lorsqu'on est parvenu à calmer les manifestations existantes, à reculer celles qui sont appelées à se produire plus tard, à procurer une immunité relative d'un plus ou moins grand nombre de mois, on ne peut espérer aller plus loin. L'acide urique en excès reparaîtra et viendra trouver son élimination par les voies urinaires, de même que dans la goutte il dirige son processus éliminatoire vers les articulations.

Les maladies chroniques empruntent dans bien des cas leur gravité surtout à leur siège, ce qui fait que les déterminations d'un même principe, inoffensives là, deviendront ici des plus dangereuses. Il est dès lors indispensable de tenir surtout compte de l'élément local, et quand il s'agit d'organes aussi importants que ceux de l'uropoïèse, on comprendra sans peine que l'on puisse mettre sur la même ligne des eaux qui n'ont aucune prise sur la diathèse, simplement parce qu'elles agissent d'une manière remarquable sur l'appareil de l'urination, et des eaux modificatrices des échanges nutritifs et de la vitalité des tissus. C'est qu'ici la médecine des symptômes prime une médecine plus radicale et plus profonde, par la raison qu'il faut s'adresser au plus urgent. Du moment que le gravier, quelle que soit son origine locale ou générale, est déposé dans une portion quelconque des voies urinaires, l'indication tirée de la diathèse cède le pas à celle qui ressort du danger que fait encourir la présence d'une concrétion, aux accidents qui en résultent.

En premier lieu, nous avons les inflammations qui peuvent en être la conséquence, plus ou moins aiguës, plus ou moins vives; en second lieu, les accès ou coliques néphrétiques. Les eaux les plus énergiques, les plus fortement minéralisées sont celles que l'on doit éviter lorsque l'accès néphrétique est encore peu éloigné; on doit de même donner la préférence aux eaux moins excitantes lorsque les symptômes inflammatoires se montrent. A ce moment, des alcalines faibles, comme Royat, Saint-Nectaire, Le Boulou, sont la seule ressource de la médication qui s'adresse à la diathèse. Dans la pratique de l'hôpital militaire thermal de Vichy, on coupe l'eau alcaline, dont on diminue ainsi la quantité de minéralisation. — Mais on aura de préférence recours à des sulfatées calciques, telles que Contrexéville, Vittel, Capvern, à des eaux indéterminées, comme Evian, dont l'action est purement mécanique, par augmentation de pression intra-circulatoire à la suite de l'absorption d'une grande quantité d'eau. — Quant aux eaux de Contrexéville et à leurs analogues, leur action a été successivement comparée, à un lavage, à un drainage, etc. (Baud, Patissier). Ces expressions, d'une similitude assez grossière, font cependant bien comprendre de quelle nature est leur intervention. On peut faire servir les mêmes explications pour des eaux similaires, telles que Capvern et Vittel. En même temps que l'entraînement des graviers déposés sur un point quelconque, il se fait sur la muqueuse enflammée des changements assez rapides et assez marquants pour qu'on ait cru devoir attribuer à ces eaux une sorte d'action élective vis-à-vis de cette muqueuse. Les cystites, néphrites, uréthrites chroniques, etc., sont rapidement modifiées, soit quand elles sont la suite du séjour ou du passage du calcul, soit, comme nous le verrons plus tard à propos des maladies d'organes, quand elles tiennent à une cause locale. M. Durand-Fardel déclare que les eaux de Vichy sont d'un emploi difficile dans le traitement du catarrhe vésical. Il n'en est pas de même, ajoute-t-il, de Contrexéville. Il n'en est pas de même non plus d'un groupe d'eaux appartenant à une classe très-éloignée des précédentes : ce sont les sulfurées dégénérées des Pyrénées-Orientales. Ce sont, avant tout, La Preste, Moligt, Olette. La Preste est regardée comme ayant une spécialité d'action dans la goutte et la gravelle, spécialité qui vraisemblablement ne s'étend pas jusque-là et se restreint sans doute aux complications vésicales de ces deux affections. On comprend que, en dehors de toutes ces observations, il en est encore une qu'il faut faire et qui amène à préférer la balnéation par les eaux peu excitantes, les moyens hydrothérapiques à l'aide des mêmes sources. Cette observation a trait au plus ou moins de distance qui sépare le malade d'un accès aigu. Si la distance est plus considérable, à plus forte raison doit-on préférer les dernières sources que nous avons mentionnées.

DU RHUMATISME.

On comprend sous cette dénomination une foule d'états soit aigus, soit chroniques, affectant les muscles ou les articulations, sans lésions apparentes, ou au contraire amenant des déformations articulaires plus ou moins prononcées, et trouvant, selon que l'élément douloureux prédomine ou que ce soit au contraire la déformation locale, l'entrave croissante apportée au jeu des articulations, selon encore l'état constitutionnel, l'intervention d'une diathèse étrangère, le caractère torpide ou éréthique, trouvant, disons-nous, leurs indications dans une foule d'eaux dissemblables. C'est à propos surtout des affections rhumatismales que l'on a pu dire avec raison qu'il n'était guère de sources qui ne leur aient été à peu près indistinctement appliquées. Cependant, si l'on veut tenir compte de l'état de simplicité ou de complication de ces affections, et des conditions multiples énumérées plus haut, on reconnaîtra bien vite que la confusion reprochée à la médecine thermale n'est qu'apparente. Pour cela, il est utile de prendre à part chacune des diverses formes principales du rhumatisme.

M. le professeur Gubler, dans ses leçons, déclare que les eaux à haute thermalité sont applicables au rhumatisme ; cependant il ajoute que la minéralisation des sulfurées et des chlorurées sodiques n'est pas tout à fait indifférente; nous devons dire encore que les modes de balnéation, les procédés hydrothératiques ont ici une importance plus grande que partout ailleurs. Le rhumatisme articulaire aigu, comme traitement, n'appartient guère aux eaux thermales ; cependant quelques stations de minéralisation faible, Alhama d'Aragon, Préchacq, dans les Landes, au voisinage de Dax, ont été indiquées comme en ayant amélioré quelques cas ; mais ces cas étaient sans doute sur la lisière de la forme subaiguë. Celle-ci commence à offrir quelques indications thermales mieux précisées : c'est lorsque la subacuité persiste encore, que les sources peu minéralisées, chaudes, doivent être conseillées ; telles sont : Ussat, Plombières, Néris, Luxeuil, Aix en Provence, Dax, Châteauneuf, Chaudes-Aigues, Bains-en-Vosges.

Le rhumatisme névropathique se trouvera également bien de ces diverses eaux. Il serait difficile de ranger dans un cadre bien limité tout ce qu'on doit englober cliniquement dans cette classe qui a pour titre : Rhumatisme névropathique. Toujours est-il que les malades qui en sont atteints forment une catégorie aussi nombreuse au moins que ceux qui présentent des déterminations ou des lésions articulaires marquées. La douleur qui en est le principal caractère, et qui s'exaspère par l'emploi de moyens trop énergiques, a son point de départ dans les tissus, soit fibreux, soit musculaires, soit nerveux. Elle peut se montrer avec plus ou moins d'intensité suivant les sujets; il suffit de faire remarquer en passant combien les questions de tempéraments rendent plus ou moins douloureuse la même affection ; c'est une affaire de terrain et de réaction individuelle. Ici, la sédation est la règle ; on l'obtient à l'aide des mêmes eaux que celles qui conviennent aux états subaigus, Plombières, Bains, Néris, Dax, etc.

Mais, même alors, les divers moyens balnéaires ne sauraient être prescrits indifféremment. En effet, la thermalité, la percussion, la durée du bain doivent être mises en ligne de compte. M. Billout a très-bien résumé ces conditions diverses. « Les eaux thermales, dit-il (tom. VII des Annales de la Société d'hydrologie, discussion sur le traitement du rhumatisme par les eaux minérales), sont employées dans le traitement du rhumatisme en bains, douches et étuves. On peut jusqu'à un certain point admettre une préférence pour les bains en piscine. Pour ma part, je n'ai observé aucun avantage à employer ce mode de balnéation ; j'ai dû même souvent donner la préférence au bain en baignoire, parce que l'administration de la douche est alors plus facile et que les malades ne sont exposés à aucune cause de refroidissement. Est-il préférable d'administrer la douche avant ou après le bain ? Ces deux systèmes offrent leurs inconvénients et leurs avantages ; mais il est d'usage plus général de donner la douche après le bain. La douche est sans contredit un moyen puissant dans le traitement du rhumatisme ; il arrive souvent néanmoins qu'elle doit être employée avec les plus grandes précautions, surtout lorsque les malades rhumatisants viennent réclamer le traitement thermal peu de temps après la disparition de l'état aigu ou plutôt subaigu qui se montre aussi dans le rhumatisme chronique. Il arrive assez souvent qu'il faut supprimer l'usage des douches, parce qu'on voit survenir chez le malade de la douleur plus violente, de la rougeur autour des articulations atteintes. On doit surtout user des plus grandes précautions avec les malades sujets à certains accidents ou atteints de certaines complications.

Les bains d'étuves sont employés avec succès dans le traitement du rhumatisme, surtout lorsqu'il est généralisé; ce moyen hydrothérapique demande aussi à être sagement administré et exige une très-grande surveillance de la part du médecin. »

Gerdy, d'Uriage, insiste sur l'utilité qu'il y a souvent à ne pas diriger la douche directement sur la partie malade, en premier lieu à cause de la possibilité où l'on se trouve par là de réveiller des accidents aigus et de dépasser le but; en second lieu, parce qu'il croit qu'une méthode non directe, mais révulsive, a dans quelques cas de grandes chances de succès.

Le rhumatisme articulaire chronique, d'après M. Charcot, comprend trois formes : 1° le rhumatisme chronique partiel, attaquant une ou plusieurs jointures, amenant successivement la sécheresse de la synoviale et des lésions plus profondes, telles que l'usure des cartilages et des extrémités articulaires et des déformations en rapport avec ces lésions ; ce rhumatisme s'attaque de préférence aux grandes articulations : on l'a aussi dénommé arthrite sèche, arthrite déformante; sa couleur est tantôt vive, tantôt peu considérable; la gêne des mouvements va en augmentant, et ces mouvements sont parfois accompagnés d'un bruit de frottement sec qui peut être assez fort pour qu'on l'entende à distance; 2° le rhumatisme articulaire chronique progressif, ou rhumatisme noueux; c'est celui dont l'analogie avec la goutte a souvent été mise en avant; cette forme, qui s'attaque surtout aux petites jointures, a une marche lente, progressive, accompagnée au début de douleurs vives, de gonflement; elle amène l'embarras, l'impossibilité des mouvements, et cet embarras se trouve avoir une signification plus ou moins grave suivant les parties qui sont le siège du mal; les parties les plus communément affectées, au début, sont les articulations métacarpo-phalangiennes, parfois aussi les articulations correspondantes du pied, ou bien encore celles de la mâchoire et de la colonne vertébrale; par les progrès du mal, d'autres régions peuvent être envahies, telles que le genou et le coude; 3° enfin, le rhumatisme d'Heberden, qui amène la formation aux alentours des phalanges de petits nodules très-durs qui n'ont rien de commun avec les concrétions tophacées.

Ces formes fixes, profondes, qui s'accompagnent très-souvent, une fois la première période passée, d'un état d'atonie des tissus et aussi de l'organisme entier, sont essentiellement justiciables des eaux fortement excitantes, des procédés de balnéothérapie et d'hydrothérapie énergiques. Ces eaux sont les sulfurées et les chlorurées sodiques, Barèges, Luchon,

Cauterets, Aix en Savoie, Bourbonne, La Bourboule, Balaruc, etc. ; les chlorurées sulfureuses, telles qu'Uriage.

Les eaux sulfurées ont d'abord, suivant M. Lambron, une action éminemment reconstituante : elles servent à réparer l'appauvrissement général; elles nuisent quand le rhumatisme est associé à la goutte; mais le remontement qu'elles opèrent donne plus de prise aux moyens externes mis en usage, tels que bains, douches, étuves, qui, s'ils ne corrigent pas des déformations trop avancées, peuvent les enrayer et aussi rendre la liberté à une articulation déjà compromise. M. le Dr Francis Bertier, d'Aix, a montré comment les eaux sulfurées de cette station pouvaient modifier une affection aussi grave que le rhumatisme noueux. Dans un relevé de trente-six cas, dont quatre observations détaillées, que renferme son travail il compte huit guérisons, quatorze améliorations, cinq cas dans lesquels il y a eu arrêt dans la marche envahissante de la maladie, sept où il ne s'est produit aucune modification favorable, un cas enfin dans lequel la phthisie pulmonaire est venue terminer la scène. L'amélioration a pu persister longtemps après la cure. Ainsi un officier anglais, âgé de soixante-quatorze ans, atteint de rhumatisme noueux de la colonne vertébrale et ne pouvant ni se traîner, ni mouvoir la tête soit à droite soit à gauche, écrit à la fin de l'hiver qu'il peut marcher sans difficulté, se tenir droit et tourner la tête presque sans peine. Quand on songe à la gravité de l'affection, à son caractère envahissant, on doit considérer de pareils résultats, quelque incomplets qu'ils soient, comme très-importants. Ce sont donc les sources fortes qui remédieront le mieux, à l'aide de moyens hydrothérapiques parfaitement aménagés, tels qu'on les trouve aujourd'hui dans beaucoup de grandes villes thermales, à la gêne articulaire, quels qu'en soient l'origine et le degré ; mais, quand cette gêne n'est pas trop prononcée, des eaux thermales et peu chargées en principe pourront être conseillées dans le même but. On trouve souvent, à côté, des sources de même nature, que la clinique nous montre agissant d'une manière tout à fait différente. C'est ce qu'ont fait remarquer Bordeu et après lui Cyprien Camus pour la source du Bois à Cauterets, qu'ils considèrent comme sédative et qu'ils n'hésitent pas à recommander dans le rhumatisme éréthique.

Il faut en dernier lieu tenir compte, dans l'étude de ces indications si variées auxquelles donne lieu le rhumatisme relativement à la médecine thermale, d'un côté de la diathèse avec laquelle la manifestation rhumatismale peut se combiner, que cette diathèse soit la scrofule, la syphilis ou l'herpétisme, de l'autre de l'organe interne sur lequel il peut se fixer (rhumatisme viscéral) et de l'appropriation de certaines eaux plus spécialement aux formes qui se portent vers ces organes. C'est ainsi que le rhumatisme intestinal, comme que M. Verjon l'a montré, se trouvera souvent bien des eaux de Plombières qui sont regardées comme étant plus particulièrement efficaces dans certaines maladiés de la muqueuse ou des tuniques intestinales. C'est ainsi que le rhumatisme vésical fera songer à des eaux qui ont une action élective sur cet organe, comme Contrexéville, Capvern, Vittel. Nous pourrions multiplier les exemples et rapprocher de même les manifestations pulmonaires de l'arthritisme des eaux plus directement pulmonaires.

Quand le rhumatisme empruntera à la scrofule concomitante une partie de sa fixité sur une articulation déterminée, son allure lente, torpide, il faudra songer aux eaux qui ont plus de prise sur la diathèse scrofuleuse. On aura alors affaire à la tumeur blanche rhumatismale, que les chlorurées sodiques amélioreront mieux, en même temps qu'elles donneront plus de ton aux tissus et à l'organisme en général. Des considérations de même nature s'appliquent aussi à l'herpétisme, à la syphilis.

DE L'HERPÉTISME

L'herpétisme est une diathèse qui a eu des fortunes diverses. Diathèse herpétique était, il n'y a pas très-longtemps encore, presque synonyme d'affection cutanée. Les maladies de la peau semblaient s'y rattacher en grande partie, et en thérapeutique minérothermale on ne séparait pas l'étude de l'une de l'étude des autres. Le champ de la diathèse herpétique est aujourd'hui plus circonscrit : on a su lui assigner, comme à toutes, quatre périodes d'évolution pendant lesquelles elle s'avance de la superficie vers la profondeur, va des lésions légères aux lésions tenaces et invétérées. M. Pidoux a émis au sujet de l'herpétisme une idée d'après laquelle il servirait comme d'intermédiaire entre les diathèses initiales et les diathèses ultimes. Lorsque, d'après lui, une des grandes causes constitutionnelles des maladies chroniques, scrofule ou arthritisme par exemple, n'a plus assez d'énergie pour s'affirmer franchement et perd peu à peu ses principaux caractères, elle dégénère volontiers, et le premier produit de cette dégénération est l'herpétisme. Plus tard, et lorsque la dégénération sera encore plus avancée, elle conduira à des processus de destruction encore plus avancés, tels que la phthisie et le cancer. Cette façon de concevoir la filiation des diathèses entre elles est assurément originale. Cependant ce n'est pas ainsi que d'habitude on comprend l'herpétisme. Pour Bazin, pour M. Hardy, cette diathèse a son existence indépendante au même titre que toutes les autres. Un tissu qu'elle affecte de préférence, c'est le tissu cutané, quoiqu'on lui reconnaisse un certain nombre de déterminations viscérales, muqueuses et névrosiques; mais ces déterminations n'ont pas la plupart du temps l'importance qu'on leur voit prendre dans l'évolution des autres diathèses. Il n'est pas nécessaire de décider ici où s'arrêtent les éruptions attribuées à l'herpétisme, s'il faut en restreindre l'énumération pour en attribuer une partie à d'autres causes, s'il faut au contraire garder intact tout le domaine de l'ancienne diathèse dartreuse. Quoi qu'il en soit, les herpétides qui sont sèches ou humides, primitives, intermédiaires ou tardives, seront modifiées par les eaux minérales, bien plus en raison de l'action topique que celles-ci exercent sur la peau qu'en vertu de propriétés réellement antidiathésiques.

Si quelques-unes d'entre elles, et au premier chef l'eczéma, s'améliorent par la balnéation prolongée, cèdent à l'action des eaux chlorurées sodiques, des sulfurées sodiques ou d'autres sources moins excitantes, cette classe renferme en revanche les plus rebelles parmi les dermatoses : tel est par exemple le psoriasis.

Nous ne parlons pas ici de ces affections tardives qui constituent une des formes de la cachexie herpétique (pemphigus foliacé, herpétide exfoliatrice) et dont la marche fatalement croissante ne saurait être entravée par aucune espèce de moyens.

L'herpétisme viscéral comprend surtout des affections des muqueuses, des névralgies et des névroses nombreuses. Il peut amener comme terme ultime soit la tuberculisation pulmonaire, soit la dégénérescence cancéreuse.

Beaucoup de névroses vagues, irrégulières, sont sous la domination de l'herpétisme; parmi elles, la dyspepsie herpétique tient une place considérable, et M. Pidoux assure que pour lui, la plupart du temps, l'angine granuleuse est aussi de la même nature. Enfin Bazin signale des hydropisies des séreuses, qui ont également une origine dartreuse. L'asthme, l'emphysème, certains catarrhes pulmonaires sont dans le même cas.

Nous ne nous occuperons ici que de la médication que l'on a adressée à la diathèse. En pathologie, l'arsenic est universellement regardé comme le médicament de l'herpétisme. Bazin a transporté cette notion dans la thérapeutique hydrominérale. C'est lui qui le premier a placé les eaux arsenicales en tête de la médication antidartreuse. Avant lui, c'est au soufre et aux eaux sulfureuses que l'on avait recours de préférence. « Nous rappellerons, dit Bazin, sans y insister davantage, que le soufre et les eaux sulfureuses n'ont aucune action spécifique sur l'herpétis, quoi qu'en disent la plupart des hydrologistes; ils ont seulement une action pathogénétique, tantôt utile, tantôt nuisible au malade, suivant le mode et l'opportunité de leur emploi. » Et plus loin : « Nous ferons exclusivement usage des sulfureux à l'extérieur, le plus souvent sous forme de bains, du moins à l'hôpital ; nous ne verrions aucun inconvénient d'ailleurs à ce que les quelques herpétiques que nous envoyons aux eaux sulfureuses usassent de la médication interne aussi bien que de l'externe. »

Au moment de juger des indications que fournit une affection herpétique, il faudra, comme toujours, faire la part de l'attention que l'on doit accorder à la diathèse et des éléments que fournit le siège même de l'affection. Sans nul doute, l'arsenic sera préférable lorsque l'herpétisme dominera assez l'élément local pour qu'il apparaisse clairement que celui-ci est entier sous sa dépendance, qu'il ne se modifiera qu'à la suite d'un traitement dirigé contre la cause générale. On cite des dyspepsies rebelles aux moyens ordinaires dans lesquelles le traitement arsenical a eu des succès, parce qu'en somme il s'adressait mieux à la cause originelle du mal. Il en sera de même de certaines névroses contre lesquelles l'arsenic luttera avec avantage après que la médication indéterminée sédative aura échoué contre elles. Bazin, en pareil cas, conseille Plombières, comme celle de toutes les sources arsenicales qui est la plus propre à agir contre l'élément douleur. Mais c'est sans doute à des qualités autres que celles qu'elles tiennent de l'arsenic que ces eaux doivent leurs propriétés indiscutables dans les formes douloureuses et éréthiques d'une foule d'affections. Une fois de plus, nous trouvons ici cet antagonisme entre l'indication tirée de l'organe, siège du mal, et celle que l'on doit à la diathèse, et la même question qui se pose toujours : Laquelle des deux doit-on préférer?

Sans perdre jamais de vue la cause générale qui peut rendre une affection rebelle aux moyens qui le plus souvent réussissent contre elle, sans oublier d'agir contre cette cause générale quand elle le mérite, il faut dire aussi que les eaux nous offrent des effets plus définis, mieux précisés, dans les maladies soit cutanées, soit nerveuses, soit pulmonaires, de l'appareil digestif ou urinaire, etc., considérés en eux-mêmes, que dans la diathèse proprement dite.

DE LA SYPHILIS

Le traitement de la syphilis par les eaux minéro-thermales ne peut pas être indifféremment appliqué à toutes les périodes de la maladie; il agit avec plus d'efficacité contre certaines de ses manifestations que contre d'autres. Quelle que soit son action, il n'a pas un effet curatif et ne doit pas être employé seul, mais concurremment avec les préparations mercurielles ou consécutivement à elles. D'après bon nombre d'auteurs, il sert de pierre de touche dans les cas de syphilis ancienne, c'est-à-dire qu'il peut faire connaître, en réveillant quelques symptômes éruptifs ou autres, si l'on est encore sous le coup de la maladie ou si l'on peut s'en considérer comme indemne. Cependant cette idée ne saurait, ainsi que nous le verrons tout à l'heure, être prise dans un sens trop absolu. Enfin les préparations mercurielles seraient mieux tolérées, le mercure emmagasiné dans les tissus serait, assure-t-on, réintégré dans le torrent circulatoire par l'usage des eaux thermales, principalement des sulfureux. Examinons successivement ces diverses propositions.

C'est seulement à partir de la période secondaire que les eaux minérales sont appelées à rendre quelques services dans le traitement de la syphilis. Parmi elles, il est une classe qui est unanimement désignée comme lui étant plus directement adressée : c'est la classe des eaux sulfureuses. Aussi bien en France qu'en Allemagne, les principales stations recommandées dans la syphilis appartiennent presque toutes à cette classe ou bien à celle des eaux remarquables surtout par leur thermalité. Parmi elles, nous pouvons citer Barèges, Bagnères-de-Luchon, Cauterets, Aix-les-Bains, Bagnols, dans la Lozère. La grande station de l'Allemagne dans le même cas est Aix-la-Chapelle. Enfin quelques chlorurées sodiques, surtout thermales, Bourbonne, Balaruc, La Bourboule, sont également conseillées. Bazin met même les chlorurées sodiques au premier rang; mais il est le seul à soutenir cette opinion. Valentiner appuie la préférence qu'il accorde aux sulfureux non seulement sur la pratique généralement adoptée aujourd'hui, mais encore sur la pratique de tous les temps. Dès 1546, Fracastor ordonnait les bains sulfureux aux syphilitiques, et le nombre de ces derniers malades à des eaux comme Aix-la-Chapelle va croissant chaque année.

Il faut envisager la syphilis aux diverses époques de son évolution, tenir compte de l'état d'éréthisme et de torpidité du sujet, du caractère même des symptômes, enfin du degré plus ou moins avancé d'altération de la constitution des malades, pour juger de la nature des effets produits. En général, tout ce qui parmi les symptômes se rapporte à l'élément douleur, tout ce qui s'accompagne de névralgies, céphalées, douleurs osseuses ou musculaires, sera plutôt exaspéré qu'amélioré par les eaux sulfureuses. En revanche, dans les premières explosions légères, superficielles de la syphilis cutanée, le bain sulfureux naturel sera utile, ce que l'on peut inférer *à priori* du rôle que jouent dans le même cas les bains sulfureux artificiels. Cependant ce n'est qu'avec précaution qu'on devra y avoir recours alors, de crainte, en exagérant le traitement, de donner un coup de fouet à l'affection. C'est là, en effet, le premier résultat qu'ils produisent, résultat qui se continue en s'exagérant souvent pendant toute la cure, ainsi qu'il ressort des conclusions de M. Lambron. La syphilis tertiaire est bien mieux du ressort des eaux ; soit qu'on fasse usage de celles-ci pour remonter un organisme épuisé par la cachexie syphilitique ou mercurielle, ou par toutes les deux à la fois, soit que l'on veuille savoir, chez les gens dont l'intoxication remonte à plusieurs années, s'ils sont encore sous l'empire du virus, et leur faire faire ce que l'on a très justement appelé une cure de précaution. Toujours est-il, et les auteurs sont unanimes sur ce point, qu'on refuse aux eaux sulfureuses ou d'autre composition, toute action directement antidiathésique. Ce n'est là qu'une médication qui est incontestablement très-importante, mais ne peut se passer d'une autre intervention, et doit avoir été précédée de l'emploi des moyens pharmaceutiques, mercure et iodure de potassium. Les eaux antivénériennes d'Espagne, comme celles d'Arnedillo et de Carratraca, sur lesquelles l'attention a été attirée dans ces dernières années, ne sauraient changer l'opinion faite à ce sujet. On s'est basé, pour mettre en avant leurs vertus antisyphilitiques, sur la tradition populaire locale qui de très longue date leur attribue ces vertus et sur un certain nombre de faits observés, au milieu desquels nous voyons, à côté d'accidents syphilitiques réels, des blennorrhagies, des accidents purement locaux.

Quand une cure complète a été poursuivie aux eaux thermales sans qu'aucune des anciennes manifestations ait reparu, le malade peut-il se considérer comme indemne? On comprend l'importance sociale d'une pareille question et combien il serait précieux d'avoir ainsi sous la main un moyen qui nous donnât la possibilité de rassurer totalement les anciens syphilitiques sur leur avenir et l'avenir de leur famille. Malheureusement il n'en est rien. M. Ricord a cité des faits dans lesquels la maladie s'était montrée après un ou même plusieurs traitements thermaux. Cependant on trouvera là quand même une ressource précieuse et qui permettra de mettre à l'épreuve, non sans succès bien souvent, des constitutions autrefois contaminées. Valentiner admet que dans bien des circonstances il y a réapparition de la syphilis latente, explosion de syphilide papuleuse, squammeuse, tuberculeuse.

On attribue également aux eaux le pouvoir, lorsque la syphilis, diathèse acquise, vient s'enter dans l'organisme sur une autre diathèse originairement conçue, s'entremêler avec elle de manière que les caractères distinctifs de l'une et de l'autre deviennent difficilement reconnaissables, de les dégager, de les séparer; il en sera ainsi pour la scrofule, pour l'herpétisme, etc.

La plus grande tolérance pour les préparations mercurielles durant le traitement thermal paraît un fait acquis; mais l'explication que l'on en a donnée et basée sur un antagonisme qui s'exercerait dans l'organisme même entre les composés sulfureux et les composés hydrargyriques est tout à fait hypothétique. Le retour des effets mercuriels durant l'usage des sulfureux a été également invoqué et mis sur le compte de l'emmagasinement du mercure au sein des tissus. L'iodure de potassium se prend aussi fréquemment, pendant la durée de la cure thermale, soit en même temps que les mercuriaux (sirop de Gibert par exemple), soit à part. On le porte à d'assez fortes doses; mais les effets de cette pratique n'ont pas la même certitude que la combinaison des eaux avec l'emploi des mercuriaux.

La cachexie syphilitique, l'épuisement, l'atonie chez les gens qui auront fait abus des médications spécifiques, sont mieux que tous autres symptômes justiciables des eaux sulfureuses. Celles-ci préparent, en remontant un sujet délabré, un meilleur terrain aux médicaments appropriés. C'est là une de leurs plus grandes et de leurs plus incontestables applications. On s'aperçoit bien vite en somme que l'action reconstituante qu'exercent les eaux est le principal fonds de leur intervention, qu'à cette action reconstituante s'en joignent d'autres, telles que la poussée vers la peau, l'élimination des principes médicamenteux par cette voie. Or on sait de quelle importance sont dans la maladie syphilitique les moyens qui impriment un surcroît d'activité à l'enveloppe cutanée, activent chez elle la circulation et les sécrétions. C'est cette action élective sans nul doute qui pousse aux manifestations cutanées chez les syphilitiques anciens, qui fait qu'une des conditions de leur sécurité, tout autre traitement ayant cessé, est de venir pour ainsi dire se tâter auprès d'une station d'eaux minérales.

Cette tendance vers la peau a-t-elle le pouvoir de débarrasser les liquides de l'organisme de certaines parties viciées? De longue date on a recommandé les sudorifiques chez les syphilitiques; sans nul doute la pratique en cela a été guidée par quelques données théoriques analogues. Les bains chauds, les étuves, les douches, les procédés de sudation et de remontement à divers titres et sous diverses formes, sont donc des adjuvants sérieux dans la cure thermale de la syphilis, adjuvants dont l'opportunité reste à l'appréciation du médecin.

CHAPITRE VIII

MALADIES CACHECTIQUES

DE LA PHTHISIE PULMONAIRE

Le traitement de la phthisie pulmonaire est un des problèmes les plus intéressants de la thérapeutique minérothermale. Par son origine, ses causes, ses formes, cette maladie fournit des indications et des contre-indications qui demandent à être analysées avec soin. C'est là un sujet des plus délicats et dans lequel il faut se garder aussi bien d'une confiance que d'un scepticisme excessifs, les deux écueils contre lesquels sont venus échouer beaucoup d'observateurs. On ne saurait trouver ici, pas plus que dans tout l'arsenal de la pharmacologie, de ces panacées trop imprudemment vantées, de ces remèdes qui aient prise sur l'essence même du mal et régénèrent une constitution minée dans sa racine, mais des agents éminemment utiles dans certaines formes, certaines périodes, certains accidents de la tuberculose, nuisibles au contraire dans d'autres. Ce sont ces formes , ces périodes, ces accidents que l'on doit déterminer, sans oublier un instant que l'emploi des eaux thermales n'est pas tout le traitement du phthisique, mais que la vie entière de celui-ci, à partir du jour où il est atteint, ne doit avoir qu'un objectif, lutter par tous les moyens que l'hygiène et la thérapeutique mettent à notre disposition contre l'envahissement du mal. C'est ainsi que se réunissent dans un même but les changements de climat, l'hivernage dans les pays chauds, l'emploi de substances dont l'énumération serait ici trop longue, les inhalations de vapeurs de toute sorte, et enfin la cure aux eaux thermales. Suivant les théories médicales régnantes, on est toujours tenté d'attendre d'un moyen en vogue plus qu'il ne peut donner, pour ensuite, quand la vogue a passé, ne plus même avoir recours à lui dans les cas où il offre des ressources. C'est en ne portant pas trop haut ses espérances, en se pénétrant bien de cette idée que la thérapeutique de la tuberculose est faite d'indications et d'opportunité, que l'on évitera ces engouements excessifs et les déceptions qui les suivent. Aux uns et aux autres, les eaux minérales n'ont pas échappé. Pour bien se rendre compte de ce qu'on est en droit d'attendre d'elles, il faut envisager de quels éléments se compose la phthisie pulmonaire. Nous en trouvons deux qui dominent la scène : la diathèse, et sa manifestation locale directe, son produit dans l'organe, le tubercule. Le tubercule lui-même n'est pas isolé : il s'entoure, quand il est en état d'activité, d'une zone inflammatoire, d'un processus irritatif, à l'aide desquels naissent de nouvelles granulations et se fait l'invasion de proche en proche. Que ce soient des granulations isolées, que ce soit des noyaux de volume varié ou de grosses masses caséeuses, nous savons aujourd'hui, d'après les recherches de MM. Thaon et Grancher, confirmées par la haute autorité de M. le professeur Charcot, que le point de départ est identique. Ce fait, qui nous ramène à l'ancienne opinion de Laënnec sur l'unité du tubercule et qui nous éloigne du dualisme allemand et de toutes ses conséquences, n'avait cessé d'être tenu comme probable par la clinique qui se rangeait mal aux distinctions qu'avait voulu introduire l'anatomie pathologique. Il nous montre déjà que nous ne devons pas chercher nos différentes indications dans la division en pneumonie caséeuse et tuberculose vraie. Mais ce produit morbide, universellement le même dans la diathèse et qui n'est qu'une agglomération de cellules du tissu conjonctif, pauvres, misérables, incapables d'arriver à leur complet développement, en quoi est-il atteint par les moyens que nous avons à notre disposition? Nous abordons ici une des grosses questions de cet article, celle de la curabilité de la phthisie pulmonaire et du rôle qu'y jouent les eaux minérales.

Que des tuberculeux puissent guérir, c'est-à-dire que des individus porteurs de tubercules puissent parvenir à une vieillesse avancée, mourir d'une maladie étrangère, avec de ces produits dans les poumons qui n'ont pas ou ont cessé d'avoir un retentissement sur l'état général, le fait si souvent cité des autopsies faites à Bicêtre suffit à le prouver. Que s'est-il donc passé en pareil cas? Sans doute la maladie a manqué d'aliment; le dépôt pathologique s'est isolé dans l'organe et n'y a pas tenu d'autre place qu'un corps étranger enkysté. Quant à la résorption totale, à la disparition du tubercule, elle ne peut être à la rigueur que la très-rare exception. Est-il admissible que cette résorption puisse avoir lieu par l'action de l'eau minérale sur la granulation déjà déposée? En d'autres termes, est-ce sur la granulation directement que se porte cette action, comme on l'a soutenu quelquefois? ou n'y a-t-il, suivant l'opinion la plus généralement admise, qu'une nouvelle direction imprimée aux parties saines qui avoisinent celle qui est déjà atteinte et les rendent réfractaires aux envahissements de l'irritation? L'examen des faits que nous possédons répond assez bien à cette question. On trouve en effet d'habitude que les malades qui, traités dans de bonne condition, se sont améliorés, ont présenté, suivant l'époque de la cure à laquelle on les a examinés, des phénomènes caractéristiques. Si, au début, des râles secs et des râles humides s'étendent sous l'oreille et sont simultanément perçus, si du souffle, de la respiration rude se joignent aux autres signes, plus tard, quand l'affection vient à être enrayée, quand on peut dire à juste titre qu'il y a guérison momentanée, tout ce qui impliquait un processus d'invasion a disparu. Il ne reste et on n'entend que les signes de la lésion brute, mais sommeillant, mais au repos, le souffle, la rudesse, l'imperfection de la respiration. La bronchite concomitante a cessé ses manifestations, et avec tout cela coïncide un remontement de l'état général, un état de santé aussi satisfaisant que possible. Ces temps de repos pendant lesquels la lésion reste inerte peuvent durer longtemps ; ils peuvent même durer toujours et c'est là la guérison la plus à souhaiter, celle que l'on obtient communément. La phthisie marche tantôt avec une continuité non interrompue, tantôt par poussées successives dans l'intervalle desquelles se produit un calme plus ou moins long. Ces poussées peuvent devoir leur éclosion à une foule de causes occasionnelles. Il n'est pas exact de dire d'une manière absolue que la période d'activité contre-indique l'usage des eaux minérales, qui ne devraient alors être employées que lorsque la lésion ne progresse pas. C'est plutôt le contraire qui serait vrai, avec des restrictions que l'expérience fait connaître. — On a également revendiqué pour certaines eaux thermales une action différente de celle qui consiste à limiter dans l'organe le processus tuberculeux. M. le docteur Pidoux entre autres y insiste particulièrement à propos des Eaux-Bonnes et des sulfurées. Ce ne serait pas la reconstitution ordinaire, ce phénomène banal que l'on retrouve un peu partout, à toutes les eaux et sous toutes les latitudes, mais un effet plus profond, antidiathésique dans le sens restreint que l'on peut donner à ce mot et s'opposant à la genèse de nouveaux tubercules. L'autorité en pareille matière de l'écrivain que nous venons de nommer donne un grand poids à cette opinion et sert à expliquer la spécialisation incontestable des sulfurées dans cette maladie.

Parmi les stations qui ont acquis une notoriété de longue date dans le traitement de la phthisie pulmonaire, les unes appartiennent à la classe des sulfurées sodiques : Eaux-Bonnes, que sa proportion de sulfure de calcium fait plutôt une source intermédiaire aux deux classes ; Cauterets, sulfurée sodique stable à minéralisation moyenne. Beaucoup d'autres sources de la même famille sont aussi préconisées et servent de succédanées aux précédentes, suivant les convenances individuelles ou de lieu ou quelques indications spéciales. Parmi les sulfurées calciques, Saint-Honoré, Allevard, Enghien sont surtout conseillées. On fait aussi usage des sulfurées dégénérées, qui servent parfois à traiter des malades pour lesquels les sulfurées fortes seraient trop énergiques. Dans un tout autre ordre d'idées, nous trouvons les chlorurées sodiques, vantées surtout en Allemagne, et Soden entre autres, dont les docteurs Kolb et Thilénius avaient proclamé les excellents effets. C'est même la constatation de ces effets qui avait engagé M. Amédée Latour à proposer le chlorure de sodium dans le traitement de la phthisie, médication tombée en désuétude aujourd'hui. — La médication bicarbonatée sodique était représentée par Ems, qui fut longtemps le rendez-vous de beaucoup de tuberculeux tant allemands que français et qui est aujourd'hui remplacé par Royat, station similaire à bien des titres. — Enfin le Mont-Dore, que les dernières classifications rangent parmi les indéterminées, contenant un peu d'arsenic, revendique sa large part dans la thérapeutique de la même affection. La Bourboule, sa voisine, répond bien mieux encore aux cas dans lesquels l'usage de l'arsenic paraît devoir être conseillé.

En France, la question se pose entre les eaux sulfurées d'un côté, le Mont-Dore de l'autre. Bien des circonstances accessoires d'anémie, de chlorose, bien des états précurseurs du tubercule peuvent trouver ailleurs une amélioration. Seules les deux médications précédentes constituent des types bien complets et que l'on voit en dernière analyse répondre à des états différents. M. le Dr Pidoux a fait magistralement ressortir ce que la statistique avait de défectueux au sujet des résultats de la phthisie. Ce n'est pas une énumération de succès même très-réels, faite indistinctement, qui constitue les vrais états de service d'une station. Il faut avant tout tenir compte des conditions dans lesquelles s'est produite la maladie, car, suivant ces conditions, elle offre des facilités bien diverses aux moyens curatifs. La phthisie des gens pauvres est infiniment moins variée dans ses causes que celle des gens riches ; celle-ci, diathèse ultime, expression de la misère physiologique résultant soit de l'épuisement de l'organisme, soit de l'existence de diathèses antérieures dans la race, procède ainsi la plupart du temps de maladies différentes d'elle. Les anciens avaient admis une phthisie, une consomption par l'arthritis, par la syphilis, par la scrofule. L'école anatomo-pathologique nivela ces distinctions très-réelles et dans lesquelles il faut chercher le secret du succès ou de l'insuccès de bien des méthodes thérapeutiques. Selon que la phthisie reconnaît pour point de départ la dégénérescence de telle ou telle diathèse antérieure dont au milieu même de la consomption il reste des vestiges, il arrive que la diathèse même qui lui a donné naissance soit dans l'individu, soit dans des ascendants, sert de contre-poids, d'antagoniste contre ses effets destructifs ; l'arthritis en est l'exemple le plus frappant. Souvent, tout le bénéfice d'une cure thermale tient à ce qu'on a réveillé ainsi chez un tuberculeux des manifestations arthritiques, manifestations dont l'apparition dans les urines de dépôts d'urates et d'acide urique, si communs aux eaux sulfureuses, est une des plus régulières. Quand cette ressource manque, quand il y a phthisie complète, quand en un mot la tuberculose, expression d'une décomposition plus avancée, a pris le pas sur les diathèses qui lui ont frayé la voie, la marche est invariablement fatale et au-dessus des tentatives de l'art. Ces quelques lignes peuvent donner une idée de la complexité du problème ; on voit par là combien, quand on remonte aux causes, sont variés les pronostics des diverses phthisies et combien par cela il est indispensable que les observations tiennent lieu de tous les antécédents. Quoi qu'il en soit, une division pratique dont les termes ne sont pas acceptés par tout le monde, mais cependant sont généralement usités, a classé les phthisies pulmonaires en torpides et éréthiques. Les mots peignent la chose. On a mis d'un côté toutes les phthisies torpides, et on en a fait un lot pour les sulfureuses hypersténisantes, de l'autre les phthisies éréthiques, que l'on a regardées comme l'apanage des sulfureuses douces, des indéterminées, des bicarbonatées, suivant les régions.

Nous n'y contredisons pas ; mais, ainsi prise dans un sens absolu, cette distinction va trop loin. Suivant l'état du moment, le même phthisique peut avoir besoin d'une classe d'eaux minérales ou d'une autre, comme il peut aussi avoir besoin de tel ou tel médicament. C'est donc en suivant pas à pas les périodes et les phénomènes qui les accompagnent que l'on se guidera mieux que par ces notions générales.

L'eau minérale est employée en boisson à des doses plus légères ici que partout ailleurs. Dans certaines stations, aux Eaux-Bonnes par exemple, on commence par une ou deux cuillerées coupées ou non avec du lait ou du sirop. On va en augmentant graduellement sans se départir d'une prudence rigoureuse. Il est reconnu, quand il s'agit des eaux sulfureuses, que la circulation et le tissu pulmonaire sont directement influencés par cette eau ingérée. Le reste du traitement ne sert que de palliatif, de correctif, s'adresse à tel ou tel symptôme, cherche à prévenir une congestion que l'on craint toujours ; ce sont : les bains de pieds chauds de 5 à 8 minutes ; les demi-bains, qui dans les stations des Pyrénées, comme dans celles de l'Auvergne, sont d'une pratique fort ancienne et fort vantée par les médecins qui ont autrefois écrit sur la matière. On ne fait que très-exceptionnellement usage de douches révulsives, quoiqu'elles puisent quelquefois être employées avec fruit. Mais, se conformant à l'adage « primum non nocere », on n'oublie pas que l'on a entre les mains des sujets d'une délicatesse excessive et pour lesquels toute excitation trop vive serait funeste. Les demi-bains, les pédiluves à une haute température tiennent une bien plus large place dans la médication du Mont-Dore par exemple, ainsi qu'il ressort de la lecture de Michel Bertrand, qui a été comme le législateur de cette station, et de ceux qui ont écrit après lui. Un autre moyen dont on se sert aussi beaucoup et dont on retire d'excellents effets est l'inhalation de vapeurs minérales. Mascagni disait que, le jour où l'on trouverait un spécifique pour la phthisie, il serait porté sous forme de vapeur sur la muqueuse pulmonaire. Sans que cette confiance ait été justifiée, il est certain que les inhalations à une douce température, d'abord courtes, puis plus prolongées, produisent un effet sédatif remarquable succédant à une excitation première. On les a recommandées dans le cas d'hémoptysie, et on a cité des cas nombreux où elles faisaient cesser cet accident. L'inhalation se pratique encore à Allevard, Enghien, toujours dans ce même but. On avait beaucoup vanté la pulvérisation à sa naissance dans les affections pulmonaires. Aujourd'hui, ce moyen est à peu près uniquement réservé aux affections de l'arrière-gorge et du larynx. Le humage n'est pas davantage usité en pareil cas.

En résumé, parmi les deux genres de sources minérales que l'on conseille dans la phthisie pulmonaire, les unes, plus appropriées, plus spéciales incontestablement, sont à redouter par l'excès même de leur énergie. Aussi éloignera-t-on d'elles tous les cas où une excitabilité trop marquée permet de craindre par leur usage un redoublement des symptômes, tous ceux que M. Pidoux range parmi les phthisies complètes et dans lesquels le médecin ne sait pour ainsi dire où se prendre. La maladie recevrait un coup de fouet fatal de quelques quarts de verre d'eau sulfureuse, et il n'est pas nécessaire pour cela que la lésion soit bien avancée; parfois elle est à peine soupçonnée, et le retour sera suivi d'une recrudescence, d'une marche galopante. Ces malades n'ont rien à voir avec des eaux quelconques; mais sans doute qu'une minéralisation indifférente et de peu d'énergie les affectera moins et même pas du tout. Il faut savoir dans ces cas dangereux se limiter à l'hygiène et aux ressources tirées de la climatologie. ressources dont l'ouvrage du docteur Bennet, celui plus récent de M. Thaon montrent bien l'étendue. Mais ces cas dangereux, à quoi les reconnaîtra-t-on? Sans doute aux antécédents, quand ils pourront être soigneusement consultés, mais aussi à cet éréthisme vrai, à cette intolérance du médicament dont tout médecin qui observe aux eaux est bien vite frappé.

Le rôle de l'arsenic dans la thérapeutique hydrominérale de la phthisie pulmonaire est aujourd'hui assez considérable. Il a été invoqué pour l'explication des bons effets du Mont-Dore. En raison de l'importance qu'on lui a attribuée, on a songé à diriger les phthisiques vers La Bourboule, bien plus riche en arséniate que sa voisine. La présence de ce principe vient certainement compléter une médication qui doit ses succès très-réels en même temps aux moyens accessoires que nous avons énumérés, à des méthodes de révulsion et d'excitation cutanée, qui, il est vrai, ne sont pas toujours également bien supportées. Pour M. le professeur Gubler, s'il y a une forme subinflammatoire, le type des eaux inoffensives et calmantes est le Mont-Dore; seulement il faut diminuer la balnéothérapie à outrance et les inhalations de vapeur forcées. La Bourboule, fortement arsenicale, semble trouver son indication dans la fièvre symptomatique des lésions tuberculeuses. Si l'affection ne progresse pas trop rapidement, si elle laisse en somme un peu de prise à une médication active, il faut les eaux sulfureuses fortes. — Quand l'éréthisme existe réellement et qu'il s'agit de le diminuer, on peut préférer les sulfurées calciques ou les sulfureuses dégénérées.

Si maintenant nous reprenons toutes les périodes et les formes de la phthisie pour décider auxquelles s'applique le mieux le traitement hydrominéral, nous trouvons les auteurs partagés à ce sujet. Tous sont d'accord sur l'importance prophylactique de ce traitement. Avant toute lésion, lorsque des circonstances tirées de l'hérédité, de l'état général, font craindre avant longtemps une poussée tuberculeuse, peut-être a-t-on dans l'excitation produite par un traitement thermal modéré le meilleur moyen de la prévenir. C'est dans l'enfance et l'adolescence, dit Cyprien Camus, avant l'apparition d'aucune douleur, quand les malades n'ont encore éprouvé ni toux, ni enrouement, ni mal de gorge, ni expectoration d'aucune espèce, que ces eaux sont surtout favorables. Elles sont encore bienfaisantes quand une partie des accidents est déjà à l'état de réalité; mais le moment presse : quelques jours encore, et leur effet pourrait être incertain et dangereux. Le pouls chez les sujets pour lesquels on peut espérer une amélioration est resté calme et la peau sans chaleur ; mais le teint se flétrit, la fraîcheur disparaît, les épaules deviennent saillantes, la voix s'altère, et bientôt, si l'on n'a rien fait pour en arrêter la marche, les sympathies se réveillent, la circulation s'ensuit, et les symptômes de la phthisie, si souvent énumérés, grandissent et s'accumulent; leur emploi nécessite alors de la prudence et de l'habileté et souvent des modifications variées que l'expérience seule suggère. Nous ne déciderons pas si c'est à l'époque du tubercule cru, ou dans la période où se produit le ramollissement, que les eaux sont surtout utiles ; l'une et l'autre opinion ont été soutenues, et elles ont chacune une part de vérité. On est aujourd'hui bien plutôt disposé à voir dans la diathèse qui a conduit à la phthisie, qui la tient sous sa dépendance, dans l'idiosyncrasie du sujet, sa force de résistance, sa constitution plus ou moins altérée, la forme torpide et éréthique du mal, la source des indications et des contre-indications des moyens hydrominéraux. Le porteur d'une caverne peut être encore très loin de la cachexie, tandis qu'un malade dont la lésion est presque au début n'offre déjà plus prise à aucune action salutaire.

La phthisie scrofuleuse a toujours été regardée comme celle que l'on pouvait arriver à modifier le plus aisément.

La phthisie arthritique est également considérée comme offrant beaucoup de ressources, par suite d'une sorte d'antagonisme qui, à l'aide du réveil des déterminations normales de la diathèse, ferait taire ou diminuer la progression du travail tuberculeux. — Les formes de tuberculose avec éréthisme, la phthisie chez les gens nerveux, irritables, à réactions excessives, sont les plus difficiles à manier, celles dans lesquelles il faut le plus souvent s'abstenir ou ne faire appel qu'à des eaux comme les sulfureuses dégénérées, les indéterminées, les bicarbonatées douces : c'est surtout à ces malades que l'on pourrait appliquer ce que l'on dit parfois du retour funeste des eaux; ce sont eux qui offrent dans la pratique le terrain le plus ingrat au médecin; c'est à eux que se rapportent surtout ces cas fâcheux dans lesquels une explosion aiguë a suivi de très près la cessation du traitement.

Pendant la cure aux eaux minérales, le premier phénomène que l'on est à même d'observer, quand elle est favorable, après le remontement de l'état général prononcé dès les premiers jours, est le redoublement de l'expectoration, qui atteint parfois des proportions excessives chez les gens qui portent en eux des cavités et est suivi d'une période de sécheresse. L'impulsion communiquée aux sécrétions et à la circulation pulmonaire, comme aussi celle qui retentit sur l'ensemble circulatoire, peut amener par son excès des accidents qui ne sont autres que le retour de la fièvre, l'intolérance du médicament, et l'hémoptysie thermale. S'il est permis d'admettre qu'un tuberculeux fébricitant ne se trouvera pas mal d'un séjour aux eaux, pourvu que sa fièvre ne soit pas de trop longue durée et réponde au troisième type de celles qu'on observe chez les phthisiques, la fièvre qui s'allume le soir, on doit considérer comme une véritable contre-indication le retour ou la recrudescence de cette même fièvre d'une manière persistante pendant le traitement, mais non pas s'arrêter à ses premiers symptômes, qui souvent ne sont que le produit d'une excitation salutaire et s'amendent d'eux-mêmes ou avec un peu de repos. Quant à l'hémoptysie thermale, elle est depuis longtemps regardée comme un accident assez commun auprès des eaux sulfureuses fortes. Mais les médecins qui exercent auprès de ces stations ont combattu avec succès cette opinion trop accréditée. Il est incontestable que, surtout chez les sujets à antécédents hémoptoïques, l'usage des eaux sulfureuses en boisson peut faire reparaître les crachements de sang, c'est-à-dire que leur action élective, si précieuse sur la circulation pulmonaire, peut s'exalter au point de produire des hémorrhagies. Mais, d'un côté, on a contesté la signification trop fâcheuse attribuée à l'hémoptysie en pareille occurrence ; on a même voulu y voir un incident favorable, une sorte de déplétion, « de saignée de poumon ». Sans accepter complétement cette opinion optimiste, nous pouvons dire, après les médecins qui ont le plus étudié à notre époque les maladies pulmonaires, que l'hémoptysie n'a pas, comme symptôme et comme signification, la gravité que quelques médecins et des gens du monde lui accordent encore, et que les phthisiques hémoptoïques sont loin d'être ceux qui doivent le plus décourager l'intervention de l'art. Le docteur Marcellin Cazaux, dans un travail sur l'hémoptysie aux Eaux-Bonnes, a démontré de plus que la fréquence de cet accident était beaucoup moindre qu'on ne le pensait généralement, et qu'il devait même être attribué souvent dans les cas où on l'observait à des circonstances étrangères au traitement thermal.

DIABÈTE SUCRÉ ET DIABÈTE INSIPIDE

Trois maladies que l'on pourrait appeler parallèles, le diabète, l'albuminurie et l'obésité, ont pour caractère l'imparfaite transformation des principes essentiels de toute assimilation, le sucre, l'albumine, la graisse, et pour résultat la production plus ou moins rapide de la cachexie. Comme pour la goutte, avec laquelle elles ont d'ailleurs plus d'un point de contact, nous les voyons soit rejeter par les voies naturelles, soit déposer dans l'épaisseur des tissus des substances qui n'ont pas épuisé la série de leurs métamorphoses, mais avec cette différence que, dans la goutte, le produit rejeté appartient déjà au monde inorganique et n'apparaît que lorsque les aliments ont en entier fourni leur rôle utile, tandis que, dans les maladies cachectiques, ces mêmes aliments, ne remplissant pas le but auquel ils étaient destinés, sont pris au point de départ même de leur changement et éliminés à l'origine de leurs transformations. C'est donc un vice radical de la nutrition et de l'alimentation qui constitue avant tout de telles maladies. Ce vice radical ne peut manquer d'amener, dans un délai qui doit varier suivant l'importance même des aliments, l'épuisement et la consomption. Mais, tandis que la perte du sucre et de l'albumine non utilisés atteint l'organisme dans ses bases les plus profondes, le dépôt des particules graisseuses, eu égard au rôle moins essentiel que joue la graisse dans l'alimentation, n'amène pas les mêmes inconvénients et une détérioration aussi considérable. La parenté du diabète avec la goutte a été bien établie par M. le professeur Charcot. « On voit, dit-il, un père goutteux, diabétique et phthisique, engendrer un fils goutteux, ou bien un père diabétique avoir un fils goutteux. » Et plus bas il cite dans un tableau la combinaison suivante :

Père goutteux	1er fils.....	Gravelle.
	2e fils.....	Diabète.
	3e fils.....	Goutte, phthisie.
	Fille.......	Gravelle.

L'albuminurie n'est pas sans points de contact bien des fois signalés avec la syphilis et la scrofule; il en est de même de l'obésité. Il règne encore beaucoup d'incertitude sur le compte des rapports qui unissent aux diathèses les maladies cachectiques; cependant le peu que nous en savons et les quelques faits aujourd'hui bien acquis que nous possédons permettent, sans trop hasarder, de regarder ces dernières comme des résultantes. Toutes les trois ont d'ailleurs ce côté commun : c'est que le produit imparfaitement réduit qu'elles laissent s'éliminer ou se déposer, albumine, sucre, graisse, peut exister dans le sang, les sécrétions et les tissus, d'une façon passagère, en dehors d'un état morbide bien défini; il peut au contraire s'y trouver d'une manière permanente et y augmenter sous l'influence de causes persistantes qui nous échappent, mais dont la réalité donne à l'affection une bien autre gravité que quand elle est provisoire. Les indications auxquelles en pareil cas doivent satisfaire les eaux minérales sont de deux sortes : en premier lieu, favoriser la reconstitution d'un organisme affaibli, ce qui est infiniment plus urgent dans les deux premiers cas (sucre, albumine), où la perte en substances essentielles est un danger toujours croissant, que dans le troisième (graisse), où c'est surtout par suite d'une action mécanique, d'une compression que peuvent se montrer des symptômes inquiétants. En second lieu, atteindre le mal aussi profondément que possible en amenant, soit par les alcalins, soit par les eaux que leur composition a fait qualifier de lymphe minérale, l'assimilation plus complète de ces principes, et diminuant d'autant la quantité qui est rejetée et perdue. Le diabète a été divisé en diabète sucré et diabète insipide : dans celui-ci, il y a production d'un excès d'urée que l'on retrouve et que l'on peut évaluer en dosant les urines par le procédé d'Yvon, au moyen de l'hypobromite de soude. Dans le vrai diabète ou glycosurie, il peut y avoir ou non coïncidence d'azoturie. Cette distinction a son importance, car on a cherché à baser sur elle quelques différences dans les indications des eaux minérales. On a encore distingué des diabétiques gras et des diabétiques maigres.

Les sources alcalines, Vichy et Vals entr'autres, ont été de tout temps regardées comme les mieux appropriées au traitement du diabète. C'est la théorie chimique de Mialhe, d'après laquelle la présence du sucre serait due uniquement à une combustion incomplète, qui a directement conduit à ces applications. Elle fut adoptée d'abord et soutenue par un grand nombre de médecins, parmi lesquels Petit, de Vichy, lequel, guidé par ces idées et faisant jouer un grand rôle à la plus ou moins grande quantité d'oxygène absorbé par les poumons, admettait qu'il y avait un rapport direct entre la capacité de la poitrine et la production du diabète. Depuis les travaux de Claude Bernard et la découverte de la fonction glycogénique du foie, il n'a plus été permis de juger le problème avec autant de simplicité. En somme, pas plus la genèse du diabète que la thérapeutique qui en découle n'ont pu depuis lors être rattachées uniquement à des réactions chimiques, puisqu'il était démontré qu'en dehors même de toute intervention d'aliments sucrés le foie même faisait du sucre, et qu'il y avait là un acte physiologique intime. Cependant la clinique avait prouvé les bons effets des alcalins, et on a continué à leur reconnaître une influence favorable dans le traitement du diabète, pourvu qu'il ne soit pas arrivé à ses dernières périodes. Sans effets curatifs, ils ont des effets palliatifs très-remarquables, maintiennent l'intégrité des forces, diminuent la quantité de sucre, et permettent aux malades d'aller ainsi pendant de longues années, de se soutenir et de vaquer à leurs occupations, pourvu qu'elles ne soient pas trop fatigantes.

Du relevé qu'il a fait de sa grande pratique à Vichy, M. Durand-Fardel tire comme conclusion que généralément le sucre diminue dès les premiers jours, qu'il peut même arriver qu'il disparaisse tout à fait, ce qui est vrai surtout pour les cas où, comme dans le petit diabète, il n'y a qu'un ou deux pour 100 de sucre; mais, dans les cas où au contraire le sucre s'élève à 8,10 et 12 pour 100, la disparition est bien moins fréquente. En même temps, l'état des forces s'améliore; la soif est également un des premiers symptômes à s'amender; il en est de même de la sécheresse de la peau, et le même auteur fait remarquer que ce symptôme cède d'ailleurs plus facilement et plus vite au traitement hydrominéral qu'au traitement ordinaire. Il faut aussi faire remarquer que, dans la plus grande partie des observations, le traitement ordinaire avait précédé la cure par les eaux minérales, et que celle-ci a obtenu des résultats que l'on n'avait pu constater par les moyens précédemment employés. Parmi les symptômes les plus rebelles, il faut citer la fétidité de l'haleine, si prononcée chez les diabétiques et qui est déjà un signe d'altération grave. Lorsqu'enfin des troubles plus avancés sont intervenus, tels qu'affaiblissement de la vue, œdème, profond affaiblissement moral, les ressources à tirer du traitement thermal sont bien moindres. Si à cela viennent s'ajouter des signes plus prononcés de cachexie, si la fièvre s'allume, si les complications pulmonaires, la tuberculose si fréquente à la troisième période viennent à paraître, il y a contre-indication formelle des alcalins ; il ne reste plus en pareille occurrence qu'à faire usage de quelques reconstituants, de ferrugineux de préférence, quelquefois des eaux chlorurées sodiques ou sulfatées sodiques. Ces dernières occupent à l'étranger la place qu'en France nous accordons à Vichy pour le traitement du diabète, et Carlsbad en Bohême a de tout temps été conseillé dans cette maladie. Il semble même que l'on craigne moins dans cette dernière station de fâcheux effets sur la cachexie, puisqu'on la préconise même dans les cas de diabète maigre. Plus récemment, les eaux de Tarasp-Schuls, dans la basse Engadine, analogues de Carlsbad pour leur composition, ont aussi été indiquées par Valentiner. La diminution du sucre dans le diabète n'est pas un résultat uniquement obtenu auprès des sources alcalines. On voit au contraire, auprès des stations de minéralisations les plus diverses, le dosage du sucre donner une diminution très-sensible au bout de peu de jours. C'est ce que M. Lebret a signalé pour Balaruc, Niepce pour Allevard, Regnault pour Bourbon-l'Archambault, Gaudet pour les bains de mer, M. Brongniart pour Contrexéville, le docteur Ticier pour Capvern. C'est ce que d'autres ont signalé encore pour diverses stations sulfureuses. Il n'y a là qu'un fait bien naturel et dû à la reconstitution générale qui s'opère dès le début d'une saison à ces différentes eaux; mais il n'y a pas de modification plus intime, se prolongeant au delà avec continuation de l'amélioration. Au contraire, par les alcalins, nous voyons que le sucre, quoique reparaissaut, continue souvent à se montrer en quantité moindre qu'auparavant; que l'organisme conserve son énergie plus longtemps; que les symptômes s'atténuent. Il ne faut pas perdre de vue que l'on a affaire à une maladie dans laquelle les rechutes sont fréquentes, dont la cause persiste et reprendra son intensité à la première occasion. Par conséquent, on doit insister sur la reprise du traitement minérothermal quand déjà il a eu quelques bons effets, conseiller plusieurs saisons consécutives ou à des intervalles bien déterminés. C'est le seul moyen de conserver un diabétique longtemps, de l'empêcher, en entretenant chez lui la résistance vitale, d'arriver trop rapidement à une cachexie irrémédiable.

Les eaux dites à lymphe minérale, La Bourboule. Châtel-Guyon, Saint-Nectaire, Brides, peuvent être préférées à Vichy dans certaines formes et dans quelques périodes du diabète. C'est ce que M. le professeur Gubler a fait observer, en montrant que dans des cas où Vichy ne peut plus être employé, tandis que Carlsbad le serait encore, ces sources peuvent devenir les succédanées de la grande station autrichienne et la remplacer. Dans un récent travail à propos de quelques diabétiques traités à La Bourboule, M. le docteur Danjoy a cherché à préciser quels sont les cas où de préférence ces eaux devraient être appliquées au diabète. Pour lui, la médication de La Bourboule réunit deux substances qui isolément ont déjà été employées dans cette maladie ; ces deux substances sont le chlorure de sodium et l'arsenic ; il y a donc dès l'abord une certaine apparence de raison à expérimenter leurs effets quand elles sont associées. Dosant le sucre par la liqueur de Felling, l'urée par l'hypobromite de soude, M. Danjoy a constaté une diminution de l'un et de l'autre, et il admet que c'est surtout dans la glycosurie azoturique que les eaux de La Bourboule, qui, tout en modifiant la glycogénie, agissent contre la production excessive d'urée qui caractérise l'azoturie, trouveront leurs indications. Par elles, le mouvement déperditeur serait arrêté, car les sources de La Bourboule modèrent la formation de l'urée et sont alors préférables aux alcalins, qui, selon lui, augmenteraient cette formation. Sans entrer dans l'examen de cette explication.

qui ne cadre pas avec les dernières idées que les physiologistes, et entre autres MM. Rabuteau et Boghoss Constant, donnent du rôle du bicarbonate sodique (modérateur de l'excrétion de l'urée), citons le relevé intéressant qui termine ce travail : Sur 15 cas, 9 fois une amélioration marquée, dont six diabètes et trois glycosuries, cinq cas d'amélioration fort marquée, quatre glycosuries et un diabète, un insuccès chez un diabétique.

ALBUMINURIE

L'excès d'albumine dans le sang et les sécrétions peut être lié à une cause passagère et fonctionnelle, ou bien reconnaître comme point de départ une lésion grave, principalement du tissu rénal. Dans le second cas, et pour peu que ces lésions soient avancées, pour peu qu'elles s'accompagnent d'hydropisie, d'infiltration séreuse, il sera prudent de s'abstenir de tout traitement thermal, ou du moins de se borner à l'usage de quelques eaux ferrugineuses ; mais, si la lésion est encore à son début, si la superalbuminose n'est pas due à quelque altération profonde, on se trouvera bien de l'emploi des alcalins, surtout quant aux sels à base de soude sont mélangés en proportion assez notable quelques sels ferriques ; on se trouvera bien aussi des eaux reconstituantes à lymphe minérale, comme La Bourboule, Saint-Nectaire, Châtel-Guyon, etc., dont l'absorption vient augmenter dans le sang la proportion de certains principes étrangers à l'albumine. C'est du moins la théorie basée sur la trop grande prédominance de l'albumine dans le liquide sanguin qui a conduit quelques auteurs à conseiller ces eaux, dont le but doit être de combattre cette prédominance. On emploie dans la même maladie quelques sulfatées calciques, principalement quand elles contiennent du fer avec leur sulfate de chaux. La station de Capvern, parmi ces dernières, jouit d'une notoriété justifiée par l'expérience, puisqu'on lui a reconnu de bons effets même chez quelques animaux, comme les chevaux albuminuriques. M. Jaccoud recommande la station de Saint-Moritz (Grisons) dans l'albuminurie atonique. En résumé, les indications minérothermales ne diffèrent pas sensiblement pour l'albuminurie de ce qu'elles sont pour le diabète. Mais les ressources sont moins étendues, et, si l'on a des chances d'imposer, à l'aide d'un traitement thermal bien dirigé, un temps d'arrêt à l'albuminurie, ces chances sont plus restreintes qu'elles ne le sont dans le diabète.

DE L'OBÉSITÉ

La cure de l'obésité, de tout temps moins pratiquée en France qu'en Allemagne, où certaines stations lui sont plus particulièrement affectées, telles que Marienbad, Carlsbad, Driburg, etc., mais cependant pouvant très-bien être suivie auprès de sources telles que Brides, Châtel-Guyon, ou des chlorurées sodiques pures, consiste dans un régime destiné à fournir le moins d'éléments possible aux transformations graisseuses, et d'un autre côté dans un appel fait à des moyens spoliateurs énergiques, purgatifs, diurétiques, diaphorétiques, qui servent à diminuer les proportions du tissu adipeux. Nous ne mentionnerons ici que succinctement le régime, quoiqu'il fasse partie de la cure aux eaux thermales, les deux choses ne devant pas être séparées. Dans la méthode Banting, qui porte le nom d'un négociant de Londres parvenu, par une alimentation dont le fond était la viande, et des exercices réglés, à se réduire de 202 livres à 156, on s'abstient généralement de lait, beurre, œufs, légumes, et de tous les féculents. A Marienbad, le docteur Schindler a conseillé, de temps à autre, pendant la cure de réduction, les pilules purgatives; mais on doit éviter avec soin la répétition trop fréquente des moyens dérivatifs violents qui auraient pour conséquence de nuire aux fonctions digestives. Pour cette raison, les eaux minérales naturelles, purgeant légèrement, amenant la diurèse, et dans lesquelles on combine avec le régime quelques pratiques extérieures, telles que étuves, sudations, exercices violents, sont d'habitude préférables. Le docteur Philbert, dans sa monographie des eaux de Brides, indique la dose de trois à six verres pris le matin à jeun. L'eau est souvent additionnée d'un peu de sulfate de soude pour ajouter à ses propriétés purgatives, ou bien encore on coupe l'eau de Brides avec l'eau chlorurée sodique voisine de Salins-Moûtiers. En effet, cette dernière peut également être utilisée, et nous trouvons en Allemagne des stations telles que Nauheim, Kissingen, Niederbronn en Alsace-Lorraine, qui sont chlorurées sodiques, fréquentées pour la cure de réduction au même titre que Marienbad. M. Foubert, en relatant la pratique et les expériences du docteur Benecke à Nauheim, montre que les adultes perdent de leur poids en buvant pendant quelques jours de cette eau saline, et il croit qu'on pourrait faire servir aux mêmes usages l'eau de mer en boisson et les bains d'eau de mer chauffés.

Dans la pratique de Brides, outre l'eau minérale en boisson et en bains, on prescrit aux malades le séjour dans des étuves dont on peut faire varier à volonté la température et l'élever jusqu'à 70°. La perte de poids au bout d'un séjour dans l'étuve est de six à huit cents grammes. Voici, d'après les observations du docteur Philbert, quel a été le résultat du traitement. Un malade, en six semaines, a perdu 13 kilogr. 900; un second, en dix-huit jours, 16 livres; un troisième, en dix-huit jours, 14 livres; d'autres, en continuant un traitement au retour de la saison, 27 livres en une année, 26 livres en six mois, etc.

La proportion normale du tissu graisseux étant d'un vingtième du corps humain, lorsque cette proportion est notablement dépassée, il en résulte une gêne dans les mouvements, une entrave dans le jeu des organes. L'obésité immobilise pour ainsi dire ceux qui sont porteurs de cette infirmité, et quand la graisse s'accumule dans les cavités, autour de viscères importants, tels que le cœur, le poumon, etc., les fonctions s'exécutent mal, la respiration, la circulation deviennent embarrassées ; le traitement de l'obésité, outre qu'il sert à rendre sa liberté d'allures à un infirme et à faire un sujet dispos de quelqu'un qui parfois ne pouvait plus se bouger, peut encore éviter des complications dans lesquelles le développement de la graisse viendrait à mettre sérieusement la vie en danger.

Le *scorbut* est tantôt un état diathésique originel, tantôt un état accidentel né sous l'influence des mauvaises conditions hygiéniques et de la misère. Comme dans toutes les cachexies, les scorbutiques se trouveront bien, pourvu que leur état ne soit pas trop prononcé, de l'action reconstituante et du remontement général imprimé par les eaux minérales. C'est ce que M. Lebret a mis hors de doute pour les chlorurées sodiques dans son travail sur les maladies scorbutiques traitées à Balaruc à la suite de la campagne d'Orient. Dans ce travail où sont relevés un grand nombre de cas divisés en cas graves et moyens, nous voyons surtout se modifier les états où, quoiqu'il y ait déjà un affaiblissement prononcé, on trouve encore une fermeté relative des gencives. Les douleurs, la faiblesse des membres, les paralysies résultant du scorbut ont été souvent très-heureusement améliorées à Balaruc. Mais quand la débilitation est devenue extrême, lorsque le facies a pris une teinte pâle, terreuse, que les taches se sont multipliées sur la peau, que l'on a trouvé les gencives ayant perdu à peu près toute consistance et tombées en décomposition, le relevé n'a plus donné qu'un petit nombre de cas favorables. Le traitement a consisté en bains chauds de 15 à 20 minutes; tempérés et plus prolongés pour les cas plus graves; en douches à 40-45°; en boisson à très-petite dose; gargarisme avec l'eau chlorurée sodique.

La *maladie d'Addison* est trop contestée dans sa nature, son pronostic est trop grave, pour qu'on puisse espérer grand'chose des eaux minérales; cependant comme une asthénie profonde est l'accompagnement obligé de cette mélanodermie, on a quelquefois conseillé les eaux très-reconstituantes et stimulantes. On peut en dire autant de la *maladie de Basedow*, pour laquelle les Allemands recommandent les eaux sédatives, en même temps que l'application des courants continus, et dans laquelle sans doute l'état névropathique peut se bien trouver du déplacement, du changement de climat, de quelques bains calmants et prolongés; autant encore de la *leucémie*, pour laquelle ils indiquent théoriquement (Valentiner) les eaux qui ont du brome et de l'iode, les chlorurées sodiques et leurs eaux mères; on ne peut enfin assigner aux eaux minérales dans l'*atrophie musculaire progressive* qu'un rôle reconstituant très-incomplet, malgré quelques cas heureux où elle paraît, d'après M. Durand-Fardel, s'être modifiée sous l'influence des eaux sulfureuses d'Aix-la-Chapelle.

La *cachexie paludéenne*, qui conduit aux obstructions viscérales, aux épanchements séreux, se trouvera bien dans quelques cas des eaux qui remédient à la pléthore abdominale, telles que les eaux alcalines (Vichy, Le Boulou), surtout si ces eaux alcalines contiennent du fer ou si l'on peut leur associer quelques eaux ferrugineuses; quelques fièvres intermittentes qui ont résisté aux moyens de traitement usités en pareil cas s'amélioreront par l'usage des eaux arsenicales de La Bourboule ou des eaux de Campagne et d'Encausse. Ces dernières, prises en grande quantité, agissent certainement en poussant à une diurèse abondante et en procurant quelques légères purgations. Ces cures d'eau sont d'ailleurs dans quelques pays des coutumes locales très-enracinées, et les gens de la campagne vont auprès de sources presque ignorées ou tout à fait inconnues, absorber un nombre considérable de verrées. L'état saburral, qui à la fin de l'été et durant l'automne est une des grandes causes de la persistance et de la ténacité des fièvres paludéennes, cède à cette médication. Les purgations légères, les hypersécrétions qui en sont la conséquence, modifient cet état, rendent l'appétit et les forces, et les accidents intermittents disparaissent souvent par ces seuls moyens.

CHAPITRE IX

MALADIES DES SYSTÈMES, DES APPAREILS ET DES ORGANES

DERMATOSES

Les maladies de la peau doivent être rattachées aux affections générales constitutionnelles, ainsi que l'ont péremptoirement démontré les travaux de Bazin, ainsi que l'admettent aujourd'hui tous les auteurs de pathologie cutanée, à quelque doctrine qu'ils se rattachent. Mais là où les divergences commencent, c'est quand il s'agit de savoir si les classifications introduites par Bazin et dans lesquelles il a interprété en faveur de son système les caractères les plus divers des affections cutanées doivent être conservées telles qu'il les a créées, s'il faut encore accepter ces classifications dans toutes leurs déductions thérapeutiques. Déjà M. le professeur Hardy a fortement mis en question un certain nombre d'arthritides ; le professeur Hébra, de Vienne, a également donné le signal d'une réaction en un sens inverse de ces tendances généralisatrices. Sans nier l'influence des maladies générales sur la production des maladies de la peau, étendant même cette influence bien au delà des quatre diathèses, puisqu'il admet que les affections les plus variées, les affections siégeant dans les organes, ont leur retentissement sur l'enveloppe cutanée, qui réagit à sa manière suivant son impressionnabilité, mais non en rapport inflexible avec l'affection de la peau et sous sa dépendance spéciale, le professeur Hébra revient aux idées antérieures à Bazin et détrônées par lui, les idées de Willan et de Biett. Il a posé en principe : que toute cause étrangère à la peau devant être tenue en ligne de compte, la lésion cutanée n'en devait pas moins être étudiée isolément, traitée isolément; il a introduit l'emploi des topiques sur une large échelle, les bains prolongés de quelques minutes à plusieurs heures, l'usage des substances irritantes, les caustiques dans des proportions beaucoup plus considérables qu'on ne l'avait fait avant lui, le soufre, la potasse, le savon, le chlorure de sodium, la potasse, le sublimé corrosif. On peut dire qu'il a rétabli les droits du traitement local, trop négligé parfois avant lui. Nous retrouvons donc ici, comme partout, l'antagonisme entre les deux indications : celles de l'élément local et de l'élément diathésique. Bazin avait fait presque exclusivement la part du second; le professeur Hébra accorde toute son attention au premier. En médecine hydrothermale, ainsi que M. le professeur Gubler l'a formulé, il faut savoir établir une balance égale entre les deux. Mais nulle part, autant qu'en pathologie cutanée, on ne voit combien l'indication immédiate saillante, tirée du mal local, prime l'indication générale.

Un certain nombre de médecins des eaux avaient déjà protesté contre la systématisation excessive de Bazin, qui assigne les herpétides aux eaux arsenicales; les scrofulides, sauf quelques-unes de leurs formes, destinées aux sulfureuses, aux chlorurées sodiques; les arthritides, aux eaux alcalines; cependant ces idées ont encore leurs partisans, qui professent ainsi que, dès qu'on découvre une arthritide, c'est à une source bicarbonatée sodique qu'il faut s'adresser. Mais dans la discussion qui a eu lieu à ce sujet à la Société d'hydrologie, à peu près tout le monde est tombé d'accord sur ce fait : qu'il fallait avant tout s'occuper de la forme de la lésion, de son degré, de son état d'humidité ou de sécheresse; qu'il fallait ensuite tenir compte de la constitution du sujet, de son tempérament, de sa plus ou moins de facilité à réagir. M. Lebret a cité comme ayant trouvé soit la guérison, soit l'amélioration à Barèges aussi bien des eczémas arthritiques qu'herpétiques et scrofuleux. Il en a été de même pour Saint-Gervais, pour Luchon, pour Uriage, et l'on a pu constater que les circonstances sur lesquelles il était spécialement important d'insister étaient non pas toujours la présence de l'arthritisme ou de la scrofule, que cependant il ne faut pas négliger, mais le plus ou moins d'ancienneté de la lésion et ses caractères.

On ne traite pas les maladies de la peau aux eaux

minérales dans leur période d'acuité; tout au plus commence-t-on à avoir recours à elles dans la seconde période ou de subacuité. Encore faut-il s'abstenir à ce moment-là d'adresser aux sources trop excitantes, sulfureuses fortes, ou chlorurées sodiques fortes, mais se borner à faire usage des sulfureuses faibles, soit à base de sulfure de calcium, soit à base de sulfure de sodium (Saint-Gervais, Saint-Honoré, Allevard), ou des chlorurées et des chlorurées sulfureuses (Uriage), ou bien encore des indéterminées faiblement minéralisées, comme Néris et Plombières, Schlangenbach en Allemagne, enfin des eaux dans lesquelles le mode de balnéation, la durée de bain soit de baignoire, soit de piscine, acquiert une signification particulière. Quand au contraire les dermatoses sont anciennes, sèches, rebelles, on aura recours à des sources de qualités plus excitantes, Luchon, Cauterets, Barèges parmi les sulfureuses, Salins ou Salies-de-Béarn, Bourbonne parmi les chlorurées sodiques, etc. Si des troubles de l'appareil digestif, une constitution arthritique franche permettent de croire qu'on aura plus de chance de modifier la maladie en s'adressant à la diathèse ou à la maladie d'organe, on aura la ressource des bicarbonatées sodiques, telles que Royat, Le Boulou, Vichy, etc.

Le traitement des maladies de la peau par les eaux minérales amène assez souvent une recrudescence momentanée de l'affection. D'après M. Durand-Fardel, cette recrudescence ne se produirait pas de la même manière ni aux mêmes époques, suivant la nature des sources auxquelles on s'est adressé. Assez rapide auprès des sources sulfurées faibles, elle serait tardive pour les sources sulfureuses fortes et manquerait souvent de se produire aux eaux chlorurées sodiques.

Les eaux minérales ont l'avantage de souvent montrer bien nettement la relation qui existe entre une affection de cause interne et une éruption, la première s'atténuant lorsque l'autre apparaît ou s'accentue. Faut-il craindre également que la diminution de l'affection cutanée puisse donner lieu à une répercussion fâcheuse? Sans nier le fait, quand il y a par hasard suppression brusque, puisque ce fait est mis hors de doute par des cliniciens tels que Baumès entre autres, on peut dire qu'en général on n'a pas à craindre les conséquences de ces dispositions.

Des maladies de la peau, très-rebelles de leur nature aux diverses sortes de traitement, les unes récidivent avec une ténacité désespérante après avoir été momentanément blanchies; d'autres, plus heureusement, peuvent s'amender et même trouver la guérison; un certain nombre n'a rien à attendre des eaux minérales : c'est aux retours éruptifs, aux récidives que s'attaque surtout l'action antidiathésique, c'est à l'élément local que s'adresse et doit s'adresser principalement le traitement immédiat.

Nous envisagerons successivement les principales de ces affections génériques, l'eczéma, l'impétigo, le psoriasis, le pityriasis, diverses formes d'acné; nous ajouterons quelques mots au sujet d'affections plus exceptionnelles qui se sont quelquefois bien trouvées de l'usage des eaux.

De l'eczéma. — Il est à la même période tantôt à forme humide, tantôt à forme sèche : la seconde, plus rebelle, demande à être excitée plus vivement, réclame des bains plus prolongés : sur la forme humide il faut plutôt, surtout quand elle n'est pas invétérée, chercher à exercer une action sédative, ou du moins à modérer prudemment l'irritation. C'est ce qu'on fera à l'aide de bains plus courts et de sources d'une sulfuration moyenne, sulfurées calciques, surtout lorsque, comme Saint-Gervais, prises en boisson, elles procurent de légères purgations et ont ainsi en même temps un effet de dérivation sur le tube digestif. A ce moment encore, des chlorurées sulfureuses telles qu'Uriage, des chlorurées sodiques qui ne soient pas trop fortement minéralisées (Lamotte), des sulfurées dégénérées, comme celles des Pyrénées-Orientales et parmi elles Moligt, sont encore indiquées. Toutes ces sources conviendront encore, en dehors des considérations tirées de la nature de l'eczéma, quand le sujet, atteint d'une affection cutanée, sera un individu particulièrement nerveux, irritable. Quand au contraire il y aura chez lui de la torpidité, de l'atonie, il faudra s'adresser aux chlorurées sodiques énergiques et aux sulfureuses fortes. Par conséquent, les scrofuleux, généralement torpides, et leurs dermatoses appartiennent surtout à ces dernières (Barèges, Luchon, Cauterets); les arthritiques, généralement excitables, seront plutôt d'habitude dirigés vers les premières et vers les eaux alcalines, bicarbonatées sodiques moyennes.

L'étendue de la lésion dans l'eczéma ne le rend pas plus rebelle au traitement. Il se trouve au contraire que ce sont des eczémas limités, cantonnés dans une région restreinte qui résistent le plus. M. Lebret a vu des eczémas du sein ne s'amender nullement, malgré un traitement prolongé. M. Lambron signale encore, parmi les plus rebelles, les eczémas des mains et ceux qui se trouvent aux orifices naturels, là où la peau se continue avec la muqueuse, comme par exemple l'eczéma vulvaire ou de l'anus.

Tandis que l'eczéma impétigineux, après avoir reçu un premier coup de fouet, se dépouille plus facilement, les formes sèches atones, celles où il est besoin de provoquer un réveil des fonctions de la peau, cèdent bien moins; aussi a-t-on insisté depuis longtemps sur l'utilité qu'il y aurait en pareil cas à prolonger les traitements, à allonger la durée de la saison thermale.

La récidive est toujours à craindre; mais l'eczéma est, de toutes les maladies cutanées, celle qui est le mieux modifiée par les eaux. M. Lambron assure que les eaux sulfureuses empêchent ou retardent le retour des poussées et diminuent les chances de transmission de l'eczéma des parents aux enfants. Cependant, pour être plus sûr d'obtenir ce résultat ou quelque chose d'approchant, l'arsenic est préférable, et c'est alors qu'apparaît la nécessité de combattre la diathèse. Ces formes plus rebelles, plus récidivantes, gagneront à être traitées par les eaux arsenicales (La Bourboule).

Quand l'eczéma qui a séjourné longtemps dans une région ou y est revenu à de nombreuses reprises a produit des dilatations vasculaires dans cette région, quand il est devenu variqueux, il faudra recourir aux eaux sulfureuses fortes, revivifiantes des fonctions cutanées. L'herpès préputialis, qui est une affection sans signification grave, mais fort incommode, se trouvera également bien de l'action locale des chlorurées, des sulfureuses; mais il s'agira aussi souvent de combattre la disposition qu'il a si fréquemment à reparaître : c'est pour cela sans doute que les eaux arsenicales, ou l'arsenic employé soit conjointement avec les eaux minérales, soit après elles, vaudront mieux. L'eczéma vulvaire s'accompagne souvent de prurit et d'une hyperesthésie intolérable : les sources douces, dégénérées, les indifférentes, réussiront davantage en pareil cas, parce qu'il est préférable d'avoir un effet sédatif qu'un effet trop franchement excitant; mais, en dehors de cette circonstance du prurit et de l'hyperesthésie, le caractère de ténacité de l'eczéma vulvaire, sa résistance aux traitements antérieurs réclament encore les sources fortes.

Après l'eczéma, nous trouvons d'autres affections cutanées pour lesquelles la thérapeutique soit ordinaire, soit minérothermale est bien plus impuissante. Ici de simples atténuations du mal, une sorte de blanchiment sont des résultats déjà fort enviables. La guérison est un résultat exceptionnel. De ce nombre sont les différentes formes d'acnés : l'acné juvénile, qui s'améliore par les progrès de l'âge, que les eaux sulfureuses modifient assez habituellement (Lambron); l'acné sébacée, qui guérit aussi assez fréquemment (Uriage, Doyon) ; l'acné indurée, la moins attaquable de toutes ces formes ; la couperose, pour laquelle on n'obtient que difficilement quelques modifications.

Dans le *lichen*, le prurit, qui est le symptôme le plus intolérable, est soulagé par les sulfurées faibles, calciques, dégénérées ; il risquerait d'être exagéré par l'emploi de sources trop excitantes ; mais celles-ci serviront à lui rendre un peu d'acuité, à opérer une substitution qui pourra devenir favorable. Cependant le lichen résiste beaucoup. Le *pityriasis*, de nature sèche également, guérit difficilement ; le plus tenace est le pityriasis capitis ; le pityriasis versicolor disparaît quelquefois, mais revient avec une grande facilité. L'érythème induré guérit dans quelques cas (Lambron) ; l'érythème intertrigo se modifie.

Le *psoriasis* est certainement pour le médecin une des formes les plus décourageantes des affections cutanées. On a successivement fait usage contre lui des eaux les plus diverses, et la plupart du temps sans résultat ou avec un résultat insignifiant : pendant sept années de pratique à Barèges, M. Lebret n'a relevé qu'un seul cas heureux. M. Lambron montre, ce qu'on pouvait préjuger à l'avance, que le psoriasis guttata peut s'améliorer, mais qu'il n'est pas permis d'espérer grand'chose contre le psoriasis inveterata. On voit très-bien, au bout de quelques bains, les plaques pâlir; quelques-unes même disparaîtront parfois, mais ce n'est là qu'un effet passager, et le psoriasis reprendra sa marche.

On vient difficilement à bout du prurigo généralisé. Le prurigo localisé est au contraire quelquefois assez bien modifié.

Le *lupus* est traité souvent par des applications topiques, par des pulvérisations dirigées sur la partie malade; dans quelques stations chlorurées sodiques, on fait à l'aide d'une petite seringue des injections d'eau salée dont on retire quelques avantages. L'ecthyma est assez bien modifié par les eaux minérales. Leur action reconstituante sur l'organisme aide sans nul doute à sa disparition. Le pemphigus, maladie cachectique, ne peut également aux eaux minérales bénéficier que de quelques effets reconstituants et dans des proportions qui ne sont pas bien grandes.

Nous ne mentionnerons ici l'ichtyose, le vitiligo que pour constater qu'ils sont au-dessus de nos moyens de traitement : cependant les inconvénients dus à l'ichtyose peuvent être atténués ; nous ne parlerons de l'éléphantiasis des Grecs, que pour dire un mot des quelques très-rares observations où l'on a noté une guérison momentanée ou du moins une amélioration de la maladie, sans préjudice des progrès ultérieurs. Nous ne parlerons pas des maladies parasitaires, qui cèdent aux moyens pharmaceutiques, au soufre parasiticide à haute dose, et non aux principes dilués et en petite quantité des eaux minérales; cependant celles-ci, contre les affections artificielles créées par les parasites ou les affections qu'a laissées derrière elle une irritation mécanique et factice quelconque, agiront efficacement.

En résumé, il ne faut voir dans les eaux minérales appliquées aux maladies de la peau que très-rarement des modificateurs de la diathèse, mais des agents irritants substitutifs, bien capables de réveiller la vitalité de l'enveloppe cutanée, procédant, pour en revenir encore à l'idée de Bordeu, par la substitution d'une inflammation artificielle, momentanément aiguë, à une inflammation chronique. Il suffit de se reporter aux travaux des médecins les plus consciencieux et les plus autorisés, dans des stations de nature diverse, pour juger vite qu'en dehors de l'irritation ou de l'atonie, qui sont plus ou moins l'accompagnement de telle ou telle diathèse, l'élément diathésique n'intervient que secondairement dans les résultats obtenus. Plusieurs, et leur expérience doit faire loi, ont prouvé que l'on pouvait ainsi obtenir des résultats favorables, en laissant de côté la cause primordiale du mal et ne s'occupant que de ses déterminations, des portions de maladies (Lebret). L'eczéma, la plus commune, la plus générale parmi les affections cutanées, est aussi celle contre laquelle on réussit le plus habituellement, et cela d'autant mieux qu'il est plus humide, moins invétéré ; après cela, le psoriasis, le lichen, le pityriasis voient quelques-uns de leurs symptômes s'amender, mais trop souvent pour reparaître. Cependant on cite des cas complètement heureux. Parmi les autres lésions dont la peau est le siége, certaines, telles que quelques formes d'acnés, la couperose parfois, les affections artificielles, etc., réclament les mêmes moyens et s'en trouvent bien. Trop avancées, accompagnées de débilitation générale, tendant à la cachexie, les affections cutanées graves seront tout au plus momentanément arrêtées dans leur travail de décomposition.

L'eau en boisson, toutes les pratiques balnéaires et hydrothérapiques, suivant les indications, le bain ou très-chaud et court, ou tempéré, plus long, tiède, le séjour prolongé dans les piscines, les douches révulsives, divers procédés d'application locale, les pommades renfermant des conferves, les lotions, les injections d'eau minérale, la pulvérisation sur un point déterminé de la surface cutanée, des moyens multiples en un mot et des plus variés tant pour la durée que pour le mode opératoire sont mis en usage dans le traitement des maladies de la peau auprès des stations minérothermales.

DES NÉVROPATHIES.

L'état nerveux est généralement lié à une foule de circonstances dont il faut tenir compte : c'est ainsi que souvent la chlorose, les affections utérines s'accompagnent de phénomènes névropathiques dont on ne viendra à bout qu'en s'attaquant à la cause dont ils dépendent. Mais, en dehors de cela, un état nerveux idiopathique n'est pas chose rare à rencontrer et réclame avant tout les médications les plus douces, les médications sédatives. Que ce soit une suractivité excessive des fonctions intellectuelles, l'abus de certains plaisirs ou de certaines distractions, une mauvaise hygiène morale, toujours est-il que le grand nombre de névropathies que l'on est exposé à traiter dans les grandes villes se trouvera surtout bien du déplacement, d'un changement de milieu aussi complet que possible. Voilà pourquoi les stations qui se trouveront joindre aux ressources d'une balnéothérapie calmante un climat plus sain, un air plus pur et plus vif que celui qu'on respire dans les villes, devront être préférées pour toute cette classe intéressante de névropathes, que Sandras a si bien décrite dans son chapitre sur l'état nerveux.

Ce sont là des indications purement hygiéniques; mais celles-ci, en médecine thermale, s'allient constamment aux indications médicales, et ici en particulier passent souvent avant elles. Quant au traitement proprement dit, il se résume en ceci : Calmer le plus possible et éviter toute surexcitation. Aux névropathes, on conseillera les eaux faiblement minéralisées, indifférentes, sulfureuses dégénérées, en se guidant pour faire un choix sur les causes mêmes de leur état névropathique. On prescrira des douches longues, tempérées, des bains également d'une certaine longueur et à une température douce. Tout ce qui se rapproche des moyens hydrothérapiques trop violents et trop énergiques sera soigneusement proscrit dans le névrosisme pur. Cela posé, on pourra, suivant les convenances, suivant une foule de considérations tirées du sujet et dont le médecin sera le meilleur juge, choisir parmi une foule de villes d'eaux, telles que Bagnères-de-Bigorre, Ussat dans l'Ariège, Saint-Sauveur, les Eaux-Chaudes, Lamalou dans l'Hérault, Néris dans le Centre, Plombières, Bains, Luxeuil dans les Vosges, Pougues dans la Nièvre, Forges-les-Eaux, etc., etc., Ragatz-pfäfer en Suissel etc.

C'est là un état nerveux acquis, factice et qui est le produit de causes diverses. Il est un autre état névropathique dont le point de départ est dans l'hérédité qui existe chez les sujets dits à tempérament nerveux et dont Baumès de Lyon et après lui M. Durand-Fardel ont fait une diathèse. Cette diathèse névrosique consiste en ce que, sans aucun symptôme de maladie organique, sans trace de phlegmasie, les individus qui en sont atteints sont affectés, selon Baumès, de douleurs aiguës, successivement, alternativement, d'une manière intermittente, spontanément ou à propos de la cause la plus légère, la plus insignifiante, dans divers viscères, dans diverses régions du corps, à la surface ou dans l'épaisseur des tissus. Cette diathèse névrosique se montre dans les deux sexes, mais elle est plus commune chez les femmes que chez les hommes. Elle est la plupart du temps héréditaire, quelquefois acquise; on la traite par les mêmes moyens que l'état nerveux simple, par les eaux sédatives indéterminées ou minéralisées faibles, Ussat, Saint-Sauveur, Foncaude, Néris, etc., etc.

Son existence n'est pas toujours indépendante, car

on peut fréquemment trouver des points de contact entre elle et d'autres diathèses, surtout l'arthritisme, et quelquefois l'herpétisme.

Ainsi donc, état nerveux acquis, état nerveux héréditaire existant par lui-même, ou sous l'influence d'une cause étrangère, comme une maladie des organes utérins, la dyspepsie, l'anémie, diathèse rattachée ou non à la diathèse rhumatismale, ces divers degrés et ces diverses formes réclament uniformément l'emploi des moyens doux, sédatifs et des eaux non excitantes.

Quant aux névroses proprement dites, l'usage des eaux avec toutes les circonstances accessoires qui l'accompagnent peut quelquefois produire d'heureuses modifications chez les malades qui en sont atteints. C'est ainsi que M. le Dr Dupré, de Montpellier, a cité deux cas d'épilepsie améliorés par les eaux de Lamalou. De tels faits, assez étranges au premier abord, sont corroborés par la grande autorité du professeur Lallemand, qui a fait les mêmes observations.

Les choréiques se trouveront bien du séjour aux bords de la mer, des bains de mer ou des eaux chlorurées sodiques ; les hystériques, des sources hyposthénisantes faiblement excitantes, de la balnéation tempérée et prolongée. Contre les contractures on a employé avec succès les bains sulfureux.

La névralgie sciatique, si souvent rattachée à l'arthritisme, ou bien née accidentellement sous l'impression des influences extérieures, réclame les eaux à haute thermalité, peu minéralisées, quand elle est récente et très-douloureuse ; plus ancienne, plus rebelle, on emploie contre elle au contraire des eaux fortement excitantes, des moyens hydrothérapiques et révulsifs énergiques. On conseille alors Aix-les-Bains. Luchon, Barèges, Cauterets.

Valentiner croit que la migraine, suivant sa cause, peut être améliorée par les eaux ferrugineuses et reconstituantes quand elle est liée à l'anémie, par les eaux sulfatées sodiques ou chlorurées sodiques quand elle se rattache à la goutte. Il conseille aussi contre elle les bains de mer. Nous ne dirons rien des névralgies partielles, telles que la névralgie du trijumeau, des membres, de la névralgie, de l'hyperesthésie généralisées; nous nous contenterons de signaler ces diverses affections comme mentionnées par divers auteurs à propos de la thérapeutique hydrominérale. Dans les cas de modification, on ne doit compter que sur des effets palliatifs obtenus à l'aide de la sédation exercée sur tout l'organisme.

Les douleurs si intenses qui accompagnent la première période de l'ataxie locomotrice sont quelquefois adoucies par l'emploi de la médication indéterminée. C'est ce que M. Ranse a observé à Néris, et ce que l'on paraît assez disposé à adopter avec les plus grandes restrictions sur la portée d'une pareille amélioration; mais n'est-il pas toujours utile, même pour des résultats très-incomplets, d'obtenir quelque répit, quelque calme, dans des affections douloureuses de cette nature?

DES PARALYSIES

Les eaux indéterminées thermales, chlorurées sodiques thermales, sulfureuses thermales, se partagent le traitement des paralysies. Celles-ci doivent être envisagées suivant leur siège, suivant leurs causes, et suivant le temps plus ou moins long qui les sépare du moment où elles se sont produites.

L'hémiplégie est tantôt due à une lésion cérébrale, et tantôt *sine materia*. Abstraction faite de la cause qui l'a produite, il est certain qu'elle cèdera d'autant mieux aux modes de la médication thermale qu'elle sera plus récente, moins invétérée; mais on ne peut poser la question aussi simplement, et une contre-indication tirée de la lésion apparaît immédiatement. Tout le monde voit combien une excitation vive est à redouter chez des sujets qui ont eu une attaque d'apoplexie, et combien il est fréquent de voir le travail inflammatoire, qui non enrayé se continue sourdement, être ravivé par l'usage de moyens trop énergiques. M. de Laurès a cité le cas d'un ecclésiastique qui à la fin d'un traitement thermal, au moment où il se croyait mieux, fut ainsi frappé d'une attaque; ces faits n'avaient pas échappé à la sagacité de Bordeu, qui formulait que dans toutes les paralysies d'origine cérébrale il était plus prudent de s'abstenir des eaux. La pratique de certaines stations, surtout des chlorurées sodiques moyennes et des indéterminées, a permis de restreindre ce jugement, mais il reste intact pour les eaux sulfureuses, auxquelles on ne doit pas en général confier de malades hémiplégiques par le cerveau. Dans ces derniers temps, les médecins de Bourbon-l'Archambault, de Bourbonne-les-Bains, sources qui sont parmi les plus fréquentées pour le traitement des paralysies cérébrales, ont réussi à prouver que cette contre-indication était trop absolue pour leurs eaux. Le Dr Regnault assure même que plus la cause de la paralysie est récente, plus on a de chances de guérison. Plus récemment, le Dr Chaloin, de Châtel-Guyon, a soutenu la même thèse, et les observations fournies à l'appui sont assez nombreuses pour donner à réfléchir. Comment expliquer ces apparentes contradictions? Sans doute, l'action dérivative des chlorurées sodiques, des chlorurées sulfatées sodiques, comme Châtel-Guyon, sur le tube digestif, est une explication toute rationnelle de ces succès ; l'eau en boisson, ingérée à haute dose, est alors le principal moyen de traitement, car pour les bains, les immersions prolongées, quoiqu'on en fasse aussi usage avec grande circonspection, comme ils représentent souvent dans la cure le mode excitant, on ne peut guère supposer qu'ils soient utiles et surtout sans danger aucun dans la production de ces effets salutaires immédiats. On peut donc concilier les deux choses, car, là où la stimulation seule existe sous diverses formes comme aux sulfurées ou dans les pratiques de l'hydrothérapie thermale, on continue à s'abstenir dans le traitement des paralysies d'origine cérébrale. Gerdy, d'Uriage, a très bien divisé ces hémiplégies, au point de vue du résultat que l'on peut espérer des eaux minérales, en celles qui sont encore rapprochées de l'accident et où l'on peut supposer que le travail inflammatoire se continue d'après l'ensemble des symptômes observés, celles qui sont très éloignées de l'accident et où le symptôme reste stationnaire, enfin celles qui tout en étant rapprochées paraissent en voie de régression; ce sont ces dernières qui donnent les cas les plus favorables. Indépendamment du bain plus ou moins chaud, plus ou moins prolongé, on fait un grand usage des piscines, des douches révulsives; les uns condamnent les douches sur la colonne vertébrale: ils n'y voient aucun avantage et quelquefois des inconvénients; d'autres, au contraire, disent en avoir retiré de bons effets. Outre les stations précédemment citées, on peut encore mentionner Balaruc, Lamotte-les-Bains, et parmi les indéterminées, Dax, Néris, Aix en Provence, Bains en Vosges.

Quand la paralysie est d'origine rhumatismale, on n'a pas à craindre l'usage des eaux à haute thermalité et à forte stimulation. Il faut au contraire insister sur ces mêmes moyens, sur les étuves, les douches très chaudes, à température graduellement élevée; en pareil cas, c'est surtout à Aix en Savoie, Barèges, Luchon, Cauterets, qu'on peut avoir recours, de même que dans les hémiplégies invétérées; mais dans ces dernières on n'obtient pas grand'chose pour le retour du mouvement.

Les paralysies partielles de la face, d'un membre.

qu'elles proviennnent d'une compression, d'une cause mécanique, d'une lésion osseuse, sont justiciables des mêmes eaux, auxquelles il faut joindre Uriage ou des indéterminées très-chaudes, comme Dax ou le Mont-Dore.

Les paraplégies, comme les hémiplégies, sont tantôt sans lésions et tantôt avec lésions. Suivant leur nature et leur origine, elles s'améliorent ou restent stationnaires par le traitement minérothermal. C'est ainsi que les paralysies dues à des myélites, à des altérations de la moelle n'en retireront pas grand bénéfice, tandis que celles qui ont pour point de départ le vice rhumatismal, la paralysie infantile, dans quelques cas la paraplégie hystérique, pour laquelle il faudra de préférence conseiller les eaux sulfurées douces (Saint-Sauveur, Moligt, Olette) ou les indéterminées peu minéralisées et pas très-chaudes (Ussat), se modifieront. On n'obtient pas grande amélioration dans la paraplégie de nature vénérienne, ce qui s'explique du reste, car elle est très-souvent liée à des lésions médullaires.

Dans l'inertie de la vessie et du rectum, on a vanté les bons effets des douches ascendantes, des injections dans la vessie au moyen d'une sonde, surtout d'eaux chlorurées sodiques ou sulfatées calciques.

La paralysie générale, affection à marche fatalement progressive, se trouve quelquefois bien du déplacement, d'un usage modéré des eaux alcalines.

Les paralysies saturnines, quand l'atrophie musculaire qui les accompagne n'est pas trop avancée, sont traitées avec quelque succès aux eaux sulfureuses et chlorurées sodiques.

ANÉMIE ET CHLOROSE

Ces deux états présentent dans la quantité et dans la qualité du sang des modifications identiques. Ils offrent donc en médecine thermale une foule d'indications analogues ; mais l'élément nerveux ou utérin qui intervient dans la chlorose la rend souvent moins susceptible de céder aux ferrugineux reconstituants simples et oblige à recourir à d'autres moyens.

Que ce soit par pénurie de globules, par excès de proportion de la partie aqueuse, par diminution de la masse totale du sang que l'anémie existe, qu'il y ait en un mot aglobulie, hydrémie, hypémie, l'anémie est une, et ces variétés sont, d'après M. le professeur Potain, trop peu étudiées pour en faire des groupes à part; elle est tantôt essentielle, existant par elle-même, transitoire, tantôt en rapport avec les états morbides les plus variés, indiquant le premier degré de détérioration de l'organisme dans ces états morbides, la nutrition et la réparation imparfaites. La chlorose, qui est une névrose de la puberté, un phénomène d'évolution de l'adolescence, n'est en somme si souvent rapprochée de l'anémie dont elle se distingue essentiellement comme pathogénie, que parce que les modifications dans la masse du sang y sont à la fois le symptôme permanent et essentiel. C'est le *morbus virgineus* des anciens, idée à laquelle on revient aujourd'hui, après avoir cherché sa cause dans une foule d'explications localisatrices, au point d'invoquer l'ulcère simple de l'estomac, et l'écoulement lent et insensible du liquide sanguin qu'il occasionne (Luton, de Reims). Quoi qu'il en soit, dans ces deux affections, rendre à la masse du sang une partie de sa richesse est évidemment le principal but à atteindre. Dans les anémies les plus simples, ce résultat sera facile à obtenir. Les seules précautions de l'hygiène, le déplacement, une bonne alimentation y suffiront. Il est ainsi des anémies qui guérissent toutes seules ; mais on aidera beaucoup à leur amélioration par l'emploi des eaux ferrugineuses gazeuses, car c'est sous cette forme que le fer est le mieux accepté par l'estomac et le mieux assimilé. Parmi ces eaux, M. le professeur Gubler a surtout mentionné le groupe de l'Aveyron, Andabre, Le Cayla, Cransac, Sylvanès, ferrugineuse arsenicale; d'ailleurs, les eaux de cette sorte, gazeuses ou non, sont disséminées sur tout le sol de la France, en grand nombre et contenant le fer sous diverses formes; citons entre autres Orezza, La Bauche (Savoie), Bussang (Vosges), Forges, Cambo, Neyrac, Montmirail, Oriol, Casteljaloux, etc. Dans bien des localités, il existe encore des sources ferrugineuses, moins connues ou même tout à fait ignorées, que la pratique locale a coutume d'utiliser et dont on retire de bons effets. Quoiqu'on ne soit pas complètement d'accord sur la manière dont le fer modifie le sang, on admet assez généralement qu'il provoque la formation de nouveaux globules; il serait donc surtout indiqué dans l'aglobulie, tandis que les eaux protogéiques, les chlorurées sodiques simples ou bicarbonatées sulfatées, celles en un mot qui renferment des sels analogues à ceux du sérum sanguin, auront plus de raisons d'être employées dans l'hydrémie. Telles seraient les sources de l'Allemagne dès longtemps consacrées dans le traitement de l'anémie, Nauheim, Kreusnach, Soden, Ems. Telles seraient encore leurs similaires dans notre pays, Salins, Salies, Balaruc, La Bourboule, ou des eaux polymétalliques, telles que Saint-Nectaire, Vic-sur-Cère, Châteauneuf, etc.

Cette donnée ingénieuse, d'après laquelle ces sels iraient se substituer à ceux que le sang a perdus, ne doit pas faire oublier que l'anémie n'est pas dans la très grande majorité des cas un symptôme assez simple pour se prêter à cette substitution et l'accueillir normalement.

Les fièvres graves et beaucoup de maladies aiguës laissent après elles des états d'affaiblissement profond qui, en même temps qu'ils se signalent par une diminution dans la richesse du liquide sanguin, sont accompagnés d'une prostration, d'une sidération qu'un peu de fer ou de sérum minéral n'atteindra pas.

Les diathèses préparent l'organisme à leur extension graduelle de la même manière; un organe qui souffre, que ce soit l'estomac, que ce soit l'utérus ou tout autre, aura aussi son retentissement sur l'ensemble circulatoire. Un sujet placé dans de mauvaises conditions hygiéniques et alimentaires, trop longtemps continuées, en sera venu à un point où la simple reconstitution ne lui suffira pas. Un autre au contraire, quoique n'ayant rien à désirer sous le rapport des mêmes conditions, sera frappé d'une anémie profonde contre laquelle les médications habituelles ne pourront rien et dont seule une stimulation énergique parviendra à le tirer. Ce sont là de ces anémies essentielles dont il faut surtout chercher la cause dans l'hérédité. Dans toutes ces circonstances, les ferrugineux deviennent des moyens insuffisants, et c'est ce qui a fait dire avec juste raison à M. Durand-Fardel qu'ils ne devaient intervenir que dans la minorité des cas où l'on rencontre de l'anémie. Aussi les sources alcalines simples ou alcalines ferrugineuses, les sources sulfurées et chlorurées sodiques doivent-elles alors lui être préférées ; les sources alcalines, lorsque l'anémie a son point de départ dans l'estomac, lorsqu'elle succède à des troubles de la digestion ; les sources chlorurées sodiques, dans l'anémie chez les scrofuleux, ou bien encore les sources sulfurées fortement excitantes.

On fait aussi en pareil cas un très-grand emploi des bains de mer. Il est naturel que l'indication tirée de la diathèse reprenne ici la prépondérance. Nous avons affaire, en effet, non pas à un mal local, mais à l'expression d'une souffrance générale et qui atteint tout l'organisme. La cause diathésique est en puissance, et, avant qu'elle ait jeté son dévolu sur un organe en particulier, elle sera mieux combattue par les eaux qui s'adressent plus directement à elle. C'est d'après le même principe que M. le professeur Gubler conseille les eaux alcalines pour les anémiques de race goutteuse ; les sulfurées et les chlorurées, Barèges, Luchon, Cauterets, Aix en Savoie, Salies, Salins, Balaruc, dans les chloroses torpides. Les auteurs qui ont étudié la phthisie aux eaux sulfureuses insistent tout spécialement sur les bons effets qu'elles produisent chez ces anémiques que l'hérédité et les caractères mêmes de leur état semblent prédestiner, si l'on n'intervient à courte échéance, à l'éclosion de la phthisie pulmonaire, sans qu'il y ait encore ni symptômes prononcés ni lésions.

Il faut constater dans l'anémie plus que jamais les bons effets des moyens adjuvants dans le traitement par les eaux minérales. C'est ainsi que le changement de climat, l'éloignement pendant quelques semaines d'une vie que les affaires, les préoccupations, les plaisirs et les distractions rendent fatigante et excitante, l'altitude, l'air des montagnes, ou de la mer, les courses, l'exercice, ont déjà, et très-vite, modifié la santé, fait revenir les couleurs et l'appétit.

Les troubles nerveux et utérins de la chlorose rendent celle-ci souvent plus réfractaire au traitement tonique institué contre l'anémie. Le fer sera mal supporté ; les fonctions continueront à s'exécuter d'une manière languissante et pénibles ; tout montrera en un mot que la cause n'est pas atteinte par une médication reconstituante, mais qu'il faut diriger ses principaux efforts vers l'état névropathique et les complications du côté de l'utérus. C'est à cette indication que l'on répondra en employant de préférence des eaux sédatives de composition et de nature diverses, telles que Bagnères-de-Bigorre, Ussat, Saint-Sauveur, Olette, Plombières, Néris, Bains en Vosges, Lamalou, etc.

MALADIES DE L'APPAREIL RESPIRATOIRE. — ANGINES CHRONIQUES ET LARYNGITES.

La muqueuse de l'arrière-gorge est le siège d'un grand nombre d'affections de causes et de nature diverses, englobées sous le nom générique d'angines. Comme la peau, avec laquelle les membranes muqueuses ont tant d'analogie, cette membrane peut offrir à sa surface le retentissement des diverses diathèses auxquelles l'organisme est en butte; elle peut de plus, et cela dans des conditions de fréquence relativement plus grandes, s'enflammer chroniquement à la suite d'une ou de plusieurs inflammations aiguës. Une partie du traitement des angines chroniques puise ses ressources dans la médecine thermale ; mais la détermination même des indications est subordonnée au compte que l'on doit tenir de la diathèse et du mal local.

Toutes les diathèses sont en réalité représentées dans les affections de l'arrière-gorge, et rien n'est plus commun surtout que d'entendre invoquer principalement comme point de départ l'herpétisme ou bien l'arthritisme. Il est incontestable que l'angine herpétique et l'angine arthritique existent dans bon nombre de circonstances; mais les moyens de les reconnaître et de les différencier restent souvent indécis. Ce n'est que dans des formes graves ou dans des cas où les commémoratifs, la présence d'autres manifestations simultanées servent de pierre de touche, qu'on arrive à être fixé. Ce n'est pas que les caractères assignés à l'une et à l'autre n'aient été décrits par quelques auteurs avec beaucoup de précision. C'est ainsi que la forme glanduleuse signalée par Green et si soigneusement analysée après lui par M. Guéneau de Mussy a été regardée comme un des attributs de l'herpétisme. On ne saurait avoir traité un certain nombre d'angines chroniques sans avoir été frappé de ce fait : à savoir que la granulation, qui pour bien des médecins est tout, qui même pour le public est aujourd'hui la caractéristique par excellence des maux de gorge, n'est en réalité qu'un accident souvent insignifiant et ne constitue pas la maladie. La poursuivre donc à coups de cautérisations répétées, attendre la guérison de sa disparition, c'est faire fausse route. Bien des gens ont des granulations toute leur vie sans avoir jamais souffert de la gorge, et bien des gens en souffrent qui n'ont jamais eu de granulations. « Le follicule qu'on suppose hypertrophié, dit M. le professeur Lasègue, garde la même coloration et les mêmes dimensions, à quelque date qu'on l'observe; il apparaît et disparaît du jour au lendemain ; il persiste au même degré pendant des semaines et des mois, sans que rien soit changé dans ses apparences.

La sécrétion de la muqueuse n'est en proportion ni avec la confluence ni avec la grosseur des granules. Des individus, et ils sont nombreux, portent de semblables granulations sans en avoir jamais éprouvé d'incommodités; d'autres en présentent à peine quelques-unes qui sont déjà atteints de laryngite concomitante. » Ces lignes sont l'expression de la plus exacte vérité; il faut chercher ailleurs la preuve qu'une angine est sous l'influence de la diathèse arthritique ou de la diathèse herpétique; il faut même renoncer souvent à le déterminer; mais ce n'est pas là que gît la difficulté, car, à part quelques lésions profondes, comme le lupus scrofuleux et le rupia syphilitique, la médication doit être généralement toute locale ou d'organe plutôt qu'antidiathésique.

Un certain nombre de circonstances occasionnelles ont une influence considérable sur la production des angines chroniques. Des prescriptions d'hygiène indispensables devront donc accompagner le traitement thermal. Les professions parlantes et chantantes exposent surtout ceux qui les exercent à contracter ces affections. C'est ce qui arrive aux orateurs, aux chanteurs. Sans qu'il y ait d'habitude un danger direct et immédiat dans le développement de la maladie, il y a des inconvénients très sérieux. Le registre de la voix est sensiblement diminué; souvent les premiers sons sortent rauques, peu perceptibles, et ce n'est qu'en s'échauffant que la voix devient distincte. L'usage immodéré du tabac, des liqueurs fortes, des alcools, produit les mêmes résultats que l'abus de l'organe. L'enrouement survient en même temps qu'une sensation de sécheresse presque constante et un raclement insupportable. La physionomie de la muqueuse pharyngienne dans ces cas ne peut être décrite d'une manière uniforme ; elle a en effet, même dans l'état de santé, autant d'aspects différents qu'il y a d'individus. On la juge par les détails que présente chacune de ses parties, par la comparaison avec les muqueuses voisines. Tantôt pâle, grisâtre et comme anémiée, elle est d'autres fois d'un rouge intense sur toute sa surface et comme suffusée de sang. Il n'est pas rare de voir précisément ces muqueuses très pâles, qui n'offrent de remarquable que quelques vaisseaux plus ou moins gorgés de sang, être précisément la cause des souffrances les plus persistantes et les plus tenaces. La surface de la membrane est uniformément polie, sans granulations. Souvent, les sujets atteints de ce genre d'angines sont prédisposés à la phthisie, comme M. le professeur Lasègue l'a montré pour certains d'entre eux chez lesquels le développement vasculaire allait jusqu'à produire de véritables varices.

La sécrétion muqueuse est exagérée ; des crachats blanc de riz sont expectorés, surtout le matin ; on voit, en faisant ouvrir la bouche, tout le fond de la gorge tapissé d'une épaisse couche de cette sécrétion ; les principales formes, suivant les sièges qu'elles occupent, sont l'amygdalite chronique, l'angine catarrhale diffuse, la pharyngite chronique, le catarrhe de la luette. Il y a des altérations plus graves dues à la syphilis et à la scrofule et dont nous avons déjà dit un mot. Dans ces dernières, la diathèse reprend ses droits, et on n'arrive à modifier le mal qu'en modifiant le fond de la constitution.

L'amygdalite chronique, bien connue et classée par tous les auteurs comme devant à peu près toujours être attribuée à la scrofule, est fréquente dès la première enfance, ainsi qu'une foule d'affections rattachées à cette diathèse. Les amygdales prennent souvent des dimensions assez fortes pour qu'on soit obligé de recourir à l'excision. Sans entrer dans la discussion de tout ce qui a été dit pour ou contre ce moyen, on s'accorde pour dire qu'il ne doit être mis en usage qu'à la dernière extrémité. Les gargarismes d'eau sulfureuse, les douches pharyngiennes appliquées *loco dolenti*, ont souvent amené une résolution rapide et très appréciable. — L'angine catarrhale diffuse a son siège sur les parties latérales du voile du palais et s'y limite d'habitude. — La pharyngite chronique, que l'on voit développée quand on fait ouvrir la bouche sur toute la paroi vertébrale du pharynx, s'étend bien au delà, soit en haut vers les fosses nasales, soit en bas vers le larynx, la trachée et même au delà dans des cas exceptionnels. Parmi ses conséquences, on doit signaler la surdité, qui survient quand elle envahit le pourtour de la trompe d'Eustache. Ce symptôme est dû aussi fréquemment à l'hypertrophie des amygdales. Dans les deux cas, les moyens dont dispose la médecine thermale peuvent l'améliorer ou même le faire disparaître totalement.

On traite les angines chroniques dans un certain nombre de stations sulfurées soit sodiques, soit calciques. Cauterets et ses sources de la Raillère et de César jouissent à cet égard d'une réputation de longue date. Les mêmes maladies sont avantageusement modifiées par l'usage des Eaux-Bonnes, de Luchon. Citons encore Amélie, Le Vernet, Saint-Honoré, Enghien, Allevard, pour nous borner aux plus importantes. Deux stations étrangères à cette classe, le Mont-Dore, rangé parmi les indéterminées, et, parmi les bicarbonatées, Ems, en Allemagne, partagent cette spécialisation et sont également recommandées.

On emploie l'eau en boisson, en gargarisme, en douches pulvérisées ou non pulvérisées, les dernières quand il s'agit des maladies des amygdales. On a également fait usage de l'inhalation, entre autres à Allevard et au Mont-Dore, du humage, etc.

Le gargarisme est le procédé le plus simple et celui qui s'applique le mieux à l'immense majorité ou à la pluralité des cas. C'est un véritable bain de gorge, qui donne, quand on emploie l'eau sulfureuse, la sensation de quelque chose de styptique et d'un peu astringent. Quand un malade est en traitement depuis déjà quelques jours, il éprouve fréquemment une recrudescence aiguë, d'habitude modérée et qui cède à quelques émollients : c'est l'angine thermale. La pulvérisation rend aussi de grands services, mais ne doit pas être indistinctement conseillée. On trouve qu'elle réussit mieux quand la gorge n'est pas déjà trop excitée. La percussion, qui fait une partie de son mérite, la rend aussi d'une application délicate quand la muqueuse pharyngienne se congestionne trop facilement, quand il y a des vaisseaux variqueux et parfois de petits crachats sanguinolents. Elle réveille au contraire la vitalité des muqueuses atones et anémiées. — On donne volontiers en même temps des pédiluves à titre de révulsifs.

Le grand point dans la thérapeutique des angines chroniques est d'amender l'état de la muqueuse, de faire disparaître ou du moins de rendre plus légers et plus supportables les symptômes fonctionnels.

Quant aux granulations, nous avons vu qu'on ne devait en tenir qu'un compte très-secondaire, et ce n'est certes pas sur leur disparition qu'on jugera des bons effets d'une cure, pas plus que leur persistance n'indique la persistance du mal. Les effets qui suivent la médication thermale appliquée aux angines chroniques, quand celles-ci ne sont ni trop profondément invétérées, ni entretenues, soit par des habitudes vicieuses, soit par une profession fatigante, sont des plus incontestables. Dans bien des cas, ils permettent l'exercice de la voix ou du chant, malgré la continuation des fatigues qui l'avaient mise en question ; mais la non-suppression de la cause morbide implique la nécessité d'un retour aux agents curatifs. Ce ne serait donc que sa suppression qui pourrait rendre la guérison radicale. Les effets sont consécutifs ; ils sont souvent précédés d'une crise pendant laquelle se montre un léger redoublement. C'est au bout de quelques semaines qu'ils s'accentuent. Il ne faut donc pas s'en rapporter à ce que l'on a sous les yeux, mais revoir les malades ou avoir de leurs nouvelles pour bien juger.

Les *affections chroniques du larynx*, qui par leur cause diathésique, leur origine par propagation et continuité ont tant de rapports avec les angines, ont également de grands points de ressemblance avec elles au point de vue du traitement minérothermal. Comme les précédentes, c'est surtout aux eaux sulfureuses qu'on les adresse. Mais ces eaux agissent de deux manières, soit topiquement, localement, par application de l'eau pulvérisée, des gaz ou des vapeurs, soit à la suite de leur absorption et par action élective sur la muqueuse des voix respiratoires. Isambert, dans ses leçons sur les maladies du larynx, insiste sur cette action élective et considère les eaux sulfureuses comme doublement utiles par ce moyen d'abord, et aussi lorsque, employées en bains, elles produisent une révulsion du côté de la peau. L'herpétisme et l'arthritisme du larynx ne comportent pas d'autres indications que l'herpétisme et l'arthritisme du pharynx, auxquels ils sont unis dans la plupart des cas. La pulvérisation est une des principales méthodes de traitement des maladies chroniques du larynx. Cependant son emploi doit être réglé et ne pas être conseillé indistinctement dans toutes les circonstances. Autant la laryngite catarrhale, dans laquelle il y a gonflement des cordes vocales sans ulcération, aspect bombé, cylindrique de ces cordes avec un degré plus ou moins avancé d'aphonie, se trouvera bien d'un usage modéré et bien proportionné de ce moyen, autant, dans des lésions plus avancées, dans des cas d'ulcération, elle sera impuissante, si même elle n'est pas nuisible. Cette dernière éventualité est à craindre dans la phthisie laryngée, où la pulvérisation exaspère les douleurs, peut donner un violent coup de fouet à la marche de l'affection et ne sert guère en tout cas à enrayer les progrès. Le simple gargarisme alors et la boisson de l'eau sulfureuse auront des effets palliatifs et certainement moins irritants.

On trouve un certain nombre d'observations remarquables dans lesquelles, en dehors bien entendu de toute lésion tuberculeuse, l'aphonie même complète, l'épaississement des cordes sans ulcération ont disparu. Ces résultats se produisent quelquefois avec une telle netteté et assez rapidement sous les yeux du médecin traitant, pour qu'il ne soit pas permis de les attribuer à autre chose qu'à l'influence directe des sulfureux, et sans nul doute plus encore à leur élimination spéciale par les organes respiratoires quand ils sont observés, qu'aux effets purement directs. Isambert regarde les sulfureuses des Pyrénées plus fixes, plus stables, comme très supérieures aux eaux facilement décomposables, sulfhydriquées, sulfurées calciques. Au premier rang de cette médication sulfureuse se trouvent Cauterets avec ses sources de la Raillère et de César, puis les Eaux-Bonnes, Luchon ; on traite encore avec succès les maladies chroniques du larynx à Enghien, Saint-Honoré, Allevard, Aix-les-Bains, etc.

DU CATARRHE PULMONAIRE ET DE L'ASTHME

Le catarrhe chronique des bronches à tous ses degrés peut être modifié par le traitement thermal. Depuis la simple susceptibilité bronchique, la tendance à s'enrhumer tous les hivers, qui prépare par la répétition des crises qu'elle amène l'entrée en scène d'une affection plus grave, jusqu'à l'emphysème étendu, la bronchorrhée, les dilatations, on voit des effets curatifs très nets parfois, ou du moins des effets palliatifs quand la lésion est trop avancée, se produire à l'aide des moyens dont dispose la médecine thermale. La tradition à la fois et l'observation journalière s'accordent pour le prouver. Peu de maladies sont depuis plus longtemps entrées dans le domaine des sulfurées et en dehors d'elles, de quelques bicarbonatés ou indéterminées, comme le Mont-Dore et Ems, que celles qui sont caractérisées par la dyspnée et l'exagération des sécrétions de la muqueuse bronchique. Les sources qui réussissent dans la phthisie retrouvent ici leurs applications, moins les restrictions qu'on est forcé de faire pour la première et qui n'existent pas pour les catarrhes ; en effet, les catarrhes chroniques permettent, sauf quelques circonstances dont il doit être tenu compte, comme la stase circulatoire qui les accompagne souvent à une période avancée, la gêne ou une affection du cœur, un plus large usage des eaux en boisson et des moyens balnéaires. On a moins à craindre ici qu'une excitation trop vive serve de coup de fouet donné au mal et en précipite les progrès. Quand des recrudescences se produisent, elles sont généralement momentanées et sans danger.

Nous n'avons pas l'intention d'énumérer et d'étudier en détail toutes les formes de catarrhe telles qu'elles sont exposées dans les ouvrages spéciaux. Il faut ici, comme toujours, que l'état aigu ait disparu pour qu'on puisse entreprendre un traitement avec fruit ; dès lors, on doit tenir compte surtout du degré auquel est parvenue la maladie, des lésions qui l'accompagnent, des symptômes prédominants, du plus ou moins d'intensité de la dyspnée, du caractère et de l'abondance des expectorations, enfin des diathèses sous l'influence desquelles le mal local peut se trouver.

Rien n'est plus commun que de voir le catarrhe naître à la suite de bronchites répétées et sans prédispositions diathésiques bien évidentes. Ce sont alors des causes occasionnelles qui l'amènent et principalement l'influence du froid et des variations brusques de température. Sans doute, le sujet est plus ou moins préparé à l'invasion du mal, et cette influence ne se fera pas sentir de la même manière chez des individus différents. Ainsi le retentissement d'un refroidissement aura lieu chez celui-ci sur la muqueuse bronchique, chez celui-là sur la muqueuse intestinale, chez un troisième sur la muqueuse vésicale, sans que rien le puisse faire prévoir à l'avance. Il n'y a là en définitive qu'un fait journalier et très-vulgaire de susceptibilité individuelle des organes.

L'âge peut aider la détermination dans un sens plutôt que dans un autre ; c'est vers l'âge mûr que s'accentue cette tendance des bronches à s'enflammer chroniquement, et chez les vieillards le catarrhe chronique devient une des affections les plus fréquentes. Il n'y a au début que des bronchites intermittentes, se manifestant surtout au commencement de l'hiver ; la saison chaude se passe bien, sans toux ; tout au plus peut-on constater quelquefois une légère tendance à l'essoufflement. Mais cet état n'est pas destiné à rester stationnaire si on le néglige, tandis qu'avec quelques soins on peut le faire disparaître ou en reculer indéfiniment les conséquences. Plus tard, le catarrhe dure tout l'hiver et ne disparaît même pas complètement durant l'été ; l'oppression devient plus forte : il y a émission abondante de crachats muqueux, jaunes, épais. Dans le catarrhe pituiteux de Laennec, l'expectoration est incolore, filante ; rare et presque concrète, dans le catarrhe perlé.

Les premiers signes de l'emphysème pulmonaire ne tardent pas à paraître, et celui-ci devient vite une complication assez importante pour qu'il soit nécessaire de lui accorder une attention toute spéciale. L'emphysème est la conséquence naturelle du catarrhe arrivé à un certain point. Il peut aussi succéder à d'autres causes, par exemple à des attaques répétées d'asthme nerveux. Il rend le tissu pulmonaire mal perméable à l'air; il s'entoure, quand il est étendu, d'une stase sanguine qui gagne de proche en proche. C'est dans ces cas que l'on voit les malades en proie de jour comme de nuit à des souffrances intolérables, obligés de rester à demi assis dans leur lit, portant sur leur figure les traces d'une respiration incomplète, d'une demi-cyanose ; les dilatations bronchiques peuvent atteindre des volumes considérables. Elles se vident et se remplissent avec une rapidité surprenante. L'abondance des sécrétions auxquelles elles donnent naissance est parfois vraiment extraordinaire. Les signes qu'elles présentent à l'oreille sont ceux de toutes les cavités pulmonaires, et il n'est pas très-rare de les voir prendre pour des cavernes, tant à cause de ces signes que par suite de l'affaiblissement, de l'émaciation que cette expectoration amène, et grâce auxquels on peut confondre leur marche avec la marche indolente et torpide de la phthisie des vieillards.

Les catarrhes bronchiques peuvent se rattacher à une des trois grandes diathèses, l'herpétisme, l'arthritisme et la scrofule. On regarde surtout le catarrhe pituiteux de Laennec comme étant d'origine arthritique. Quant à l'herpétisme dont les attributions sont aujourd'hui très-contestées, étendues par les uns, limitées par les autres, on lui attribue ces nombreuses affections chroniques de la muqueuse bronchique que l'on voit s'amender ou au contraire présenter des recrudescences dans des conditions d'alternance remarquables avec d'autres affections du côté de la peau. La bronchite scrofuleuse, bien différente de celle qui précède la phthisie chez les scrofuleux, est de beaucoup la mieux tranchée. Elle amène de nombreux crachats muqueux très-épais, un état humide des bronches, de gros râles souvent disséminés dans un grand espace.

L'examen des travaux, des monographies publiées au sujet des stations dans lesquelles on traite les catarrhes bronchiques et des formes qui s'y améliorent le mieux conduit très vite à cette conclusion que chacune d'entre elles les revendique sans acception de diathèse, et qu'il serait à peu près impossible de se guider dans les indications d'après leur nature arthritique, herpétique ou scrofuleuse. Ce n'est que lorsque la diathèse joue un rôle prépondérant qu'on doit la prendre en première considération. Mais il ne paraît pas suffire qu'une bronchite chronique survienne chez un individu en possession d'une diathèse pour que l'on doive plutôt s'occuper de celle-ci que de la détermination locale. Au contraire le mode d'action même des eaux minérales, tel qu'il est expliqué soit par Bertrand et ceux qui lui ont succédé au Mont-Dore, soit par les auteurs qui ont écrit sur les eaux des Pyrénées, montre bien que la grande préoccupation de tous a toujours été d'agir sur la muqueuse bronchique, et cela soit par une méthode directe, soit par une méthode indirecte, soit par une combinaison des deux. Dans un travail de M. Chateau sur le traitement des catarrhes chroniques par les eaux de La Bourboule, travail qui renferme des résultats très-intéressants, nous trouvons : une malade fille d'un père goutteux, des bronchites herpétiques, une bronchite avec lymphatisme, enfin un catarrhe accidentel, sans diathèse apparente. Des améliorations se produisent dans ces divers cas, qui renferment toute la série des causes auxquelles on peut attribuer le catarrhe.

Nous avons vu que c'est à la muqueuse surtout que doivent s'adresser les moyens de traitement. On doit se demander naturellement en quoi diffèrent sous le rapport de leurs effets des sources aussi disparates que celles qui sont conseillées, si l'on peut toutes les utiliser indistinctement, ou si chacune d'entre elles trouve des cas spéciaux. Ces sources diffèrent à la fois par leurs effets généraux et sur l'organisme, et par la façon dont elles agissent contre la localisation du mal. En ne sortant pas d'une seule et même classe, les sulfurées, nous rencontrons à la fois des sulfurées fortes, des sulfurées moyennes et des sulfurées faibles; nous passons en revue tous les degrés de l'excitation, depuis Barèges, qui la porte à son summum, jusqu'aux dégénérées à excitation très-faible et que l'on a même regardées comme hyposthénisantes. On se guidera donc sur les idiosyncrasies; on verra quels sont les malades que l'on peut exciter impunément, ceux au contraire vis-à-vis desquels à ce point de vue il faut garder de grands ménagements. Les diathèses elles-mêmes seront dans ce sens une source d'indications; certaines, comme la scrofule, ont pour compagne presque obligée l'atonie, d'autres au contraire l'éréthisme, ainsi qu'il arrive chez les arthritiques. Dans les études cliniques sur les effets généraux et constitutionnels des eaux du Mont-Dore, M. le docteur Richelot a observé chez tous ses malades une diminution graduelle de la fréquence du pouls, dénotant un effet sédatif très-digne de remarque. Dans un cas, les battements artériels étaient tombés de 120 à 64, ce qui fait une différence à peu près de moitié. Quant au sommeil, sur 124 malades, il n'a été troublé que chez 19 d'une manière notable. Tous ces faits s'éloignent d'une manière sensible de ce que l'on constate par la médication sulfureuse, d'après Andrieux, Camus, MM. Pidoux, Lambron, et, quoiqu'on ait voulu admettre une certaine diminution du pouls, nous avons vu, d'après les recherches de M. Grimaud, que cette diminution était loin d'être la règle. L'excitation pathologique est certainement en rapport avec l'excitation physiologique, et l'on aura moins à la craindre auprès des sulfurées dégénérées ou des indéterminées qu'auprès des sulfurées fortes, comme les Eaux-Bonnes, Cauterets (César), Luchon (Pré n° 1). On saura donc les cas où l'on doit se défier des réactions exagérées, ceux où toute impulsion trop vive donnée à la circulation pourrait être dangereuse, et ces cas on les éloignera des sources trop énergiques. Un médecin de Cauterets, Cyprien Camus, cite plusieurs faits dans lesquels des vomiques se sont ouvertes avec des accidents très-graves après quelques jours d'administration des eaux.

Il y a de plus deux méthodes opposées, l'une directe, l'autre indirecte, dans la curation des catarrhes chroniques, et l'on peut avoir intérêt à préférer l'une à l'autre. On peut agir directement sur la muqueuse bronchique, et cela de l'intérieur à l'extérieur, c'est-à-dire à l'aide de l'eau en boisson, ou de l'extérieur à l'intérieur, c'est-à-dire par l'inhalation. Dans les deux cas, c'est l'hydrogène sulfuré qui est l'agent le plus actif de la médication. Par l'inhalation, il arrive directement ; par l'ingestion, le composé sulfureux est décomposé dans l'organisme, et l'hydrogène s'exhale par les poumons. L'inhalation se fait surtout à Allevard, Saint-Honoré, Enghien ; le humage, à Cauterets, à Luchon ; l'inhalation de vapeurs non sulfureuses, au Mont-Dore et à La Bourboule. On a quelquefois prétendu que c'était là le moyen le plus directement et en même temps le plus profondément agissant dans la cure des catarrhes chroniques. Ses bons effets sont des plus évidents : le premier et le plus constant est une sédation notable, un calme très-grand, même au milieu des crises d'oppression les plus vives. Ce résultat s'observe aussi bien par le humage.

Les malades atteints de catarrhe bronchique sont souvent éprouvés au début de leur séjour dans une ville d'eaux. L'oppression reparaît plus intense ; il y a des crises pénibles qui durent même quelques jours, et cette première impression fâcheuse les engagerait à renoncer au bénéfice de la cure, si d'un côté on ne remontait leur moral, si de l'autre on n'avait un moyen immédiat pour lutter contre ces crises. Ce moyen, c'est à la fois l'inhalation et le humage. Mais leur action, quelque précieuse qu'elle soit, et précisément parce qu'elle s'exerce d'une manière immédiate, ne modifie pas aussi profondément les conditions de vitalité de la muqueuse pulmonaire, sa circulation et ses sécrétions, que l'eau administrée en boisson. Elle n'a pas non plus les mêmes résultats à longue portée et se faisant sentir longtemps après la cure. C'est donc de celle-ci surtout que l'on doit espérer un succès durable. Non seulement l'eau sulfureuse, mais encore toute eau minérale chaude prise en excès trouve une voie d'élimination toute prête par la surface pulmonaire, et ainsi peut avoir elle aussi une sorte d'action élective. Enfin, l'arsenic, que l'on trouve dans les eaux du Mont-Dore, contribue à leurs effets spéciaux sur le catarrhe bronchique; jusqu'ici, ce que nous savons au sujet de ce médicament et de sa présence dans les sources thermales ne va pas au delà de la connaissance des effets thérapeutiques qu'on lui accorde même en dehors des eaux. Comme on n'en fait usage en posologie qu'à des doses très minimes, ces doses se retrouvent presque dans les mêmes proportions en médecine thermale, surtout à La Bourboule, qui représente la médication arsenicale beaucoup mieux que toutes les autres stations similaires.

Peu de choses sont aussi bien établies que la corrélation qui existe tant au point de vue physiologique qu'au point de vue pathologique entre les fonctions du système cutané et celles du système des muqueuses. Comme tous les organes, la peau, même en dehors de toute diathèse, présente une sensibilité aux impressions morbides ou autres, que les idiosyncrasies tout comme l'âge ou toute autre cause font varier. Il n'est pas douteux qu'elle ne soit chez beaucoup d'individus qui ne sont ni arthritiques, ni herpétiques, ni scrofuleux, le théâtre de manifestations qui tiennent à ce que chez eux l'organe est prédisposé à s'affecter sous les influences les plus diverses, tandis que chez d'autres cet organe sera la muqueuse pulmonaire, intestinale ou pharyngienne, etc. On la voit par exemple, à la suite de l'ingestion d'aliments qui sont toujours les mêmes pour un même sujet, offrir des éruptions fugaces, durant quelquefois tout au plus une demi-journée. On la voit dans bien des maladies perdre sa souplesse, son élasticité, contracter une sécheresse, une viscosité particulière, et cette atonie qu'elle présente n'est pas sans amener de nombreuses perturbations, car la bonne exécution des fonctions de la peau est une condition nécessaire de l'équilibre dans l'organisme. Les dangers graves que fait courir leur suppression brusque, les dangers non moins sérieux, mais plus dissimulés que cause leur suppression lente, font voir l'intérêt que l'on a à les rappeler tant dans les maladies aiguës que dans les maladies chroniques. Les avantages d'une méthode indirecte, basée sur ces principes dans la curation du catarrhe bronchique, font comprendre l'intérêt que l'on doit avoir à porter l'excitation et la révulsion de ce côté. Ce sont en somme des moyens différents pour arriver à un but identique et, comme on le disait sous l'empire de la doctrine des crises, pour détourner la fluxion. Ces faits n'avaient pas échappé à l'attention de Michel Bertrand, le grand législateur du Mont-Dore. Il voyait ainsi que ces eaux ramenaient la sueur vers une peau dont l'aridité était exagérée, et changeaient des sueurs morbides et partielles en une douce moiteur.

Parmi les symptômes du catarrhe bronchique, nous voyons l'expectoration se modifier assez rapidement à l'aide du traitement ; c'est ainsi que tout d'abord elle est augmentée ; mais on n'a pas à craindre, comme dans la phthisie pulmonaire, que cette augmentation aille trop loin. Quand il y a des cavités, des dilatations, celles-ci se vident à profusion au commencement, puis se sèchent. Le malade tout le premier accuse ce phénomène qui l'a frappé. Les gros râles muqueux que produit dans ces cavités l'introduction de l'air disparaissent souvent en totalité et font place à de la sécheresse dans le souffle. A la dyspnée, après la première exacerbation, due au changement d'attitude, succède une respiration plus calme. L'emphysème, quand il est prononcé, ne disparaît pas, même consécutivement. On le retrouve longtemps après la cure, mais il peut cependant s'amender. M. Boudant a montré, ce qui paraît en effet naturel, que le traitement sera d'autant plus facile que l'emphysème ne sera pas encore enté sur la bronchite. Cependant, quand celui-ci n'occupe qu'un espace limité, il a vu des vésicules emphysémateuses reprendre leur élasticité et les signes d'une respiration normale reparaître.

Quand le catarrhe bronchique a atteint ce degré de développement où l'emphysème est lui-même cause d'une congestion, d'une stase sanguine étendue, où chacun de ces éléments joue tour à tour vis-à-vis des autres le rôle de cause et d'effet, on ne peut guère compter avoir grande prise sur la lésion, mais on obtient de bons effets de l'inhalation des vapeurs. On doit aussi, quand le mal en est arrivé à ce point, administrer l'eau avec plus de ménagements. La stase sanguine peut gagner de proche en proche; le catarrhe parvenu à ce point est accompagné d'une gêne secondaire dans les fonctions du cœur; cette gêne redouble à son tour la congestion, et l'on ne pourrait sans inconvénient porter une excitation trop vive sur la circulation pulmonaire. Le Dr Senac-Lagrange, dans une étude consciencieuse sur Cauterets au point de vue médical et géologique, a donné quelques bonnes observations des effets des sulfureux sur ces stases sanguines secondaires, sous la réserve qu'elles seront administrées avec un grand tact et beaucoup de ménagements.

MALADIES DES ORGANES DIGESTIFS. — DYSPEPSIE. GASTRALGIE. — ENTÉRITE.

L'estomac est la source et le point de départ d'une foule de maladies ; il peut être affecté primitivement ou secondairement. Les maladies des organes les plus éloignés ont un retentissement sur lui, comme aussi toutes les fonctions éprouvent tôt ou tard le contre-coup d'une lésion des fonctions de l'estomac. Tracer donc un tableau des dyspepsies, c'est surtout faire une étude séméiologique. M. le Dr Dujardin-Beaumetz, dans ses leçons de clinique thérapeutique, a magistralement développé ce point de vue, en s'appuyant sur cette opinion de Brinton que le mot même de dyspepsie disparaîtrait un jour du vocable médical, lorsque nos connaissances anatomo-pathologiques et cliniques seraient suffisamment complètes.

Il y a des eaux minérales qui s'adressent plus particulièrement à l'estomac dyspeptique ; mais la multiplicité même et la diversité des causes font que les eaux les plus étrangères entre elles peuvent arriver à améliorer des dyspepsies, en faisant disparaître l'affection qui leur a donné naissance. C'est ainsi que, dans les cas favorables, le tuberculeux verra ses troubles gastriques s'amender aux eaux sulfureuses; que la chlorose et les maladies utérines, qui sont aussi si souvent escortées des mêmes phénomènes, éprouvant le bon effet des eaux reconstituantes ou sédatives de l'appareil utérin, les fonctions de l'estomac reprendront leur énergie. Examiner à part chacune de ces causes de dyspepsie, ce serait refaire la pathologie de la plupart des maladies chroniques qui s'accompagnent des troubles digestifs. Ce serait montrer presque chaque diathèse ayant sur l'estomac son retentissement, dans un ordre de fréquence plus ou moins grand. Tels sont l'herpétisme, l'arthritisme, la syphilis, la tuberculose ; telles sont encore des affections telles que le diabète, l'alcoolisme. M. Cornillon a fait voir dans une note citée tout au long dans la thèse d'agrégation du Dr Raymond, combien étaient nombreux les cas où la dyspepsie était d'origine arthritique. « Fréquemment, dit-il, elle alterne avec la goutte ; elle cesse au moment où l'accès se déclare, pendant toute sa durée ne donne pas signe de vie, et revient quand l'accès a disparu. Cela est si vrai, que beaucoup de goutteux annoncent l'apparition de leurs souffrances articulaires, à la disparition de certains malaises et notamment au retour de l'appétit perdu depuis longtemps. » M. Pidoux rattache cette même dyspepsie dans la majorité des cas à l'herpétisme. Cet herpétisme, essentiellement caractérisé par la forme variable, mobile, de ses manifestations, répond bien, selon lui, à l'idée que l'on doit se faire de la dyspepsie. Les herpétiques et les dyspeptiques sont les gens les plus nerveux, les plus irritables du monde. Cette divergence d'opinion dans la nature des causes et la fréquence des origines de la dyspepsie n'a pas pour conséquence une divergence dans la façon d'envisager le traitement hydrominéral. Pour tous, quand la dyspepsie est secondaire, soit par sa date, soit par son importance pathologique, quand elle est due à une maladie d'un organe ou à une affection constitutionnelle et générale qui l'entretient, qui la fait vivre, c'est cette dernière qu'il faut avant tout traiter. Mais, quand la dyspepsie est au premier plan, il n'en est plus ainsi, même serait-elle sous la dépendance d'une diathèse soit herpétique, soit arthritique.

L'estomac est en effet le mieux placé de tous les viscères pour subir l'influence des médicaments introduits, pour en éprouver des effets de stimulation ou de sédation, de changement dans la quantité des sécrétions. Il y a des eaux plus particulièrement antidyspeptiques, et c'est dans l'étude même des formes des dyspepsies, après avoir fait aux causes étrangères la part qui leur incombe, dans l'examen du tempérament de chaque sujet, dans la présence ou l'absence de l'élément douleur, que nous rechercherons surtout les indications auxquelles ces eaux répondent. Il faut noter ici que quand elle est primitive, la dyspepsie a sa source très-communément dans une mauvaise hygiène, une alimentation mal réglée, soit pour la quantité soit pour la qualité, l'usage disproportionné de certaines boissons. Toutes ces causes, que nous retrouverons au sujet de la pléthore abdominale, nécessitent, en dehors du traitement hydrominéral, un régime sévère, dont nous avons donné un aperçu à propos de Vichy, de Carlsbad, et de la cure aux eaux minérales en général.

Nous emprunterons à M. Dujardin-Beaumetz la division des dyspepsies suivant leur siège et les modifications qu'elles apportent dans les fonctions de l'estomac. Il y a des dyspepsies qui ont leur point de départ dans la tunique musculaire, et alors il peut y avoir excès ou diminution de la contractilité de cette tunique. Il y a des dyspepsies dues à l'état de la muqueuse et des deux ordres de glandes que renferme cette muqueuse. Suivant que c'est la sécrétion des glandes à mucus ou des glandes à suc gastrique qui est atteinte, nous aurons à distinguer : une dyspepsie simplement muqueuse, ou pituiteuse quand il y a grande exagération de sécrétion ; une dyspepsie dans laquelle le suc gastrique est diminué et ne suffit plus à la transformation des substances albuminoïdes : dyspepsie putride ; une dyspepsie où la production de ce même suc gastrique est augmentée, dyspepsie acide. Enfin, dans certains cas, la dyspepsie s'accompagne de phénomènes douloureux et est dite gastralgique; mais la gastralgie peut exister sans aucun symptôme de dyspepsie.

La dyspepsie atonique, par défaut de contractilité, par paresse de la tunique musculaire de l'estomac, sera surtout modifiée par les eaux qui sont de nature à réveiller cette contractilité et que par conséquent on juge légèrement stimulantes : ce sont avant tout les eaux fortement alcalines, telles que Vichy et Vals ; les sources ferrugineuses les plus riches en sels de fer, ainsi Bussang, Orezza, La Bauche ; ferrugineuses thermales, telles que Lamalou et Reinnes dans l'Aude. Les eaux martiales en général agissent en produisant des effets reconstituants. M. le professeur Gubler conseille encore les eaux qui, tout en contenant du bicarbonate de soude et des sels neutres, sont en même temps très gazeuses (Le Cayla, Vic-sur-Cère, Châteauneuf, Saint-Nectaire). Quelques eaux sulfureuses auront aussi prise sur l'atonie de l'estomac, surtout quand cette atonie est prononcée et devient le symptôme dominant ; mais il faut choisir celles que l'estomac peut le mieux supporter, chaudes, pas très-minéralisées, comme la source de Mahourat à Cauterets.

La dyspepsie atonique s'accompagne souvent d'accumulation de gaz dans l'estomac, de renvois inodores; elle est aussi, dans un certain nombre de cas, sous la dépendance d'une diathèse, telle que l'arthritisme, la goutte; cette notion aura quelquefois à intervenir dans la direction du traitement.

La dyspepsie douloureuse, avec contractilité de la tunique stomacale, sensibilité très-développée et mélange de gastralgie, réclame les eaux faibles, indéterminées, et l'emploi simultané d'une balnéothérapie sédative. C'est ainsi que Plombières, Ussat, Néris, Bagnères-de-Bigorre sont des stations que l'on pourra désigner alors. M. le professeur Gubler conseille en pareil cas les eaux carbo-gazeuses, acidules légères, qu'il a désignées, d'après leurs propriétés physiologiques, sous le nom d'anesthésiques. Ces eaux sont Châteldon, Saint-Galmier, Condillac, Saint-Alban, Soultzmatt, Alet, ou bien encore des eaux comme Evian, Bagnoles-de-l'Orne, etc., très faiblement minéralisées, dont l'expérience a consacré la notoriété.

Les eaux acidules gazeuses conviennent dans la dyspepsie par défaut d'acidité du suc gastrique, par diminution de sa sécrétion. Il en est de même des eaux modérément alcalines, telles que Marcols, Le Boulou, Royat, qui stimulent les sécrétions des glandes, et de quelques sources sulfureuses dont l'action excitante peut encore être utilisée ici, Hontalade à Saint-

Sauveur, Mahourat à Cauterets; dans la dyspepsie par excès d'acidité, ce sont les eaux alcalines fortes qui tiennent la tête, ainsi Vichy et Vals tout d'abord, la première plus généralement, à cause de sa thermalité.

Un certain nombre de sulfatées calciques sont encore souvent appliquées au traitement des dyspepsies. Ce sont des eaux qui, comme Encausse, Contrexéville, Capvern, Rieumajou, Martigny (Vosges), Lacaune (Tarn), etc., s'absorbent facilement à haute dose et, poussant à la diurèse, amènent une dérivation. Les chlorurées sulfatées, Brides, Châtel-Guyon, Santenay, dans la Côte-d'Or, en activant la circulation abdominale, en produisant des hypersécrétions du tube digestif et des glandes intestinales, exercent une révulsion utile dans certaines formes de dyspepsies et s'opposent aux phénomènes de pléthore, d'engorgement vasculaire. M. le professeur Gubler les indique pour le traitement de la dyspepsie pituiteuse.

Toutes ces sources et bien d'autres encore seront appropriées à quelques cas, à quelques formes de la dyspepsie, et l'on ne peut faire autre chose, après avoir cité les principales et donné les traits les plus saillants des divisions auxquelles elles s'appliquent, que de baser son choix sur l'examen de leurs propriétés anti-acides, absorbantes, excitantes de la sécrétion ou de la tunique musculaire, reconstituantes, révulsives par excitation portée sur un organe voisin ou éloigné de l'organe atteint, sur les sécrétions des glandes intestinales (chlorurées sulfatées sodiques), sur la diurèse (bicarbonatées et sulfatées calciques), sur l'enveloppe cutanée (balnéation, sudation, etc.). L'étude approfondie de ce qui convient le mieux au malade de tous ces moyens multiples, mais concourant au même but, servira dans son choix de guide au médecin.

Quand la dyspepsie paraîtra manifestement reliée à une diathèse, quand il y aura alternance entre elle et d'autres affections dues à la diathèse, que la diathèse sera jugée entretenir et dominer le mal local, on aura recours, dans les cas où cette cause sera l'herpétisme, à la médication arsenicale ou sulfurée, et, lorsqu'on pourra invoquer l'arthritisme, à la médication alcaline, aux eaux indéterminées fortement thermales et aux procédés hydrothérapiques de révulsion.

La *gastralgie*, ou névralgie de l'estomac, accompagne tantôt la dyspepsie et tantôt en est indépendante ; alors, ou bien elle se montre à des heures déterminées et en rapport avec le travail de la digestion, ou bien en dehors de lui, sous forme de douleurs sourdes, de crampes d'estomac, ou au contraire de douleurs aiguës ou suraiguës. Elle est liée fréquemment à un état névropathique général et peut coïncider ou alterner avec d'autres névralgies, principalement des parois intercostales et des viscères. Le traitement de la gastralgie par les eaux minérales est celui des névroses en général, et basé sur la sédation obtenue au moyen d'eaux faiblement minéralisées, indéterminées, employées en bains tempérés prolongés, en boisson, etc. : telles sont Ussat, Bagnères-de-Bigorre, Néris, Plombières. On s'accorde à reconnaître à cette dernière station une véritable spécialité pour toutes les affections spasmodiques de l'estomac et du tube digestif. La gastralgie est très-souvent liée à un état de chlorose et se trouvera bien du traitement de la chlorose. Les eaux fortement minéralisées sont contre-indiquées dans la gastralgie, entre autres les sulfureuses fortes. Parmi les autres névralgies des viscères, il faut mentionner :

L'hépatalgie, dont Frerichs cite un cas guéri par les eaux de Carlsbad; l'hépatalgie fut remplacée par une névralgie intercostale ;

L'entéralgie, dans laquelle sont surtout utiles les moyens externes, bains prolongés, douches tempérées, mais où l'on fera usage également des eaux faibles, indéterminées, en boisson.

L'entérite et la diarrhée chroniques succédant à une inflammation aiguë ou à une dysenterie des pays chauds sont traitées par Vichy ou par des eaux similaires. M. Durand-Fardel recommande tout particulièrement en pareil cas l'usage des moyens externes, et il insiste pour qu'on ne fasse usage qu'avec une extrême prudence de l'eau en boisson. La pratique de Carlsbad est plus étendue : on y traite un grand nombre de ces cachexies intestinales et même arrivées à une période avancée de la maladie. Les malades voient souvent leurs évacuations diminuer et changer de nature, les forces renaître et la santé s'améliorer. Les stations similaires de Carlsbad que nous avons en France,

Châtel-Guyon, Brides, Miers, Santenay, sont sans doute appelées à rendre les mêmes services; mais les observations manquent. En revanche, dans la série des faits que Bordeu a consignés dans son *Traité des maladies chroniques*, nous en trouvons quelques-uns expressément indiqués comme diarrhées anciennes rebelles améliorées ou guéries aux eaux sulfureuses. A propos des mêmes eaux, voici ce que dit Cyprien Camus : « Une trop vive susceptibilité des intestins, une phlegmasie du foie, de la rate, du pancréas, du mésentère et des intestins eux-mêmes, sont une contre-indication puissante à leur emploi ; mais il n'en est pas ainsi lorsque ces évacuations opiniâtres, suivies d'amaigrissement et de fièvres erratiques, sont le résultat de ces altérations vieillies et funestes ou les effets de la tristesse, des chagrins prolongés longtemps ressentis. Presque toujours alors, l'économie est délabrée, les facultés vitales anéanties. L'asthénie est l'élément essentiel de ces dévoiements ruineux, et d'habitude nos eaux soulagent et parfois guérissent. » Lorsque l'entérite a conservé un certain degré de subacuité, qu'il y a une douleur sourde à la pression du ventre, des eaux sédatives, telles que Plombières, Bagnères-de-Bigorre, Néris, sont ce qu'il y a de mieux à conseiller.

MALADIES DU FOIE

Le foie est sujet à une foule d'affections, depuis la congestion simple jusqu'aux lésions et aux dégénérescences les plus avancées, et l'on a vu quelquefois passer en revue dans une énumération complaisante toutes ces affections, comme si leur traitement appartenait en bloc à la thérapeutique hydrominérale. En réalité, dans toute lésion, l'usage des eaux est au moins inutile. Ce n'est que dans l'hyperhémie, dans quelques formes d'hypertrophie, dans les catarrhes chroniques de la vésicule biliaire et dans ses calculs, que les meilleurs auteurs les conseillent. Fauconneau Dufresne, outre la polycholie, citait encore l'oligocholie, le foie gras ou hépatodémie, la congestion qui précède la cirrhose ; mais à cela on lui objectait avec raison que, du moment où il n'y avait que congestion, nul ne pouvait prévoir qu'il y aurait cirrhose, et que, quand il y avait cirrhose déclarée, l'effet ne pouvait être que négatif. Cette hyperhémie, qu'elle précède la cirrhose ou toute autre affection organique, n'en est pas moins la source la plus fréquente, selon Frerichs, des maladies du foie, et c'est contre elles que les ressources de la médecine hydrothermale sont employées avec succès et avant toute autre détermination plus grave. Le foie peut se congestionner ou s'enflammer d'un grand nombre de façons différentes : outre l'influence de stases sanguines dans les organes voisins, dans le centre circulatoire, la propagation des inflammations du tube digestif auquel il est intimement lié par continuité de tissu, le foie est le rendez-vous de toute la circulation abdominale, et le trouble apporté à cette circulation, l'obstacle produit sur un quelconque de ses points amènera une stase dans l'organe, de même que les vaisseaux abdominaux s'engorgeront secondairement quand le foie sera hyperémié. C'est là une des grandes causes, une des principales origines, dans les régions tempérées, des maladies hépatiques. Lors donc qu'il y aura disproportion entre la quantité de l'alimentation et le travail de l'assimilation, que les substances nutritives élaborées contenues dans les vaisseaux du chyle ne trouveront pas facilement leur écoulement et leur emploi, il se produira une *pléthore abdominale*. Cette pléthore est un fait normal dans les heures qui suivent la digestion. Ce n'est que par son exagération répétée qu'elle en arrive à constituer un phénomène morbide. Alors les pesanteurs, les gonflements dans la région hépatique deviennent communs. Il se produit d'autres symptômes du côté du tube digestif, constipation, gonflement et tuméfaction des veines hémorroïdaires, diminution de l'appétit, engourdissement. Cet état, intermittent d'abord, devient, par l'effet d'un régime mal compris, tout à fait permanent; tantôt le peu de sobriété, les excès, les écarts d'hygiène en sont la cause, tantôt c'est le genre de vie trop sédentaire et qui ne favorise pas les combustions et les renouvellements des tissus; les conquences peuvent en être sérieuses. Ce sont en somme celles de l'état que les anciens médecins avaient désigné par l'expression caractéristique, mais aujourd'hui tombée en désuétude, d'obstruction des viscères.

Les pays du Nord, pays où l'on trouve le plus de grands mangeurs et proportionnellement de gens intempérants, sont ceux qui offrent le plus grand nombre de cas de pléthore abdominale. Elle n'est pas non plus rare sous nos climats, soit pour la même raison, soit par l'influence de certaines professions. C'est ainsi que les professions sédentaires, celles où les fonctions digestives deviennent lentes et s'endorment par suite de défaut d'exercice musculaire, conduisent fréquemment à cette pléthore. Les Allemands, qui ont plus souvent affaire à des malades de cette nature, conseillent pour eux des eaux laxatives, désobstruantes, les sulfatées sodiques et chlorurées sodiques, la Muhlbrunnen à Carlsbad, les eaux de Marienbad, le Rakocsy à Kissingen. M. le professeur Gubler, qui a si bien mis en lumière les eaux sous ce rapport similaires de celles de l'Allemagne, cite en première ligne Châtel-Guyon, Brides, Saint-Nectaire, comme pouvant produire des effets spoliatifs et d'excitation sur la circulation des viscères. L'action purgative de ces sources est ici très-importante ; c'est ce qui fait sans doute que Carlsbad agit différemment de Vichy dans un certain nombre de cas. Les alcalins en effet, qui se distinguent par une action plus intense, plus profonde sur l'organe lui-même et sur ses sécrétions, n'y joignent pas ce mode dérivatif spécial aux sulfatées sodiques, polymétalliques, ou chlorurées sodiques.

La pléthore abdominale ne reste pas longtemps seule, quand on n'a pas remédié aux inconvénients qu'elle produit, à la constipation, à l'anorexie, elle amène l'hyperhémie du foie, qui devient alors la lésion dominante et la plus nécessaire à traiter. L'hypochondrie est également une des suites habituelles de cet état des organes digestifs, et il ne faut pas interpréter autrement les nombreuses observations d'hypochondriaques guéris aux eaux minérales que l'on rencontre dans les observations les plus anciennes.

L'hyperhémie du foie est active ou passive ; elle est idiopathique ou symptomatique; elle reconnaît une foule de causes, dont une des principales est pour les climats tempérés la répétition des troubles circulatoires abdominaux dont nous venons de parler. pour les climats chauds l'influence d'une température torride, mais surtout, d'après Frerichs, l'influence de la malaria, des miasmes si communs sous ces latitudes. Cette hyperhémie, qui s'observe à tous les degrés, depuis un léger état aigu, pendant lequel il n'est pas encore permis d'aborder les eaux minérales, jusqu'aux cachexies avancées, aux engorgements tenaces et étendus, est avant tout justiciable des eaux alcalines, bicarbonatées sodiques. Enfin, comme tous les autres organes, le foie peut présenter des manifestations qui seront sous l'influence d'une des grandes diathèses d'ensemble, fait dont il sera nécessaire de tenir compte.

Les engorgements du foie, en France, sont surtout traités par Vichy et les eaux alcalines qui s'en rapprochent. En Allemagne, c'est vers Carlsbad et quelques chlorurées sodiques, comme Kissingen, Hombourg, Wiesbaden, que l'on dirige ces mêmes malades. Nous voyons donc des résultats identiques obtenus par des moyens différents, non sans quelques nuances, sans quelques distinctions. Les quelques explications dans lesquelles nous sommes entrés au sujet de la pléthore permettent de trouver à Vichy et aux sources alcalines un effet plus direct par « la manière dont elles abordent immédiatement l'organe hépatique et agissent sur lui ». M. Durand-Fardel fait parfaitement ressortir cette action élective sur le foie. On pourrait dire à ce propos qu'il y a des eaux hépatiques, comme il y a des eaux pulmonaires et des eaux vésicales ; nous ne voyons pas que l'indication de diathèses soit ici invoquée souvent, mais nous constatons au contraire qu'elle cède le pas à l'indication d'organes. N'y aurait-il pas de la part des alcalins une excitation particulière portée sur la circulation hépatique proprement dite, excitation dont on pourrait voir la preuve dans l'exagération de sécrétion de la bile qui est la conséquence de leur emploi ? N'auraient-ils pas par là la une même action sur la partie centrale de ce circuit sanguin abdominal, que d'autres eaux stimulent également par la périphérie ? Quoi qu'il en soit, le premier phénomène que l'on observe pendant la cure est le réveil des fonctions digestives ; viennent ensuite l'atténuation et la disparition de l'ictère quand il s'est montré. C'est ce que l'on a signalé pour Vichy, et Frérichs a donné une observation d'ictère disparu après quinze jours de cure à Carlsbad. L'épaisseur du foie dans les cas anciens ne diminue que lentement. Il faut plusieurs saisons pour mettre le malade à l'abri de complica-

22.

tions ultérieures : il reste alors dans les intervalles une pesanteur qui indique que l'organe a conservé une grande susceptibilité. Le traitement consiste dans l'eau en boisson et dans les bains surtout ; les diverses sources de Vichy sont prescrites à doses graduelles, ainsi que nous l'avons indiqué dans l'article Vichy, et en cela appropriées au tempérament de chaque sujet et aux périodes de la maladie. On doit prendre d'autant plus de précautions que l'on est plus rapproché d'une crise aiguë ou des débuts du mal. On doit éviter avec soin toute excitation excessive portée sur l'organe à l'aide des eaux minérales : c'est ce qui fait la principale contre-indication des sulfurées, auxquelles Bordeu attribue, ce qui est d'ailleurs fort plausible en raison de la stimulation qu'elles amènent, un certain nombre de désobstructions du foie. On préfèrera même à Vichy, dans des cas où l'on a affaire à une trop grande acuité, à une forme trop éréthique, des eaux bicarbonatées comme Royat et Le Boulou, des sources telles que Saint-Nectaire, ou des sulfatées calciques, faiblement minéralisées ou indéterminées : Ussat, Foncaude, Plombières. A ces dernières, c'est surtout la sédation que l'on demande.

Quand l'affection du foie est trop avancée, il en est de même que lorsqu'elle est trop près de son début ; on doit éviter avec soin les sources énergiques. Vichy sera déconseillé quand le malade présentera déjà quelques phénomènes de cachexie séreuse, des épanchements , des hydropisies. Alors quelques eaux reconstituantes, ferrugineuses ou autres, seront les seules à employer.

Le régime diététique de Vichy, moins minutieux qu'il ne le fut autrefois, a cependant conservé un certain nombre de ses pratiques méthodiques. C'est là un adjuvant du traitement. Les affections du foie sont très fréquemment liées à des états dyspeptiques dont l'amendement est déjà une bonne condition pour l'avenir. Le régime de Carlsbad est beaucoup plus sévère ; la quantité d'aliments que chaque malade doit absorber par jour est réduite à son minimum. On cite dans l'histoire de l'hygiène plusieurs exemples célèbres de santés délabrées remises en état par le régime ; nul doute que chez tant de malades, victimes quelquefois de l'intempérance, souvent d'une alimentation irrégulière, mal équilibrée, mal digérée, de pareilles règles ne soient de puissants auxiliaires.

La stase veineuse du foie, résultant d'un obstacle à la circulation cardiaque, peut s'améliorer par le traitement hydrominéral quand elle n'est pas trop avancée ; si les lésions valvulaires sont déjà très prononcées, ainsi que les troubles fonctionnels qui en résultent, il est mieux de s'abstenir (Frerichs).

Le *catarrhe des voies biliaires* et les *calculs biliaires* sont des affections qui marchent généralement ensemble, l'une étant le produit de l'autre et réciproquement. Les eaux alcalines et les sels alcalins ont été de tout temps préconisés dans le traitement des concrétions des voies biliaires. A l'époque où l'on était surtout préoccupé aussi bien de leur dissolution que de celle des pierres dans la vessie, Frédéric Hoffmann et après lui bien d'autres, guidés par des théories chimiques, employaient les alcalins pour les dissoudre. Aujourd'hui, ces systèmes ont fait leur temps, et personne ne croit plus à la désagrégation d'un calcul déjà formé ; mais les alcalins n'en ont pas moins une incontestable spécialisation d'effets, et cela parce que, en augmentant la sécrétion biliaire, ils la rendent plus fluide et la diluent, et en second lieu parce que, en rendant plus énergique la contractilité des canaux excréteurs, ils aident à l'expulsion des concrétions calculeuses. Ce sont donc des actions physiologiques et nullement chimiques que l'on doit invoquer ici.

Les calculs biliaires peuvent exister dans les voies biliaires sans donner aucun signe de leur présence. C'est surtout dans les parties larges des conduits, dans la vésicule, ou bien dans un point qu'après une première crise douloureuse leur présence a dilaté, que les choses se passent ainsi. Dans les points rétrécis, tels que le conduit cystique, le canal cholédoque et l'orifice duodénal de celui-ci, ils amènent, avec la dilatation de la vésicule, les phénomènes de rétention de la bile, et les accidents douloureux de la colique hépatique. Une fois arrivés dans le duodénum, ils s'écoulent par les voies naturelles ; mais ils peuvent se frayer un chemin artificiel, abcéder les parties et causer des désordres variés. C'est dans l'intervalle des crises que le traitement minérothermal par les eaux alcalines (Vichy, Vals) doit être entrepris. Rien n'est plus commun en revanche que de voir, pendant le cours même de ce traitement, revenir des coliques hépatiques, même d'une certaine intensité. C'est ce qui s'explique sans peine quand on songe que les calculs en voie d'expulsion traversent précisément ces parties, où leur présence est le point de départ des phénomènes douloureux. En pareil cas, l'interruption du traitement est de règle, sauf une balnéation tempérée et très douce. Pour calmer les douleurs extrêmement vives que les malades éprouvent, l'emploi de moyens calmants, d'injections de chlorhydrate de morphine, est aussi recommandé. Souvent alors, et quand on craint le retour de tels accidents, des sources qui n'ont ni l'énergie ni le spécialisation de Vichy seront appelées à rendre des services. Mais il faut bien disinguer entre le traitement de la colique hépatique, qui n'est que palliatif, sédatif, le traitement même dont le but est l'expulsion des calculs, résultat que 'on obtient fréquemment à d'autres sources, et cette ction modificatrice non seulement de la disposition u moment, mais de la tendance à la production de nouveaux calculs dans l'avenir.

Contrexéville, Vittel, Aulus, Châteauneuf, Andabre, Niederbron (chlorurée sodique) ont été des stations recommandées à divers titres pour le traitement de la ravelle biliaire et de la colique hépatique.

MALADIES DES ORGANES GÉNITO-URINAIRES.

Les maladies des organes génito-urinaires sont, les unes communes aux deux sexes, les autres spéciales à l'homme ou spéciales à la femme.

La *cystite chronique*, calculeuse ou non calculeuse, s'accommode dans le premier cas des mêmes eaux que la gravelle, sulfatées calciques, telles que Contrexéville, Vittel, Martigny, Sainte-Marie, Encausse, Capvern, ou des sulfurées douces et dégénérées, La Preste, Moligt, la source de Mahourat à Cauterets. L'affection calculeuse est mieux modifiée par des sources alcalines, telles que Vichy, Vals, Royat, Marcols, etc. On emploie encore contre elle des eaux indéterminées, comme Évian ou Foncaude. Le traitement de la cystite non calculeuse, de la cystite des vieillards, avec dépôts muqueux ou purulents, réclame surtout les eaux diurétiques peu excitantes, auxquelles on joint les lavages répétés, les injections dans la vessie, des bains tempérés, plus énergiques dans la forme torpide, doux et prolongés quand il reste encore quelques symptômes de l'état aigu. Si la maladie est liée à un état diathésique, parfois les moyens dirigés contre ce dernier aideront à la cure ; mais, en général, le traitement local a surtout de l'utilité ; les douches périnéale, hypogastrique, lombaire sont usitées dans un grand nombre de stations comme moyen tonique et révulsif.

La *blennorrhée* succédant chez l'homme à une inflammation aiguë des voies d'excrétion de l'urine, à une blennorrhagie, doit fréquemment sa persistance à des causes générales, telles qu'une constitution lymphatique, et cet état sera heureusement modifié par un traitement hydrominéral stimulant et tonique. Les eaux sulfureuses fortes en pareil cas, Barèges, Luchon, les sources les plus excitantes de Cauterets, sont les mieux indiquées; parfois on a conseillé des injections d'eau sulfureuse dans le canal, et on possède même un certain nombre d'observations où ces injections, par une action substitutive, auraient momentanément avivé le mal, circonstance qu'il faut connaître pour ne pas s'en inquiéter, car elle est un signe précurseur d'amélioration.

La *spermatorrhée*, les pollutions involontaires s'accompagnent souvent d'un grand affaiblissement de l'organisme, d'une prostration du système nerveux, de symptômes d'hypocondrie. M. le professeur Gubler assigne à cette maladie, comme traitement, les sulfurées ou les chlorurées sodiques fortes, quelques ferrugineuses (Lamalou). Lallemand regarde les bains sulfureux comme utiles quand les organes génitaux participent à la débilité générale : pour lui, il existe à Cauterets, Luchon, Aix-en-Savoie, des sources variées et des moyens de les mitiger selon le degré d'excitabilité du sujet. Moligt et Le Vernet auraient en pareil cas une action encore plus spéciale. Quand il y a coïncidence d'une maladie herpétique, les sulfureux sont également le vrai moyen à employer. Mais toujours on doit craindre de trop agiter les tabescents par l'emploi des eaux sulfureuses qui amènent une réaction trop vive. Il faut des sources d'une température moyenne, ni trop chaudes ni trop froides, pouvant être données en bains sans qu'il soit nécessaire de les mitiger. Il faut encore, surtout au début de la spermatorrhée, user de tous ces moyens avec grands ménagements. Poussé trop vivement, leur emploi soit au début, soit vers la fin, est susceptible d'augmenter les accidents et force alors à recourir à des sources éminemment sédatives, aux indéterminées par exemple.

La *leucorrhée* chez la femme est si constamment liée à la chlorose et à l'anémie que le traitement de ces dernières lui convient essentiellement. Cependant, le fait de l'écoulement du liquide par les parties génitales comporte quelques indications particulières. Quand on aura remédié à l'appauvrissement du sang à l'aide des sources martiales, à l'asthénie par les stimulantes sulfureuses ou chlorurées sodiques, aux déterminations névropathiques par une balnéation sédative ou par les eaux indéterminées, on devra encore aviser aux moyens dont il faudra faire usage contre l'état local; ces moyens sont les irrigations vaginales, les injections, tous d'une grande délicatesse d'application. Quelques médecins croient pouvoir sans inconvénient diriger dans la cavité vaginale et sur le col utérin des douches douées d'une certaine force de percussion; mais, pour le grand nombre, ces douches ont plus de dangers que d'avantages. Il ne faut pas oublier que c'est toujours alors la malade qui est chargée de modérer et de diriger l'impulsion et qu'on ne peut guère s'en rapporter à son discernement. M. le professeur Courty va même jusqu'à regarder comme au moins inutiles, sinon nuisibles, les douches de cette nature, toutes les fois qu'elles ne sont pas données sous la direction du médecin. On comprend quelles entraves de pareilles précautions, que dicte une pratique consciencieuse, apportent au traitement des maladies utérines. M. le professeur Gubler admet, au point de vue de leur action sur les liquides de la cavité vaginale et utérine, diverses classes d'eaux. Ce sont des eaux anti-acides, c'est-à-dire alcalines, et parmi elles avant tout Vichy, dont M. Willemin a relaté les bons effets dans les affections de ces organes. Ce sont encore des eaux antizymotiques ou antifermentescibles, comme les sulfurées, s'opposant au développement des myriades d'organismes microscopiques qui pullulent dans les sécrétions altérées; ce sont encore des eaux astringentes ou toniques, les sulfatées ferriques, les martiales.

La *métrite chronique* a diverses origines; qu'elle soit ou non accompagnée d'ulcérations, elle a tantôt un point de départ uniquement local, et tantôt elle est reliée à un état diathésique et constitutionnel; elle s'accompagne de chlorose et d'anémie, d'accidents névropathiques généraux; elle peut aussi se rattacher soit au lymphatisme, soit à l'herpétisme, soit au rhumatisme, soit à la syphilis, et réclamer alors les eaux qui conviennent à ces différentes diathèses. L'application des caustiques, dont l'usage est si fréquent quand la surface du col présente quelque altération, dans les maladies utérines, se fait quelquefois aux eaux; mais il paraît préférable que cette application ait lieu auparavant ou soit consécutive, à moins de circonstances qui sont une indication immédiate. En effet, l'ulcération tenace, invétérée, cèdera mieux à des topiques plus énergiques, et ce n'est que déjà attaquée, déjà modifiée, qu'elle se présentera à la cure hydrothermale avec toutes les chances de guérison. En revanche, les desquamations superficielles, légères, les catarrhes à sécrétion visqueuse, plus ou moins abondante, causes si fréquentes de stérilité, de désordres fonctionnels du côté du petit bassin, retireront non seulement des bains, des injections et des irrigations, mais d'une action élective particulière de certaines sources, les plus grands bénéfices. Voici comment M. Caulet décrit à propos des eaux de Saint-Sauveur cette action élective, qu'il qualifie d'*hydrorrhée thermale*.

Dans son mémoire sur l'action des eaux de Saint-Sauveur, il montre que les eaux de Saint-Sauveur exercent une action spéciale, pathogénétique, sur l'appareil utéro-ovarien. Cette action, des plus constantes et des plus facilement appréciables, se manifeste par des altérations profondes de la sensibilité, de la contractilité et des sécrétions utérines, ainsi que par des troubles de la menstruation et de la gestation. Les femmes ne tardent pas à éprouver après le bain, dans la région du bassin, derrière le pubis, une sensation nullement pénible qu'elles accusent en disant qu'elles sentent leur matrice. Quelquefois c'est une sorte de pression dans le bas-ventre, et quelquefois une sensation décidément douloureuse. Quelquefois enfin elle prend le caractère de la contraction, de la colique utérine. Ces divers troubles préparent la venue d'un phénomène plus important. Il consiste en l'émission par les organes génitaux d'un liquide aqueux, incolore ou légèrement citrin, ne laissant pas de trace sur le linge ou parfois l'empesant légèrement. Cet écoulement n'est pas continu. Il se fait brusquement, comme par jet, et se répète à des intervalles variables. Il n'est jamais très-abondant. A chaque émission, il mouille le linge de la largeur de la paume de la main... L'hydrorrhée thermale est un phénomène de bon augure : elle diminue l'intensité des malaises pelviens provoqués par la cure, malaises auxquels elle semble servir de crise, et d'autre part son apparition coïncide souvent avec une modification heureuse de l'affection utérine.

Nous avons cru devoir donner ici une assez grande place à ce symptôme intéressant de la crise thermale déterminée du côté des organes utérins. Sans doute, d'autres stations seront à même de fournir des observations analogues ; mais peut-être les sulfureuses douces sédatives, depuis longtemps recommandées dans les affections des femmes et dont Saint-Sauveur est un des types, ou bien encore les sulfureuses dégénérées, sont-elles surtout celles qui sont appelées à nous les présenter. Nous aurions à inscrire ici à la suite une longue nomenclature d'eaux de toutes les classes recommandées à divers titres dans les maladies utérines, principalement des eaux résolutives dans les engorgements chroniques, telles que Vichy, Vals, Le Boulou, ou bien des eaux excitantes pour les formes torpides, comme Barèges, Luchon, Cauterets, sédatives pour les formes éréthiques compliquées d'état nerveux, Saint-Sauveur, Moligt, La Preste, les sources douces de Cauterets, les unes et les autres répondant au cas de métrite où il y a coïncidence de diathèse herpétique; chez les femmes où le lymphatisme domine, les chlorurées sodiques, Balaruc, Bourbonne, Lamotte (Isère), ou les sulfurées fortes, ou les polymétalliques, La Bourboule, Saint-Nectaire, Châtel-Guyon, etc.

M. Willemin a signalé comme contre-indication, comme pouvant amener des recrudescences, la persistance de l'état aigu même modéré; cette contre-indication est plus ou moins absolue, suivant la nature des sources auprès desquelles on traite les maladies utérines.

Il est intéressant de savoir si l'on peut continuer le traitement minérothermal pendant la période menstruelle. Pour l'eau en boisson, il n'y a pas le moindre doute, mais généralement on s'abstient à ce moment-là de tout moyen hydrothérapique. Cependant M. le professeur Courty, dans son ouvrage classique, déclare qu'il ne voit aucun inconvénient à l'emploi de ces moyens même à ce moment-là, et qu'il est entré aujourd'hui dans la pratique d'une foule d'établissements de les continuer même alors. On pourra donc, en cas de nécessité, ne pas se laisser arrêter par cette circonstance ; mais il sera bien difficile parfois de vaincre l'opinion bien établie et enracinée d'après laquelle la douche ou le bain pendant les règles sont des pratiques que l'on doit éviter. Il suffit d'ailleurs au médecin de savoir qu'il peut passer outre s'il le juge convenable.

Plus d'une station, soit allemande, soit française, a dû une partie de sa fortune à la réputation qu'elle s'était acquise comme remède à la *stérilité*. Plus d'une continue à jouir d'un certain renom en pareil cas. Faut-il partager le scepticisme absolu de Trousseau et de bien d'autres à ce sujet? ne vaut-il pas mieux, avec M. le professeur Gubler, admettre que bien souvent qui dit stérilité dit affection utérine, et que faire cesser la cause, c'est provoquer la cessation du symptôme. On ne peut raisonnablement invoquer ici qu'un remontement général de la constitution ancienne, une sédation obtenue chez des névropathiques, une muqueuse utérine voyant cesser une sécrétion morbide remplacée par une sécrétion non viciée, une membrane reprenant sa coloration et ses fonctions normales ; aller au delà, c'est entrer dans la légende. « Dans des lieux si heureusement situés, dit un vieux médecin, et où l'âme est sans cesse agréablement émue, les longs soucis sont étouffés par la voix des plaisirs qui y retentit de toutes parts et qui redonne un prix aux jouissances de l'amour ou réveille l'espérance des époux ; la nature y redouble les forces, et tout semble y puiser les germes d'une nouvelle vie. »

MALADIES DES ORGANES DES SENS.

Nous avons déjà eu l'occasion, à propos des diathèses, de signaler quelques-unes de leurs déterminations sur les organes des sens, et nous avons montré d'autre part, soit en traitant des procédés d'irrigation ou de douches locales, soit dans le chapitre qui concerne quelques stations en particulier, que l'on joignait dans bien des cas au traitement diathésique, aux modificateurs généraux, des modificateurs locaux; c'est ainsi qu'au sujet de la *conjonctivite chronique*, si souvent liée par son origine à la diathèse scrofuleuse, nous avons mentionné les douches oculaires de Saint-Christau, d'Uriage, de Bourbon-l'Archambault, etc. Nous avons aussi parlé de quelques sources des Pyrénées qui jouissaient d'un renom populaire dans le traitement de cette maladie. Les eaux thermales, mais principalement les eaux sulfureuses, ont une action légèrement irritante sur la conjonctive. Il est facile de s'en convaincre par l'application sur l'œil de l'eau de quelqu'une de ces sources, principalement des plus minéralisées. Cette action irritante est utilisée pour combattre le caractère torpide des ophtalmies strumeuses lorsque toute trace d'inflammation a disparu. La percussion également doit être évitée tant qu'il reste un peu d'acuité; tout au plus peut-on faire usage de quelques lotions d'eaux plus sédatives; mais il est mieux de dire qu'en pareil cas le traitement échappe à la thérapeutique minéro-thermale.

Le *coryza*, la *rhinite chronique*, les *ulcérations des fosses nasales*, ulcérations dont l'odeur caractéristique décèle si souveut la présence et est un insupportable inconvénient pour les personnes qui en sont atteintes, sont traités par les douches nasales. Celles-ci, commencées avec une pression modérée pour éviter toute irruption trop brusque de l'eau sur des surfaces déjà excoriées, détergent l'ulcère, enlèvent les mucosités, nettoient la muqueuse, et, poussées avec plus de force, elles vont également nettoyer les arrière-fosses nasales, et elles décrivent un circuit complet, et l'eau de l'injection repasse en partie par la bouche, surtout si l'on a soin pendant l'opération de boucher soigneusement l'orifice antérieur des narines. Il n'est pas rare que des épistaxis se produisent; sans gravité toujours, elles sont quelquefois assez abondantes. Les premiers résultats de ce traitement ne se font pas attendre : l'odeur disparaît ou est infiniment moins prononcée; l'écoulement de sanie, qui dans quelques cas se fait aussi par la bouche et donne parfois aux malheureux qui sont atteints de cette infirmité un dégoût profond de tous les aliments, se supprime également. Le traitement antidiathésique, surtout antiscrofuleux, consolide ces résultats et rend l'amélioration persistante.

L'*eczéma du conduit auditif externe*, la *myringite externe*, sont aussi quelquefois traités par des douches du canal auriculaire. Ces douches, données doucement, sous une pression très atténuée, ont quelquefois de bons effets. Mais ce n'est là qu'un moyen tout à fait superficiel d'aborder les maladies de l'oreille. Les plus graves d'entre elles, au moins celles qui laissent quelques ressources à l'art, ont leur siège dans l'oreille moyenne, que l'on ne peut atteindre que par les arrière-fosses nasales et le pharynx, aux affections desquels elles se rattachent souvent. Le traitement de celles-ci est parfois suivi de l'amélioration des premières. Nous ne possédons pas assez d'observations d'injections d'eaux minérales par la trompe, injections que l'on peut tenter comme celles d'une foule d'autres liquides, pour nous prononcer sur la valeur de ce moyen.

MALADIES CHIRURGICALES

Le traitement des maladies chirurgicales par les eaux minérales a été très anciennement usité et a précédé la plupart de leurs autres applications. C'est auprès de diverses sources chaudes que les Romains envoyaient leurs soldats blessés à la guerre; plus tard, au moyen âge, à la Renaissance, ces mêmes sources furent également très fréquentées dans les mêmes cas. A l'époque actuelle, il n'est pas de pays qui n'ait un certain nombre d'hôpitaux militaires consacrés à ces usages. En France comme en Algérie, ces établissements sont nombreux. Parmi eux, les plus connus sont Barèges, Amélie-les-Bains, Bourbonne, Guagno en Corse, en Algérie Hamman-mes-Koutin, les Bains de la Reine, Hamman-R'ira. On traite donc ces affections dans des stations sulfureuses, dans des stations chlorurées sodiques, ou auprès de sources indéterminées, simplement thermales. M. Durand-Fardel ne désigne qu'une classe d'eaux auxquelles il y aurait moins d'avantages à les adresser : ce sont les eaux alcalines. Les maladies chirurgicales que la médecine minérothermale réclame comme étant de son ressort sont, d'un côté les fractures, les luxations anciennes, avec cals volumineux, ankylose, gêne dans les mouvements, de l'autre les plaies ou blessures par armes à feu, armes tranchantes, etc. Les principales indications à remplir sont : de rendre aux articulations leur souplesse; d'amener, à l'aide de moyens hydrothérapiques appropriés, la diminution d'un tissu osseux de nouvelle formation autour d'une fracture consolidée; de favoriser la cicatrisation des plaies en provoquant la formation de bourgeons de bonne nature, en nettoyant et avivant les surfaces; d'amener la sortie des corps étrangers retenus dans l'épaisseur des tissus, d'esquilles, de fragments d'os nécrosés. Le traitement externe est pour cela le seul qui ait de l'importance, bains, douches sur tout le corps ou sur la partie malade, piscines, etc. Cependant, l'eau en boisson dans quelques stations sert d'utile adjuvant, en ce sens qu'elle exerce une action reconstituante sur un organisme affaibli par une longue maladie, par une abondante suppuration. Outre les stations mentionnées plus haut, on pourrait en énumérer beaucoup d'autres, jouissant des mêmes qualités et appartenant aux divers groupes. Telles sont Dax, Néris, Aix-les-Bains, Aix-en-Savoie, Luchon, Cauterets, Ax, Olette, Bains-en-Vosges, Chaudes-Aigues, Escaldas, Gréoulx, Uriage, Balaruc, les boues de Barbotan, de Saint-Amand, de Dax, Bourbon-Lancy, Bourbon-l'Archambault, etc. On doit généralement entreprendre la cure des maladies chirurgicales aux eaux minérales quelque temps après l'accident et la première période d'inflammation une fois passée ; le Conseil de santé militaire, qui a la haute surveillance des hôpitaux thermaux, a d'ailleurs introduit des règlements formels à ce sujet. Quant au délai, il n'est pas le même suivant les cas; mais c'est surtout au sujet des fractures que la cure doit être plus éloignée du début du mal. On craint en effet alors d'amener par les bains et les douches employés trop tôt un ramollissement du cal, et dix-huit mois n'ont pas paru un temps trop long avant l'entreprise du traitement thermal. On voit dans un rapport de Dutroulau, au sujet d'un mémoire de M. Patézon sur le traitement des fractures par les eaux de Bourbonne, que cette action dissociante de l'eau commune aussi bien que de l'eau minérale sur le cal, que Dupuytren admettait, n'est pas aussi certaine, aussi prononcée qu'on l'a dit quelquefois. Magistel, déjà, constatait, en 1828, que, chez des individus morts pendant l'usage des eaux, les fibro-cartilages des vertèbres ne présentaient pas la même résistance que dans l'état naturel. Cependant il ne reculait pas le traitement au delà de six mois. C'est en effet une limite qui paraît suffisante, mais en agissant avec la prudence la plus minutieuse. Cependant, comme les fractures que l'on envoie aux eaux sont des fractures compliquées, dont la consolidation a souvent demandé beaucoup de temps, qui ont laissé après elles des déformations, des lésions persistantes, des attitudes vicieuses, il faut faire quelques réserves au sujet de celles dans lesquelles un vieux levain d'activité inflammatoire existerait encore, comme aussi de celles dans lesquelles un état diathésique, syphilis, scrofule, entraverait l'amélioration et la guérison.

Il n'est pas rare qu'une diathèse soit la cause première du retard de la consolidation d'une fracture. Les chirurgiens, M. le professeur Verneuil entre autres, ont dans ces derniers temps longuement insisté sur ce point; alors, suivant la nature de la diathèse, on se décidera soit pour les eaux sulfurées, soit pour les eaux chlorurées sodiques, etc.

DES CONTRE-INDICATIONS DES EAUX MINÉRALES EN GÉNÉRAL

Les contre-indications dans l'emploi des eaux minérales, tirées de l'étude des maladies en particulier, de la position et des fonctions de chaque organe, ont été suffisamment étudiées dans des articles spéciaux pour qu'il ne soit pas nécessaire d'y revenir ici. Mais il est quelques points de repère plus généraux, quelques considérations qui découlent de l'examen de l'ensemble des maladies chroniques et du moment de leur évolution, ou bien encore des ménagements excessifs, sinon de la prohibition formelle qu'entraînent certaines lésions déterminées. Ce sont ces considérations qui méritent une place à part et sur laquelle nous allons jeter un coup d'œil rapide.

Toutes les eaux minérales ne sont pas également redoutables dans la période aiguë des maladies chroniques, dans les poussées, dans les redoublements d'activité dont elles sont susceptibles. Cependant on peut, d'une manière à peu près absolue, formuler qu'à ce moment on doit soigneusement s'abstenir de leur usage. Ce n'est que lorsque l'activité a fait place à un état moins tranché que les premières indications apparaissent; mais alors, à cette période de subacuité, les sources douces, sédatives, hyposthénisantes, sont les seules auxquelles on doit songer. Les sources fortes, énergiques, plus profondément modificatrices, doivent encore être écartées. On retrouve cette grande ligne de démarcation à propos de chaque maladie prise à part. La phthisie éréthique, sub-inflammatoire, supportera tout au plus des médications atténuées, qui auront peu de prise sur ce qui en fait le fonds, telles que le Mont-Dore, Ems, Royat. Le goutteux qui vient d'avoir son accès sera de préférence dirigé vers les sulfatées calciques, les indéterminées, les bicarbonatées faibles; mais le phthisique et le goutteux chez lesquels cette contre-indication n'existe pas, dont le mal chronique est vraiment en puissance, pourront et devront tolérer les eaux qui s'attaquent plus directement, plus immédiatement à leur mal, les sulfurées et les alcalines fortes. Diathèse urique, processus tuberculeux sont alors dégagés de leurs accessoires, des complications qui entravent leur traitement et l'emploi des moyens reconnus comme leur étant plus directement applicables.

A la fin des maladies chroniques, comme au début, la thérapeutique minérothermale n'offre pas de ressources, ou n'offre que des ressources très-insuffisamment palliatives. Dans le premier cas, il était trop tôt; dans le second, il est trop tard. Ici encore, la seule médication admissible, la seule qui ait des chances d'amener une reconstitution momentanée, est une médication atténuée, imparfaite. Les sources les plus puissantes ne feraient que hâter les progrès du mal.

Il existe des dispositions particulières que l'on ne peut constater que pendant le traitement et quelques jours après qu'il a été entrepris, dispositions en vertu desquelles un sujet manifeste une intolérance réelle et que rien ne faisait prévoir. Certaines conditions climatériques, d'altitude, de séjour sont également défavorables à quelques malades. Parfois ces circonstances sont dues à des états latents non constatés, que vient réveiller une trop vive stimulation. C'est ainsi qu'une susceptibilité spéciale du cœur, une tendance accentuée du cerveau à se congestionner, certaines affections nerveuses, des antécédents du côté des fonctions mentales pourront contre-indiquer l'emploi des sources fortement minéralisées des diverses classes.

L'ensemble du système circulatoire est très impressionné par l'usage de ces eaux ; aussi doit-on les craindre lorsque l'on peut soupçonner une lésion quelconque du côté des vaisseaux, ou même, quand cette lésion n'était pas soupçonnée, doit-on se méfier qu'elle n'existe à l'état latent, lorsqu'un retentissement insolite a lieu du côté du système sanguin.

Si les lésions organiques du cœur ne sont pas une contre-indication absolue à l'usage des eaux minérales fortes, du moins l'emploi de celles-ci en pareil cas doit être entouré des plus grandes précautions. Il peut se faire ou que la lésion soit encore peu prononcée, qu'elle ne se manifeste que par des signes stéthoscopiques peu perceptibles, ou même qu'elle ne présente aucun signe à l'auscultation ; il peut se faire encore que déjà la lésion soit bien évidente, bien constatée, accompagnée de symptômes fonctionnels et éloignés. En premier lieu, certaines eaux, et au premier rang les eaux sulfureuses qui représentent le summum de la stimulation, produiront parfois des lipothymies, des syncopes, si l'on ne les a pas administrées avec grande prudence. Elles amèneront aussi parfois l'apparition d'un bruit de souffle non perçu jusque-là. Ces accidents d'excitation n'ont pas la gravité que l'on pourrait supposer, pourvu qu'on en discerne rapidement la cause et qu'on sache les calmer à temps. Ils seront une contre-indication, d'ordinaire ; mais on pourra passer outre, s'il y a des motifs sérieux de continuer le traitement pour une affection étrangère. Les personnes sujettes aux palpitations nerveuses décrites par Stokes peuvent éprouver des phénomènes identiques. Il en est de même de celles qui ont des accès ou des menaces d'angine de poitrine; pour celles-ci, on ne pourrait sans danger faire usage des eaux stimulantes ; on s'exposerait même à provoquer le retour d'un de ces accès. S'il y a lésion confirmée, tout le monde est d'accord, depuis Bordeu, pour admettre qu'il n'y a pas utilité à faire usage des eaux minérales et que celles-ci sont fréquemment funestes. Quant à une médication sédative, si elle n'offre pas les mêmes inconvénients, elle n'offre pas non plus de grands avantages. Beaucoup de stations situées en pleine montagne, à des altitudes considérables, sont, par le fait même de leur position, également contre-indiquées pour les cardiaques. On a quelquefois prétendu qu'il fallait distinguer parmi les lésions valvulaires du cœur celles qui étaient dues au rhumatisme et celles qui provenaient d'une autre cause ; que les premières s'amélioraient à l'aide des eaux favorables au rhumatisme, tandis que les secondes n'en retiraient aucun avantage; cette distinction a toujours paru beaucoup plus théorique que pratique et n'est pas parvenue à diminuer la portée de la loi établie par Bordeu au sujet des maladies du cœur.

On a vu au sujet des paralysies avec quel soin on s'est toujours occupé à déterminer combien de temps après l'hémorrhagie cérébrale qui a amené une hémiplégie il était sage de commencer un traitement thermal. C'est qu'en effet les maladies du cerveau, comme les maladies du cœur, sont une source de contre-indication. Dans celles-ci comme dans les précédentes, une accélération circulatoire peu ménagée pourrait être fatale ; aussi ne traite-t-on la lésion du mouvement que lorsque déjà la lésion cérébrale sommeille, et ne conseille-t-on pas les eaux aux sujets portés à éprouver des congestions, des étourdissements, à moins que ce ne soient des eaux purgatives, amenant une diversion vers le tube intestinal, ou des eaux sédatives ; mais on leur interdit les eaux trop excitantes, les bains trop chauds, les douches.

On a cité des cas où l'accès d'épilepsie ou d'aliénation mentale a été provoqué par le traitement auprès de certaines sources. Mais ce sont là des exceptions.

Il n'y a pas de contre-indications tirées de l'âge. Toutes proportions gardées, les enfants supportent fréquemment mieux que les grandes personnes un traitement énergique. On est astreint à beaucoup de ménagements vis-à-vis des vieillards ; mais l'âge, quelque avancé qu'il soit, n'est pas un empêchement au traitement par les eaux minérales de leurs affections chroniques, du catarrhe bronchique par exemple.

Quand une maladie chronique a trop profondément lésé un organe pour qu'on puisse espérer en enrayer ou en modifier la marche, quand surtout elle a eu pour résultat l'altération profonde de la constitution, le traitement par les eaux minérales est plus souvent nuisible qu'utile.

CLASSIFICATION

DES EAUX MINÉRALES DE LA FRANCE

Ier TABLEAU

1° Eaux sulfureuses.

SULFURÉES SODIQUES.

Saint-Honoré (sulfhydriquée), t.[1]
Bagnols, t.
La Chaldette, t.
Fonsanches, t.
Saint-Mélany, t.
Dolaincourt.
Aix-les-Bains (sulfhydriquée), t.
Marlioz.
Challes.
Eaux-Bonnes, t.
Eaux-Chaudes, t.
Barèges, t.
Cauterets, t.
Cadéac.
Labassère.
Saint-Sauveur, t.
Gazost.
Gamarde.
Préchacq.
Bagnères-de-Luchon, t.
Ax, t.
Carcanières, t.
Amélie-les-Bains, t.
Le Vernet, t.
Olette, t.
La Preste, t.
Moligt, t.
Escaldas, t.
Vinca, t.
Guagno, t.
Guitera, t.
Pietrapola, t.
Caldaniccia, t.

SULFURÉES CALCIQUES.

Cauvalat.
Euzet.
Fumades.
Saint-Boès.
Castera-Verdusan, t.
Saint-Loubouer.

1. La lettre t. indique les eaux thermales.

Saint-Gervais, t.
Allevard (sulfhydriquée), t.
Montmirail-Valqueyras.
Camoins.
Cambo.
Eugénie-les-Bains.
Enghien.
Pierrefonds.
Bilazai.
La Roche-Posay.

2° **Eaux bicarbonatées.**

Bicarbonatées sodiques.

Saint-Myon (fer).
Sail-sous-Couzan (fer).
Vichy, t. (fer).
Hauterive (fer).
Saint-Yorre (fer).
Cusset (fer).
Andabre (fer).
Vals.
Vals (Dominique) (arsenic).
Marcols (fer).
Dessaignes.
Soultzmatt.
Coize (iode).
Le Boulou.

Calciques.

Châteldon.
Rouzat.
Renaison.
Saint-Alban.
Pougues.
Celles.
Vernet-Prades.
Bondonneau (iode).
Condillac.
Pont-de-Baret.
Mouzaia-les-Mines.

Complexes ou polymétalliques.

Mixtes : Châteauneuf (lithine).

Mixtes chlorurées (sodo-calciques) : La Bourboule (arsenic), t.; Royat (lithine), t.; Médagues.

Sodiques chlorurées : Saint-Nectaire, t.; Vic-sur-Cère (fer); Vic-le-Comte, t.

Calciques chlorurées : Châtel-Guyon, t.; Jaude, t.; Sainte-Allyre, t.

3° **Eaux salines.**

Chlorurées sodiques.

Bourbon-l'Archambault, t.
Bourbon-Lancy, t.
Balaruc, t.
Bourbonne, t.
Sierck.
Salins-Moûtiers, t.
Roucas-Blanc.
Salies-de-Béarn.
Salces, t.
Tercis, t.

Châtenois.
Niederbronn.
Salins-de-Jura.
Pouillon, t.
Ben-Haroun, t.
Hamman-Mélouane, t.

SULFATÉES CALCIQUES [1].

Mayres.
Contrexéville.
Vittel.
Martigny.
Monestier-de-Briançon, t.
Capvern, t.
Bagnères-de-Bigorre, t.
Sainte-Marie, t.
Siradan, t.
Encausse, t.
Aulus, t.
Ussat, t.
Audinac, t.
Ganties, t.
Labarthe-Rivière, t.
Lavardens, t.
Barbazan, t.
Saint-Amand, t.
Hamman-R'ira, t.

COMPLEXES OU POLYMÉTALLIQUES.

Mixte, sulfatée sodique et calcique : Miers.

Sulfatée sodique, calcique et magnésique : Montmirail-Valqueyras.

Sulfatée calcique et magnésique : Velleminfroy.

Chlorurée sulfatée sodique : Santenay.

Chlorurée sulfatée calcique : Digne, t.

Clorurée sulfatée sodique et calcique : Brides, t.

Chlorurées sulfureuses : Uriage, t.; Gréoulx, t.

4° Eaux ferrugineuses.

CARBONATÉES.

Sainte-Marie-du-Cantal.
Charbonnière.
Saint-Pardoux.
La Trollière.
Gramat.
Trébas.
Cassuéjouls.
Sylvanès, t. (arsenicale).
Bussang.
Bourrasol.
Alet.
Sainte-Madeleine-de-Flourens.
Rennes-les-Bains, t.
Castéra-Verduzan.
Barbotan.
Cours.
Provins.

1. Sauf les sources de Bagnères-de-Bigorre et d'Hamman-R'ira, toutes ces sources sont à une température peu élevée et comprise généralement entre 18 et 25°.

Larivière.
Luxeuil.
Oriol.
Montégut.
Château-Gontier.
Cherbourg.
Dinan.
Orezza.

Crénatées.

Vatwiller.
Forges-les-Bains.

Sulfatées.

Lacaune, t.
Cransac (sulf. d'alum., astringente).
Cambo.
Passy.

Carbonatées crénatées.

Source Jonas (Bourbon).
Lamalou, t.
La Bauche.
Casteljaloux.
Saint-Denys-les-Blois.

5° Eaux indéterminées.

Thermales.

Mont-Dore (arsenic).
Evaux.
Chaudes-Aigues.
Sail-les-Bains.
Néris.
Foncaude.
Avène.
Saint-Laurent.
Bains-en-Vosges.
Plombières (arsenic).
Luxeuil.
Aix-en-Provence.
Campagne.
Préchacq.
Dax.
Saubusse.
Bagnoles-de-l'Orne.
Hamman-mès-Koutin (arsenic).

Froides.

Rieumajou.
Sermaize (sulf. sod.).
Rosheim.
Evian et Amphion.
Saint-Christau (cuivre).
Forges-sur-Briis.

IIe TABLEAU

TABLEAU RÉSUMÉ
DES INDICATIONS DE LA THÉRAPEUTIQUE MINÉROTHERMALE DANS LES DIATHÈSES ET LES MALADIES.

I. — DIATHÈSES.

1° Scrofule.

COMPLEXION SCROFULEUSE.

Chlorurées sodiques et sulfurées fortes.

Dans l'enfance. — Bains de mer.

Chlorurées sodiques, thermales, froides, mixtes : Salins-de-Jura, Salins-Moûtiers, Salies-de-Béarn, Balaruc, Bourbonne, Bourbon-l'Archambault, La Motte, La Bourboule, Saint-Nectaire, Sierk, Niederbronn.

Chlorurées sulfureuses : Uriage, Gréoulx.

LÉSIONS CUTANÉES.

Récentes, humides, fluentes. — Sulfurées calciques : Saint-Gervais, Allevard.

Plus invétérées. — Sulfurées sodiques fortes ou chlorurées fortes : Barèges, Luchon, Cauterets, Ax, Challes, Salins, Salies. Chlorurées sulfureuses.

LÉSIONS DES MUQUEUSES.

Egalement sulfurées et chlorurées sodiques, douches locales, oculaires, nasales, pharyngiennes.

LÉSIONS GANGLIONNAIRES.

Chlorurées sodiques, ou comme sulfurées : Barèges, Luchon, Cauterets.

AFFECTIONS OSSEUSES ET ARTICULAIRES.

Chlorurées sodiques fortes, sulfurées fortes, thermales.

Scrofule viscérale, phthisie scrofuleuse.

Eaux sulfureuses : Eaux-Bonnes, Cauterets, Saint-Honoré, Enghien Challes, Marlioz, Labassère, Amélie, Le Vernet.

2° Arthritisme.

Eaux alcalines fortes, moyennes, faibles : Vichy, Vals, Le Boulou, Royat, Saint-Nectaire.

Goutte.

Prédominance urique. — Eaux alcalines : Vichy, Vals, etc.

Goutte torpide. — Eaux alcalines : Vichy, Vals, Le Boulou, etc.

Goutte subaiguë. — Accidents locaux subinflammatoires. Alcalines faibles : Royat, Saint-Nectaire ; sulfatées calciques : Contrexéville, Vittel, Capvern, Aulus, Brides, Siradan ; indéterminées : Néris, Saint-Laurent-les-Bains ; sulfurées faibles et dégénérées : La Preste, Moligt, Escaldas.

Gravelle.

Prédominance urique. — Vichy, Vals.

Déterminations locales, du côté du rein, de la vessie. — Sulfatées calciques : Contrexéville, Capvern, Vittel, etc. ; sulfurées dégénérées : La Preste, Moligt, etc. ; indéterminées : Foucaude, Evian, Bagnoles-de-l'Orne.

Rhumatisme.

La plupart des eaux à haute thermalité et possédant des installations hydrothérapiques appropriées pour le traitement externe. Eaux appartenant à toutes les classes.

Névropathique. — Eaux indéterminées : Néris, Bains-en-Vosges, Luxeuil, Plombières, Dax, Ussat, Foncaude, Mont-Dore ; sulfurées douces : Saint-Sauveur, Olette, Moligt, le Bois à Cauterets.

Articulaire chronique. — Thermalité, douches à haute pression, sudation, massage, sulfurées fortes et chlorurées fortes : Aix-les-Bains, Luchon, Barèges, Cauterets, Ax ; boues minérales : Barbotan, Saint-Amand.

Viscéral. — Eaux indéterminées sédatives : Plombières, Néris ; eaux abdominales, alcalines faibles, chlorurées mixtes, sulfatées, ou chlorurées sodiques, purgatives.

3° Herpétisme.

Eaux arsenicales : La Bourboule.
Chlor. sulf. : Uriage, Gréoulx.
Sulfurées calciques : Euzet, Allevard, Saint-Gervais, Digne, Enghien, Fumades.
Sulfurées sodiques : Barèges, Ax, Aix-les-Bains, Saint-Honoré, Cauterets, Luchon.

4° Syphilis.

Eaux sulfureuses, employées seulement à la fin de la période secondaire ou dans la période tertiaire : Bagnères-de-Luchon, Aix-les-Bains, Barèges, Ax, Olette, Cauterets, Bilazai, Guagno, La Roche-Posay, Saint-Honoré.
On emploie encore quelques sulfatées calciques comme Aulus, ou des indéterminées thermales.
Ravivent ou font revenir les manifestations cutanées.
Servent quelquefois de pierre de touche.
Cure de précaution après le traitement habituel.

II. — MALADIES CACHECTIQUES

Phthisie pulmonaire.

Prophylaxie.

Eaux s'adressant à la diathèse scrofuleuse, arthritique, etc.

Accidents subinflammatoires avec éréthisme, phénomènes d'irritation.

Pas de traitement minérothermal s'ils sont trop prononcés, ou eaux indéterminées, bicarbonatées faibles : Royat, Ems, Mont-Dore; sulfurées douces : Amélie, Le Vernet, Saint-Honoré.

Phthisie sans irritation trop vive, sans état d'éréthisme, même avec fièvre, pourvu qu'elle ne soit que vespérale.

Eaux sulfurées : Bonnes, Cauterets, Enghien, Allevard, Marlioz, Saint-Honoré; médication s'adressant directement à l'organe; médication par révulsion générale : le Mont-Dore; inhalations.

Cachexie tuberculeuse, quel que soit le degré de la lésion.

Pas de traitement minérothermal.

Diabète.

Eaux alcalines : Vichy, Vals, Royat, Le Boulou.
Chlorurées sulfatées : Brides, Châtel-Guyon.
Sulfatée sodique : Carlsbad.
Bicarbonatée, chlorurée, arsenicale : La Bourboule.
Eaux martiales, reconstituantes.

Albuminurie.

Eaux alcalines dans quelques cas et quand il n'existe pas d'infiltration séreuse considérable.

Eaux sulfatées calciques : Contrexéville, Capvern.

Obésité.

Cure de réduction, régime.

Eaux purgatives ; chlorurées sodiques ; chlorurées sulfatées : Brides, Châtel-Guyon ; sulfatées : Montmirail-Valqueyras : Carlsbad.

Scorbut.

Eaux chlorurées sodiques, reconstituantes.

Leucocythémie.

Eaux chlorurées sodiques, iodo-bromurées.

Atrophie musculaire, intoxications saturnine, mercurielle, etc.

Eaux sulfureuses, chlorurées sodiques.

Maladie de Basedow.

Eaux sédatives, indéterminées.

Maladie d'Addison.

Eaux reconstituantes, anticachectiques, sulfurées, chlorurées, martiales.

III. — MALADIES DES SYSTÈMES, DES APPAREILS ET DES ORGANES.

Dermatoses.

Eaux sulfurées, chlorurées sodiques, indéterminées thermales, chlorurées sulfureuses.

Sulfurées calciques ou sodiques faibles, dans les cas de dermatoses récentes, humides, quand la peau présente encore quelques traces d'inflammation : Saint-Gervais, Moligt, Escaldas, Olette, Enghien ; dans le même cas, chlorurées sulfureuses : Uriage, Gréoulx ; quand la dermatose est sèche, invétérée, qu'on ne craint pas d'amener une vive réaction, sulfurées fortes : Cauterets, Barèges, Luchon, ou les chlorurées : Salies, Salins, Balaruc, etc. Balnéation prolongée, piscines (Loèche).

Névroses.

Eaux sédatives, hyposthénisantes : La Preste, Moligt, Saint-Sauveur, Eaux-Chaudes, Bagnères-de-Bigorre, Ussat, Encausse.

Faiblement minéralisées, dégénérées de diverses classes : Préchacq, Néris, Plombières, Dax, Bagnoles-de-l'Orne, etc.

Eaux martiales : Forges-les-Eaux, Lamalou, Rennes-les-Bains, Sylvanès.

Paralysies.

Récentes (d'origine cérébrale).

Eaux purgatives, chlorurées sodiques, dérivatives vers le tube digestif : Balaruc, Bourbonne, Bourbon-l'Archambault, Salins-Moûtiers, Bourbon-Lancy, Lamotte.

Anciennes.

Eaux à haute thermalité : le Mont-Dore, Néris, Chaudes Aigues, Dax, Saint-Laurent.

Eaux sulfurées thermales : Luchon, Barèges, Cauterets, Bagnols.

Anémie et chlorose.

TRAITEMENT DE LA DIATHÈSE QUI LES PRODUIT AU DÉBUT, SCROFULE, ARTHRITISME, PHTHISIE.

Aglobulie. — Eaux martiales appropriées : Rennes-les-Eaux, Lamalou, Sylvanès, Cransac, Forges-les-Eaux, Orezza. Amphion, La Bauche, Lacaune, Provins, Auteuil, Passy, Vic-sur-Cère.

ANÉMIE PROVENANT DE LA DYSPEPSIE.

Eaux acidules gazeuses, eaux alcalines : Vichy, Vals, Vic-le-Comte.

LIÉE A UNE AFFECTION DE L'UTÉRUS.

Eaux plus spéciales à ces affections : Saint-Sauveur, Ussat, Lamotte, etc.

ASTHÉNIE.

Eaux stimulantes, sulfureuses fortes, ou d'une thermalité élevée.

Maladies de l'appareil respiratoire.

ANGINES CHRONIQUES, LARYNGITES.

Eaux sulfurées sodiques, calciques : Cauterets, Eaux-Bonnes, Enghien, Allevard, Gréoulx, Luchon, Bagnols, Euzet, Marlioz, Challes, Saint-Honoré, Amélie, Le Vernet, Fumades, etc.

Eaux chlorurées, bicarbonatées, arsenicales : La Bourboule.

Eaux indéterminées ; pulvérisations chaudes, inhalations : le Mont-Dore.

CATARRHE ET ASTHME.

Action élective sur les organes pulmonaires, action expectorante. — Les sulfurées, comme ci-dessus.

Action révulsive. — Chez les sujets pléthoriques, facilement excitables, sujets à des réactions vives. — Eaux indéterminées : Mont-Dore.

Maladies du foie.

Pléthore abdominale.

Eaux purgatives, diurétiques, chlorurées sodiques, sulfatées calciques, alcalines : Brides, Santenay, Néris, Châtel-Guyon.

Engorgement, congestions.

Eaux hépatiques proprement dites. Eaux alcalines : Vichy, etc.

Calculs biliaires.

Contre la lithiase biliaire. — Plus spécialement : Vichy, Vals, Marcols, Le Boulou, Royat.

Contre les phénomènes inflammatoires subaigus, le catarrhe des voies biliaires. — Moins spéciales, sulfatées calciques et indéterminées.

Contre la lithiase. — Eaux sulfatées calciques : Contrexéville, Vittel, Capvern, Propiac, Sainte-Marie, Encausse, etc.

Affections des organes digestifs.

Dyspepsie.

Acide. — Eaux alcalines.

Atonique. — Eaux acidules gazeuses, eaux alcalines, quelques sulfurées faibles : Condillac, Saint-Galmier, Saint-Alban, Soultzmatt, Vic-sur-Cère, Vic-le-Comte, Mahourat à Cauterets, Hontalade à Saint-Sauveur.

Flatulente. — Eaux absorbantes, bicarbonatées, sulfatées calciques : Capvern, Contrexéville, Bagnères-de-Bigorre, Martigny, Encausse, Vittel, Aulus.

Douloureuse, gastralgique. — Eaux indéterminées, sédatives, faiblement minéralisées : Plombières, Néris, Aulus, Audinac, Bagnères-de-Bigorre, Bains, Saint-Sauveur, Eaux chaudes.

Affections des organes génito-urinaires.

Cystite.

Eaux alcalines, diurétiques, sulfatées calciques, eaux indéterminées, sédatives (voir *Gravelle*).

Spermatorrhée.

Eaux sulfureuses, modérément excitantes : Le Vernet, Moligt, Amélie; sources douces de Cauterets, Gréoulx.

Eaux à haute thermalité.

Dans quelques cas, quand l'état névropathique permet de les supporter, sulfureuses fortes.

Métrite.

Traitement de la diathèse. — Eaux antiacides, alcalines, eaux absorbantes, calcaires, bicarbonatées.

Eaux sédatives, indéterminées : Néris, Plombières, etc ; sulfatées calciques : Ussat, Bigorre, etc. ; sulfureuses : Saint-Sauveur ; faibles : Moligt, etc.

Traitement local. — Injections, irrigations, douches vaginales.

Maladies des organes des sens.

Douches locales, eaux sulfureuses, thermales, ferro-cuivriques.

Maladies chirurgicales.

Eaux à haute thermalité, sulfureuses, indéterminées, chlorurées : Barèges, Guagno, Hamman-mès-Koutin, Hamman-R'ira, Bourbonne, Bains, Dax, Gréoulx, Uriage, Néris.

INDEX ALPHABÉTIQUE

FIN DE L'INDEX ALPHABÉTIQUE

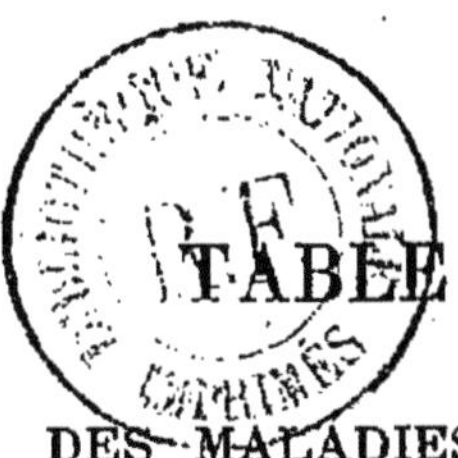

TABLE ALPHABÉTIQUE

DES MALADIES ET DES SUJETS TRAITÉS

FIN DE LA TABLE ALPHABÉTIQUE

CHAPITRE V

EAUX MINÉRALES DE LA FRANCE

CHAPITRE VI

DES EAUX MINÉRALES DANS LEURS RAPPORTS AVEC LES MALADIES CHRONIQUES ET LES DIATHÈSES

CHAPITRE VII

DES DIATHÈSES

CHAPITRE VIII

MALADIES CACHECTIQUES

CHAPITRE IX

MALADIES DES SYSTÈMES, DES APPAREILS ET DES ORGANES

Coulommiers. — Typographie PAUL BRODARD.

TABLE DES MATIÈRES

CHAPITRE PREMIER

DE LA MÉDECINE THERMALE ET DES MOYENS QU'ELLE MET EN USAGE

CHAPITRE II

COMPOSITION ET CLASSIFICATION DES EAUX MINÉRALES

CHAPITRE III

DES MÉDICATIONS

CHAPITRE IV

RÉPARTITION DES EAUX MINÉRALES SUR LA SURFACE DU GLOBE ; PARALLÈLE DES EAUX MINÉRALES DE LA FRANCE ET DE L'ÉTRANGER

www.ingramcontent.com/pod-product-compliance
Ingram Content Group UK Ltd.
Pitfield, Milton Keynes, MK11 3LW, UK
UKHW020315200726
13857UKWH00001B/178

9 782012 975880